歯周基本治療で治る！
歯周基本治療で治す！

牧野 明 著

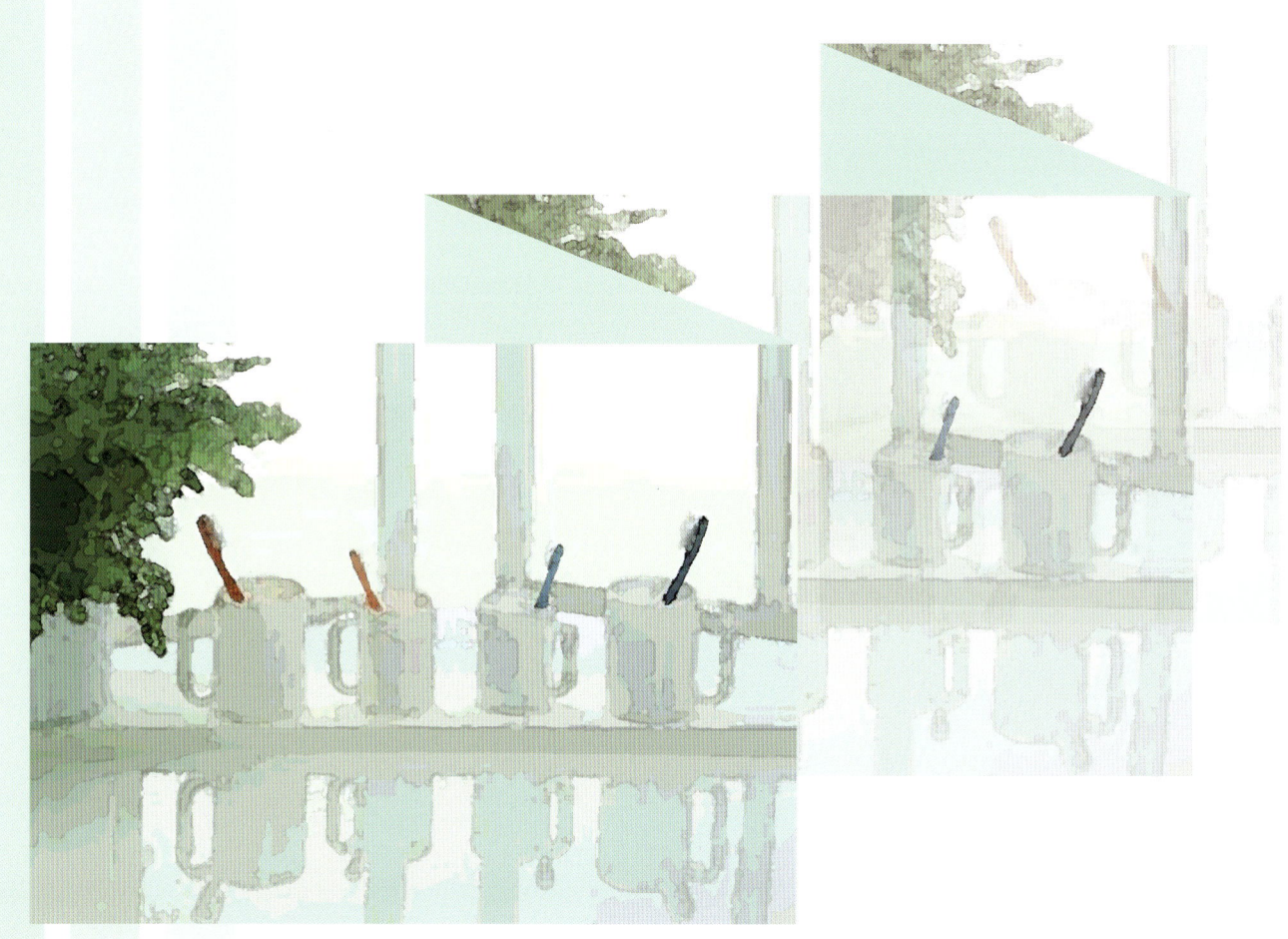

医歯薬出版株式会社

This book is originally published in Japanese
under the title of :

SHISHU KIHON CHIRYO DE NAORU, SHISHU KIHON CHIRYO DE NAOSU
(Initial Periodontal Therapy)

MAKINO, Akira
　Makino Dental Clinic

© 2013 1st ed.

ISHIYAKU PUBLISHERS, INC
　7-10, Honkomagome 1 chome, Bunkyo-ku,
　Tokyo 113-8612, Japan

はじめに——いまなぜ「歯周基本治療」なのか？

　平成23年歯科疾患実態調査によれば，「4 mm以上のプロービング値の所見がある者の割合が，30歳代で24％，40歳代で31％，50歳代・60歳代で55％，70歳代で57％」となっています．これほど多くの人が罹患している歯周病は，もはや国民病ともいえます．すべての建築物に基礎工事が必要なのと同様に，歯周治療はそれ自体が目的であるばかりではなく，インプラント治療や審美修復，その他すべての補綴処置の前に当然終えておくべき歯科臨床の基本です．歯周治療なくして歯科臨床は成立しないのです．

　また，歯周病は糖尿病の第6の合併症とされ，脳血管疾患や誤嚥性肺炎，その他多くの成人病との密接な関係も指摘されるなど，昨今歯科以外からも注目を集めており，歯周治療に真摯に取り組んでいるか否かという，歯科医師の姿勢が問われています．つまり，多くの人が罹患している歯周病をきちんと治しコントロールできることは，私たち歯科臨床家にとって当然の責務であり，歯科医師の品格ともいえるのではないでしょうか．

　従来から「プロービングデプスが6 mmを超えたら歯周外科の適応症」が定説とされていました．私も臨床に携わった当初は，歯周"初期"治療として歯周基本治療に取り組みはじめましたが，より高い質の歯周基本治療を追究していくうちに，歯周外科は不要になっていくことを，数多くの症例で目の当たりにしてきました．
　初診時のプロービング値やX線写真はあまりあてにはならず，抜歯と診断されてもおかしくないと思われる重度の歯周病症例も，歯周基本治療の精度が上がればコントロールできることを，数多く経験してきました．
　また，術後の経過観察のなかで，歯周基本治療にあって歯周外科にはない利点をいくつも見つけてきました．そうした好結果を生み出すためには担当歯科衛生士の手技の向上が不可欠ですが，それと同時に歯科医師の的確な診断，症例を読む「眼」，原因をすみやかに除去するスキルがぜひとも必要なのです．

　本書はChapter 1，2，3で構成しています．
　Chapter 1では，「歯周基本治療で治る」多くの症例をハイライトシーンで紹介し，歯周基本治療による歯周組織の変化の可能性をビジュアルに提示しています．
　Chapter 2では，そうした歯周組織の変化を引き出すために必要な知識と技術を，歯周基本治療の流れと具体的な手技の解説とともに紹介します．「歯周基本治療で治す」ためのHow Toとしてお読み下さい．
　Chapter 3では，Chapter 1で紹介したすべての症例を詳細にケースプレゼンテーションし，「歯周基本治療で治す」実際を長期経過から考察しています．

　本書が歯周基本治療の威力や意義を見直すきっかけになり，より多くの歯周治療に貢献できれば幸甚です．

2013年5月

牧野　明

歯周基本治療で治る！歯周基本治療で治す！

Contents

はじめに—いまなぜ「歯周基本治療」なのか？ ……………………………… 003

Chapter 1 　歯周基本治療で"治る"　006

長期経過にみる歯周基本治療の治癒 …………………………………………… 008
歯周基本治療のメリットを活かす ……………………………………………… 011
歯周基本治療をベースとした重度歯周病症例 ………………………………… 017
歯周基本治療への期待 …………………………………………………………… 022

Chapter 2 　歯周基本治療で治すための知識・技術　024

歯周基本治療の流れを知ろう …………………………………………………… 026
step1, 2 ● 主訴の解決，オリエンテーション ………………………………… 027
step 3 ● 歯周組織検査，診断 …………………………………………………… 028
step 4 ● カウンセリング ………………………………………………………… 032
step 5 ● OHI（Oral Health/Hygiene Instruction）…………………………… 034
step 6 ● スケーリング＆ルートプレーニング（SRP）………………………… 036
step 7 ● 再評価 …………………………………………………………………… 038
step 8 ● メインテナンス ………………………………………………………… 040

知っておくと基本治療のレベルが上がる臨床ヒント ………………………… 042
hint 1 ● X線写真には何が写っているのか？ ………………………………… 042
hint 2 ● 動揺する歯をいつ固定するのか？ …………………………………… 045
hint 3 ● "力"を評価する ………………………………………………………… 048
hint 4 ● 歯肉退縮 ………………………………………………………………… 050
hint 5 ● 歯肉のクリーピング …………………………………………………… 055

歯周基本治療の決め手は，ルートプレーニング ……………………………… 058
key1 ● 効果的でダメージの少ないルートプレーニング ……………………… 058
key2 ● ルートプレーニング成功の鍵 …………………………………………… 060
key3 ● ルートプレーニングの基本操作 ………………………………………… 072

表紙写真：
(c)KAZUNORI YOSHIKAWA/orion/amanaimages

Chapter 3 歯周基本治療で"治す" 080

長期経過にみる歯周基本治療の治癒 ……………………… 082
移動した歯の回復（Case01, Case02） ……………………… 082
挺出して安定（Case03, Case04） …………………………… 084
斜めの骨ラインで安定（Case05〜Case07） ……………… 086

歯周基本治療のメリットを活かす ………………………… 092
残存する骨組織を掻爬しない（Case08, Case09） ……… 092
自然移動を妨げず，引き出す（Case10〜Case13） ……… 097
歯肉退縮のクリーピングに有利（Case14〜Case16） …… 112
意図的にクリーピングを導く（Case17, Case18） ……… 116

歯周基本治療をベースとした重度歯周病症例 …………… 118
咬合性外傷（Case19〜Case23） …………………………… 118
根分岐部病変（Case24〜Case28） ………………………… 136

歯周基本治療への期待 ……………………………………… 153
外科・補綴治療の前準備（Case29） ……………………… 153
自家歯牙移植（Case30, Case31） ………………………… 159
長い上皮性付着が結合組織性付着に変化？（Case32） … 168

参考文献 ……………………………………………………… 170
索引 …………………………………………………………… 172
あとがきにかえて …………………………………………… 173
著者略歴 ……………………………………………………… 175

Chapter 1

歯周基本治療で "治る"

Chapter 1　歯周基本治療で"治る"

- ◆ 長期経過にみる歯周基本治療の治癒（Case01〜Case07）
- ◆ 歯周基本治療のメリットを活かす（Case08〜Case18）
- ◆ 歯周基本治療をベースとした重度歯周病症例（Case19〜Case28）
- ◆ 歯周基本治療への期待（Case29〜Case32）

◆長期経過にみる歯周基本治療の治癒

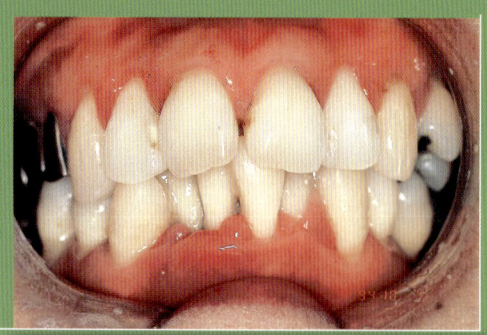

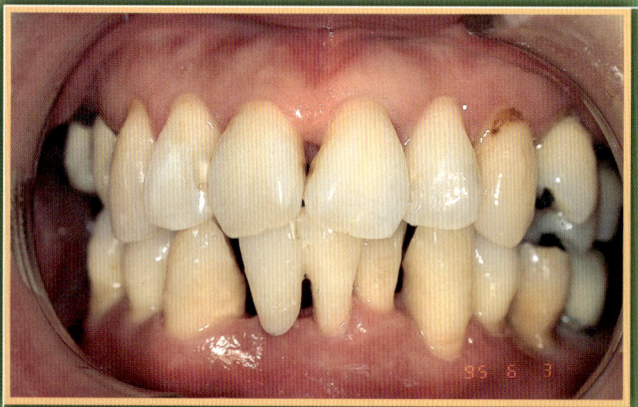

移動した歯の回復 (Case 01, 02)

炎症によるアタッチメントロスが生じたとき，歯はそこから逃れるように自然移動しようとする．対合歯や隣在歯があることでそれが阻止されると炎症は広がるが，阻止されないときは移動した歯は位置異常となる．適切な歯周治療によって歯周ポケット内の炎症が抑制されると異常な位置に移動を起こした歯は元に戻ろうとする．

Case 01　1994年10月初診．40歳，女性

写真
上：1994年10月．上顎前歯部の正中離開
下：1995年6月．歯周基本治療により閉鎖

Case 02　1994年4月初診．51歳，女性

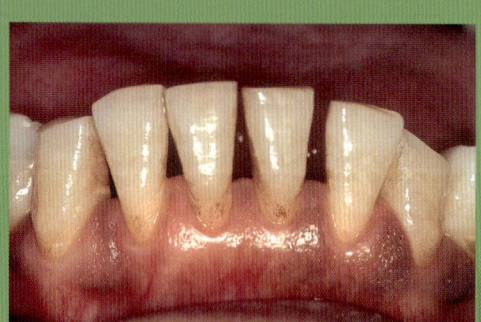

写真
左：1994年4月．数歯にわたる歯間離開
右：2003年4月．歯周治療後，離開は閉鎖

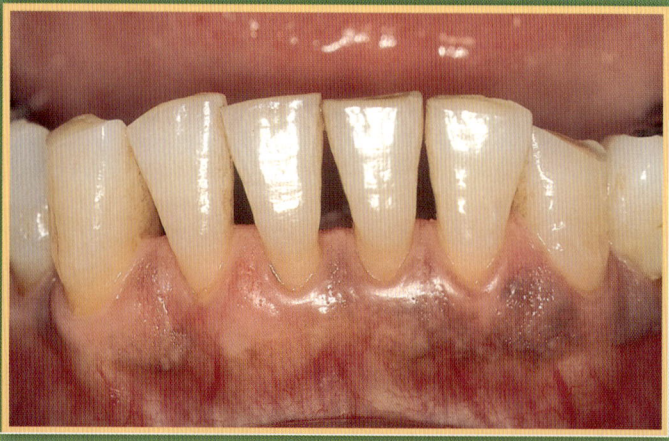

挺出して安定（Case 03, 04）

対合歯や隣在歯のコンタクトによって自然移動できず，歯周ポケット内部に炎症が広がりつつあった歯は，対合歯や隣在歯のコンタクトをなくし自然移動が自由になれば，その結果として骨欠損が解消される．

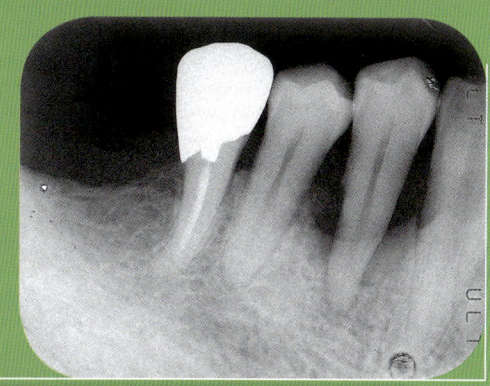

Case 03　1995年4月初診．53歳，男性

写真
上：1995年4月．4̄は保存が危ぶまれる根尖までの骨吸収
下：1996年4月．根管治療後，直上方向へ挺出し骨欠損が解消

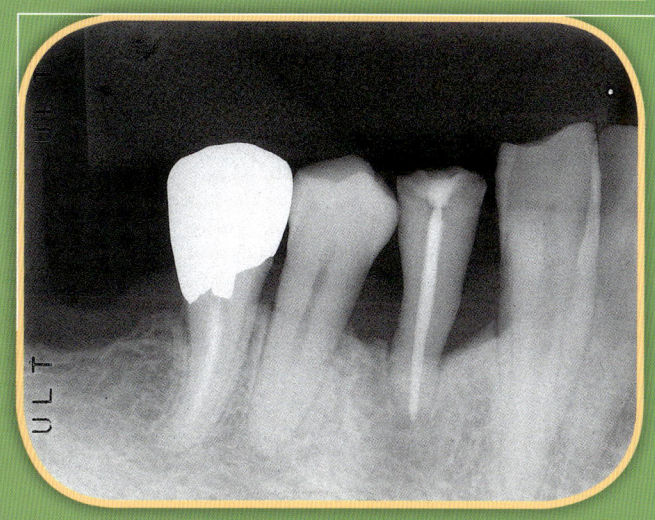

Case 04　1994年12月初診．40歳，女性

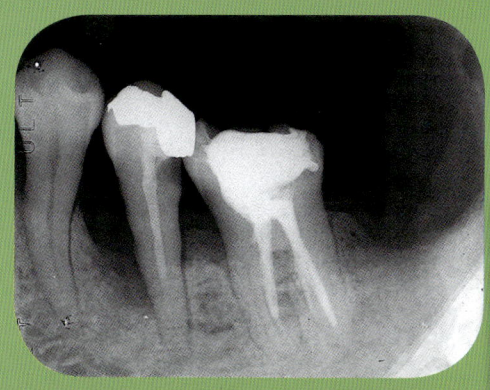

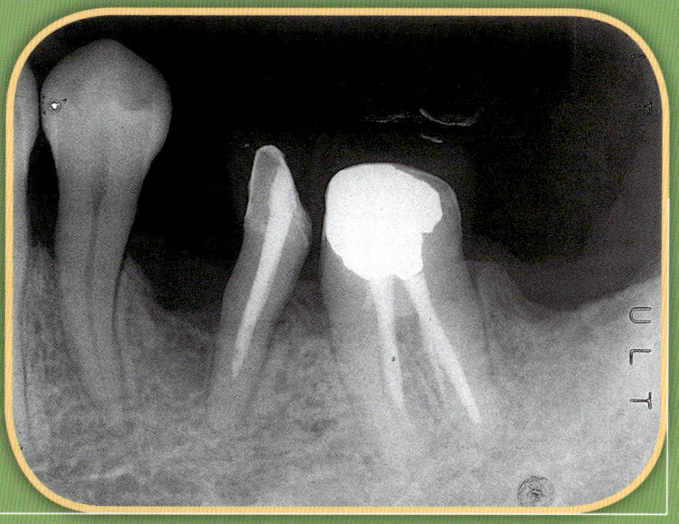

写真
左：1994年12月．二次カリエスとなっていた5̄インレーを除去
右：1995年11月．5̄が遠心へ自然移動し，近心の骨欠損が改善

Chapter 1 歯周基本治療で"治る"

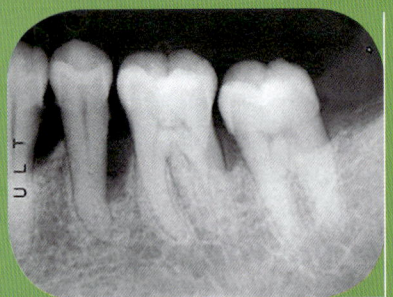

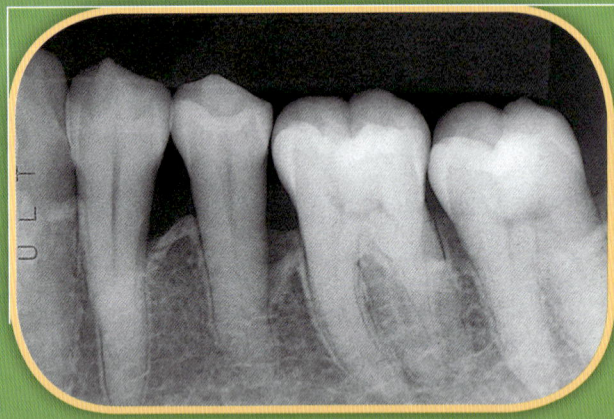

斜めの骨ラインで安定
(Case 05〜07)

「骨欠損のレベルが斜めのまま安定する」ことが可能であることも考慮すれば,「骨レベルを揃える」ためだけの理由で,有髄歯を抜髄してまで咬合調整する必要があるかどうかは一考の余地がある.

Case 06　2002年9月初診. 56歳, 女性

写真
上:2002年9月. 4 5 遠心に垂直性骨欠損
下:2008年9月. 斜めの骨ラインで安定

Case 05　2001年10月初診. 27歳, 女性

写真
上:2001年10月. 対合歯があり機能している大臼歯ながら, 7 6 間に歯間離開
下:2008年1月. ブラッシング, SRPの後, 離開は閉鎖

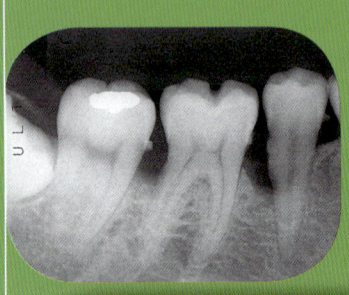

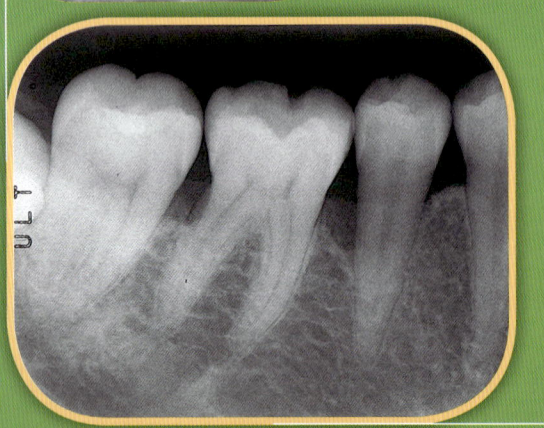

Case 07　1997年1月初診. 67歳, 女性

写真
上:2006年1月. 初診から9年後. 動揺が主訴
下:2013年2月. 歯根膜が失われた部分を取り囲むように骨が斜めに安定

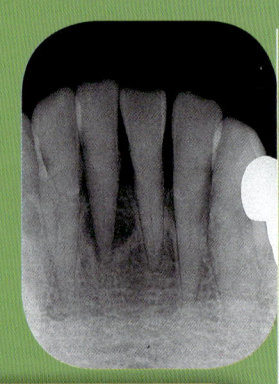

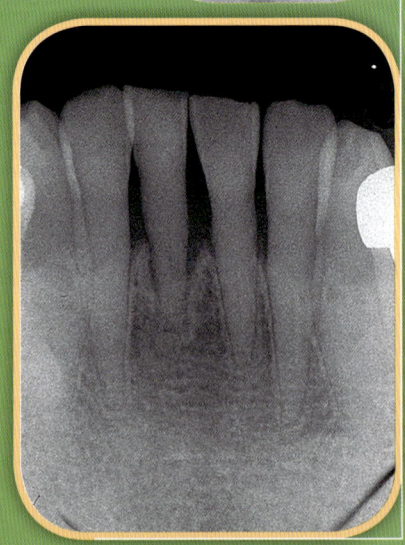

10 | 歯周基本治療で 治る! 歯周基本治療で 治す!

◆歯周基本治療のメリットを活かす

残存する骨組織を掻爬しない（Case 08, 09）

急性炎症を抱えた初診時には，X線写真上で根尖を越えて骨が存在しないかのように見えていても，それが必ずしも正確に歯周組織の実態を表しているわけではないことがあり，処置の選択には注意を要する．初診の段階では，抜歯との診断を確定すべきではない．保存の可否が微妙な症例においては特に，根尖を越えるX線透過像の部位にわずかに残っている（かもしれない）骨の基質を保存することが重要である．

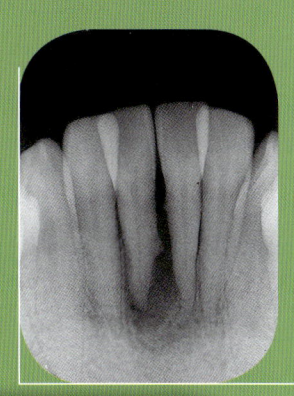

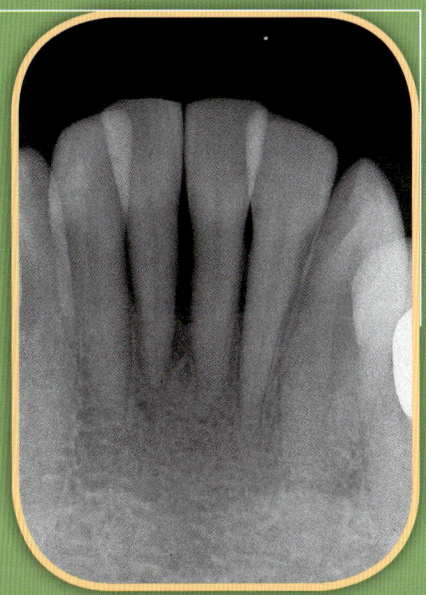

Case 08　2009年12月初診．46歳，女性

写真
上：2009年12月．1̄ の歯根を取り囲むような骨欠損
下：2011年3月．X線透過像はなくなり安定

Case 09　2008年9月初診．37歳，男性

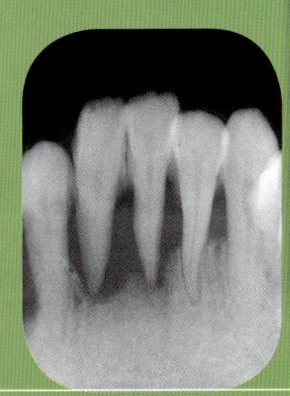
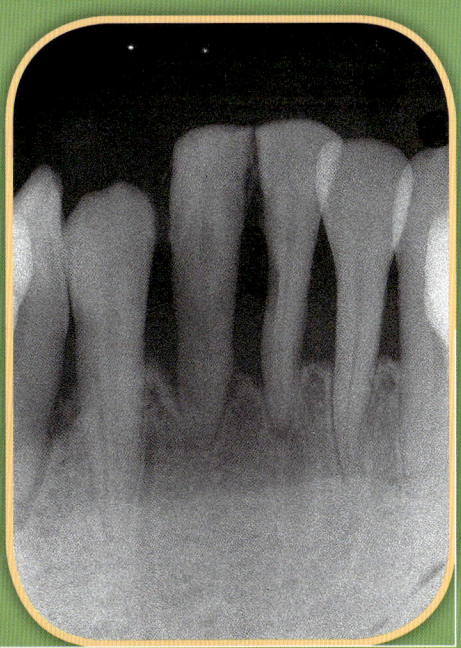

写真
左：2008年9月．1̄ に根尖を越えるX線透過像．歯の動揺は小さい
右：2009年8月．ルートプレーニング終了後8カ月．根尖付近にわずかながら骨が戻り，歯槽硬線，歯槽頂線ともに安定

自然移動を妨げず，引き出す（Case 10〜13）

歯周治療が奏効して炎症が抑制されたうえメインテナンスが継続されれば，歯冠-歯根比の悪い歯であっても，必要以上に連結固定しなくても予後は悪くない．二次性咬合性外傷の予防のために連結固定が必要とされる場面には，かえってそれが弊害をもたらす場合もあることを念頭におきたい．

Case 10　2001年3月初診．53歳，女性

写真
小：2001年3月．6」と連結された7」は根尖に及ぶ骨吸収．7」は自然挺出により歯周ポケット形成はない
大：2009年8月．歯周基本治療により歯の自然移動を誘導．骨のレベリングが図られている

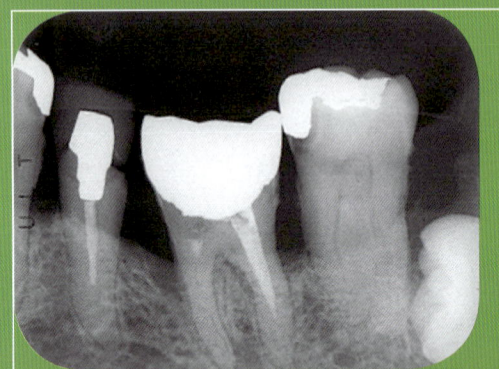
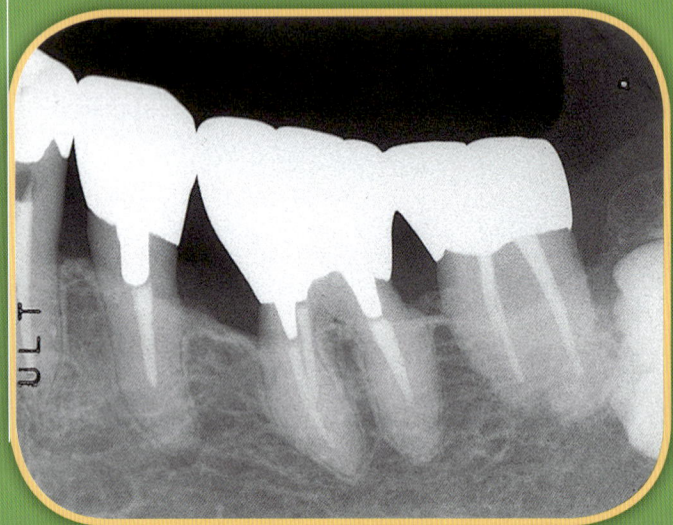
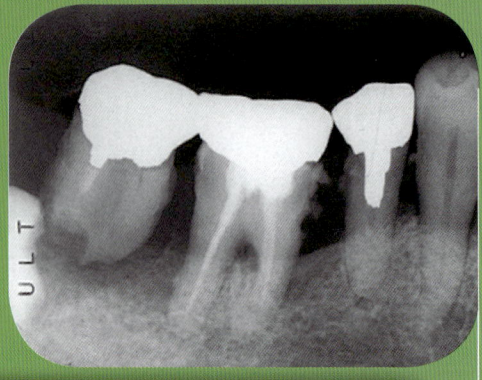
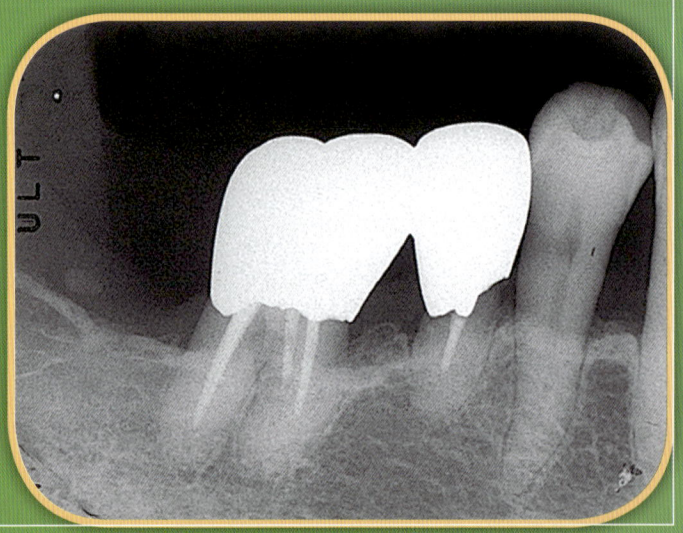

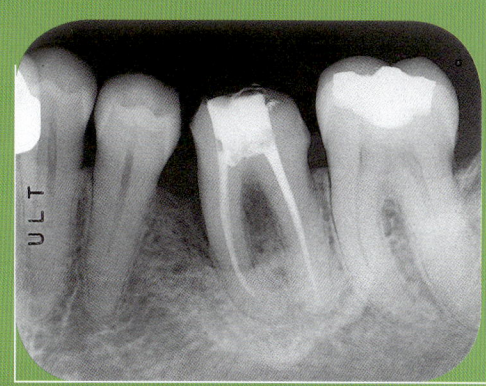

Case 11　2004年12月初診．58歳，女性

写真
上：2005年9月．6̲ 近心根周囲に1〜3壁性骨欠損
下：2006年4月．近心根が歯槽窩に沿って挺出．根尖の位置の変化に注目
左：2009年12月

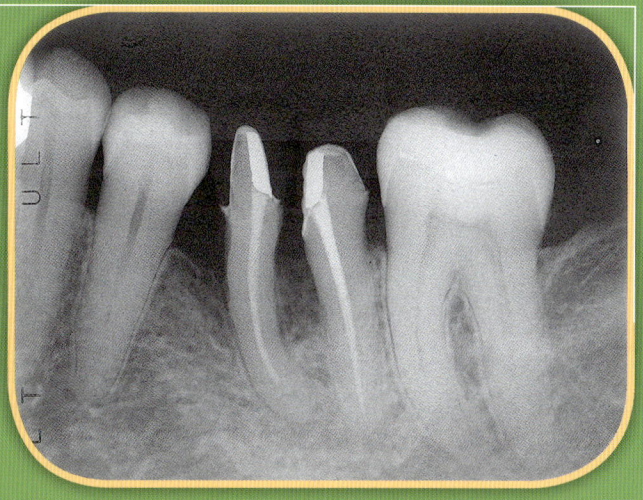

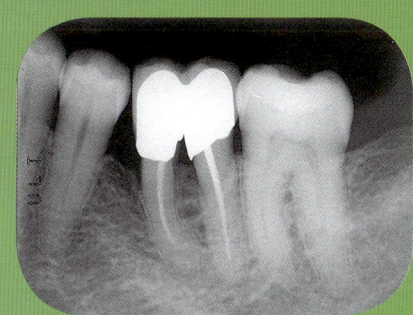

Case 12　2004年2月初診．42歳，女性

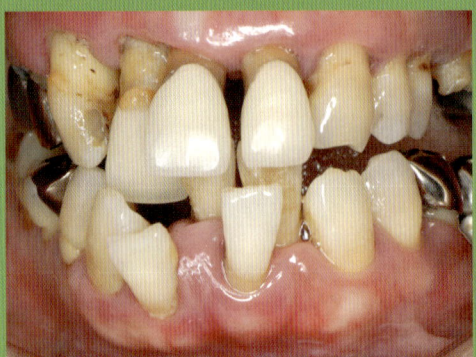
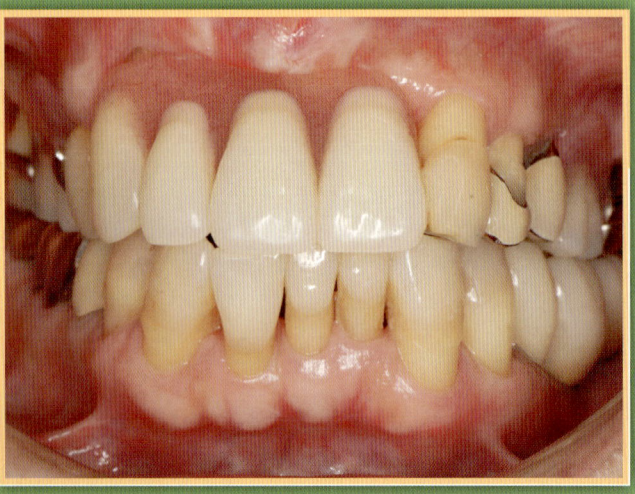

写真
左：2004年2月．著しい歯列不正
右：2006年1月．歯周基本治療により歯の自然移動を誘導し補綴治療へ移行

Case 13　2005年1月初診．57歳，男性

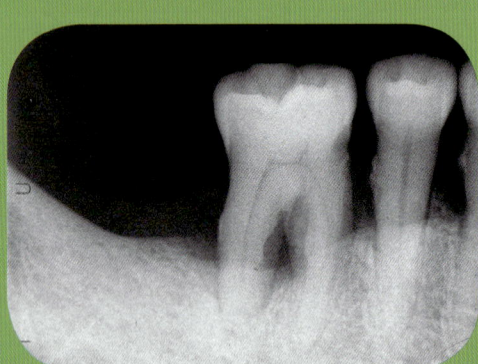
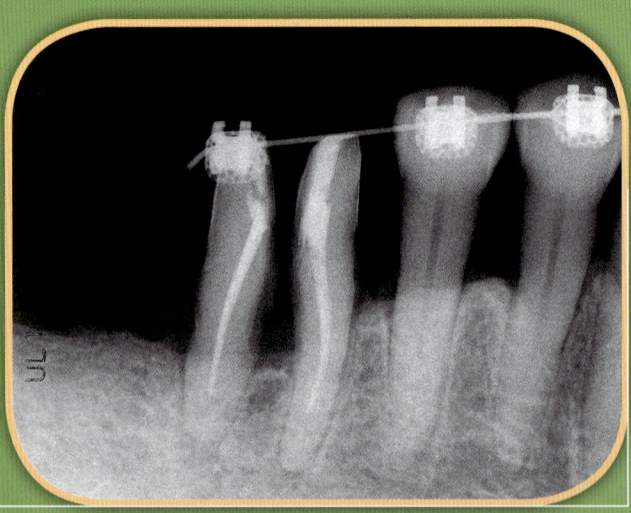

写真
左：2005年1月．6̄ は根分岐部病変Ⅲ度
右：2005年12月．遠心根の垂直性骨欠損は自然挺出により改善

Case 12　Case 13　Case 14　Case 15　Case 16

歯肉退縮部の
クリーピングに有利 (Case 14〜16)

　歯周治療の動的治療期間には，歯周炎を抑制するためにいかにプラークを除去できるかが問われるが，歯周炎が抑制された後のメインテナンスにおいては，それがオーバーブラッシング（磨き過ぎ）となって歯肉退縮を起こすことがある．

　歯周組織にはかなり変化の余地があり，その変化は長期にわたるうえ定量的ではないが，変化の原因が除去されれば元の形，つまり歯冠側に戻ろうとする恒常性があると考えられる．

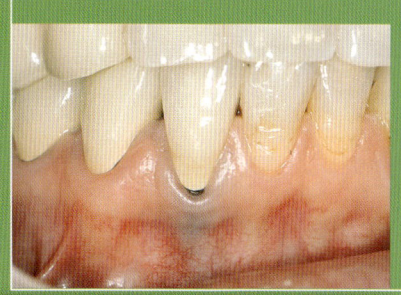

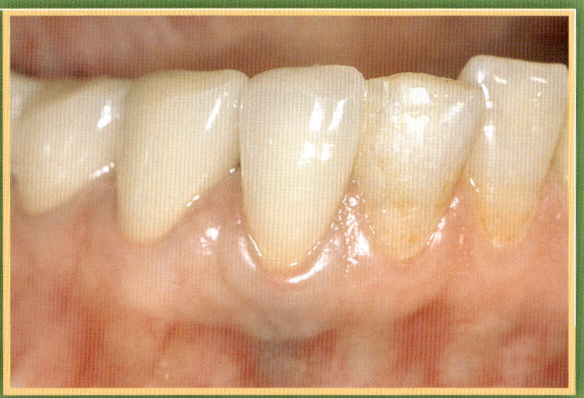

Case 14　1996 年 2 月初診．49 歳，女性

写真
上：1999 年 9 月．補綴処置後の歯肉退縮
下：2003 年 2 月．ブラッシング方法の変化によるクリーピング

Case 15　2002 年 12 月初診．37 歳，女性

写真
上：2002 年 12 月．2｜3 部に歯肉退縮
下：2006 年 10 月．ブラッシングの改善で回復

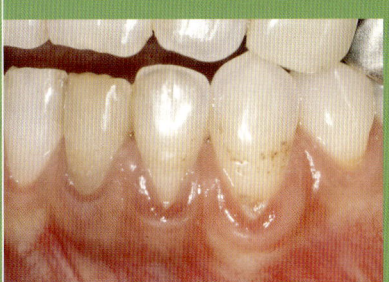

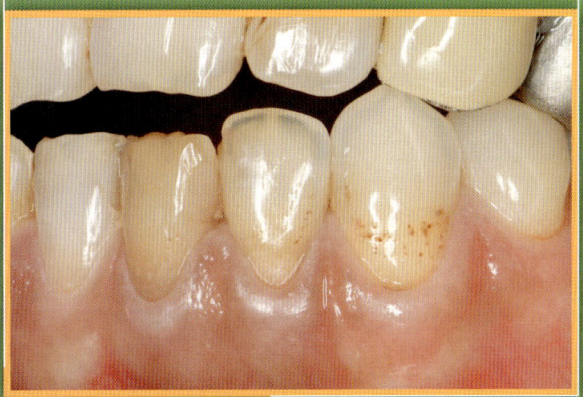

Case 16　1999 年 7 月初診．52 歳，男性

写真
上：1999 年 11 月．付着歯肉の多くが失われている
下：2012 年 10 月．ブラッシング法の変更により，抵抗力のある付着歯肉に変化

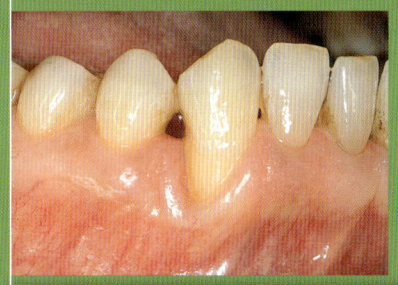

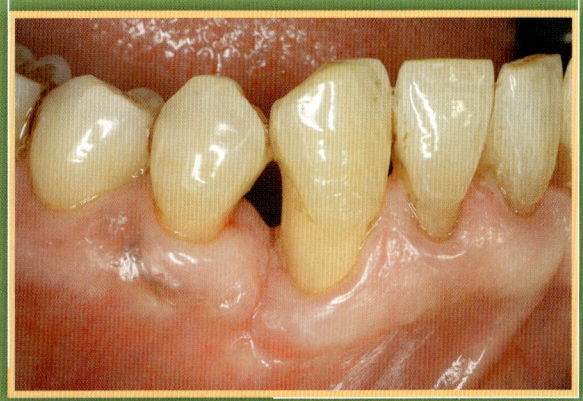

歯周基本治療で 治る！ 歯周基本治療で 治す！ | 15

Chapter 1 歯周基本治療で"治る"

意図的にクリーピングを導く (Case 17, 18)

歯冠修復後にしばしば問題となる隣接面の空隙，いわゆるブラックトライアングルは，切除的歯周外科を行わず歯肉のボリュームが保たれていれば，クリーピングを起こすことで意図的に閉鎖することができる．

「歯肉は補綴物周囲の形に合わせて変化する」ことを上手く利用すればよい．支台歯形成ラインの頬側をやや深めに（隣接は深くなりすぎて生物学的幅径を侵さないよう注意），また頬側歯肉炎下はややオーバーカントゥアに仕上げる．歯冠周囲の歯肉はそれに沿ってクリーピングを起こし，結果としてブラックトライアングルは閉鎖する．

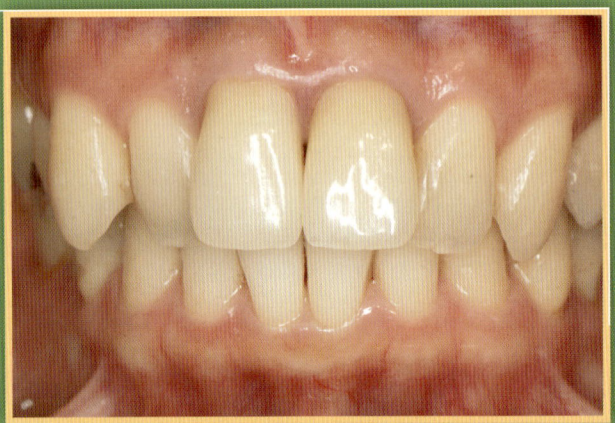

Case 17 2004年4月初診. 34歳, 女性

写真
上：2004年7月. 1|1 部にクリーピングを誘導するようマージンとカントゥアを調整
下：2006年6月. ブラックトライアングルが閉鎖

Case 18 2003年4月初診. 54歳, 女性

写真
左：2005年10月. クリーピングを誘導するようポンティック形態を調整
右：2006年6月. クリーピングによる歯肉の安定

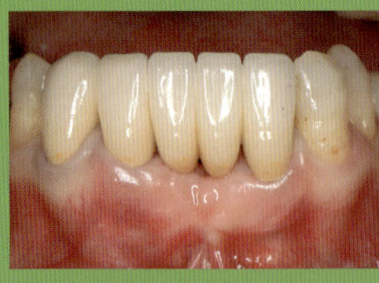
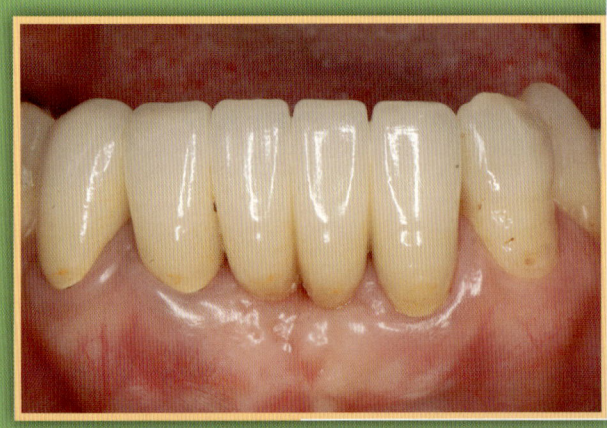

◆歯周基本治療をベースとした重度歯周病症例

咬合性外傷（Case 19〜23）

「力」が関与する症例では，歯肉縁上・縁下のプラークコントロールと局所的な咬合性外傷の除去を主体とする歯周基本治療だけでは問題が解決しないことが多い．なかでも，プラークコントロールが良好であるにもかかわらず特定部位のみに著しい歯周組織破壊をきたすような症例には，その部位にかかる力をいかにコントロールできるかがキーポイントとなる．

Case 19 2008年9月初診．46歳，女性

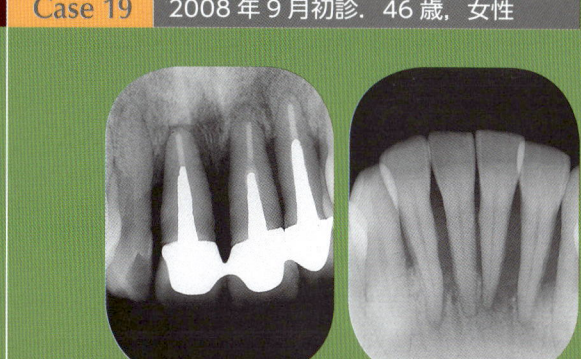

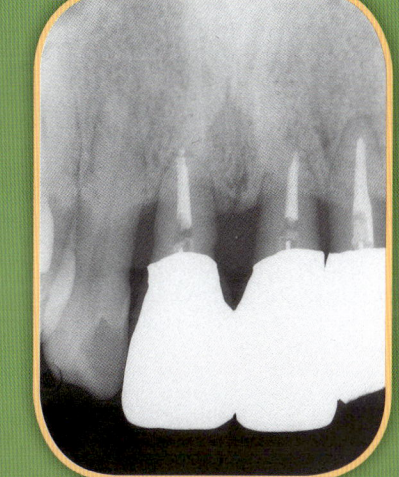
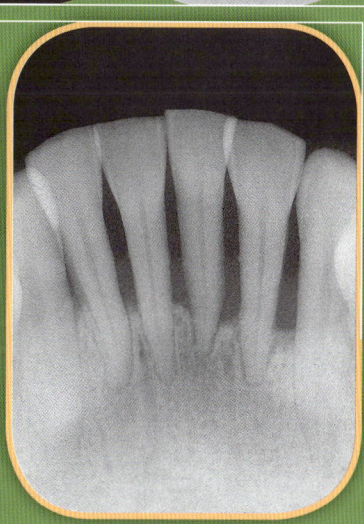

写真
上：2008年9月．連結冠の著しい動揺
下：2010年8月．歯冠歯根比は悪いものの，動揺はなく骨レベルは安定

Case 20 1995年9月初診．46歳，女性

写真
左：1995年9月．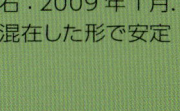周囲に咬合性外傷によるX線透過像
右：2009年1月．いくつかの治療形態が混在した形で安定

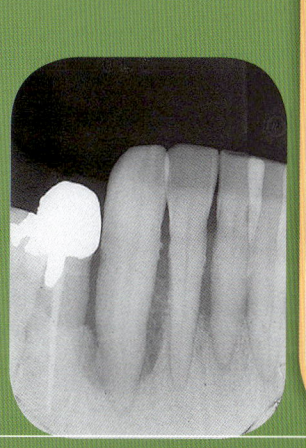
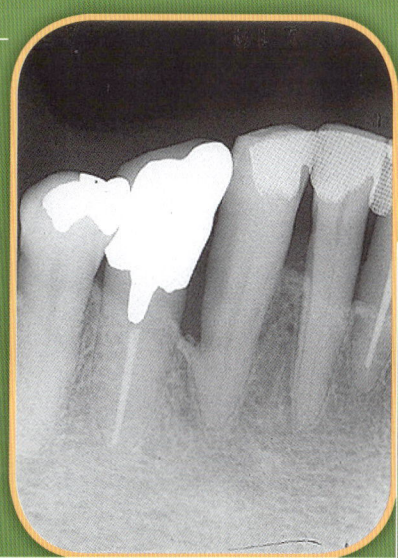

Chapter 1 歯周基本治療で"治る"

Case 21　2008年2月初診．34歳，女性

写真
上：2008年6月．3| 遠心に深い骨欠損
下：2010年3月．クレンチングのコントロールにより改善

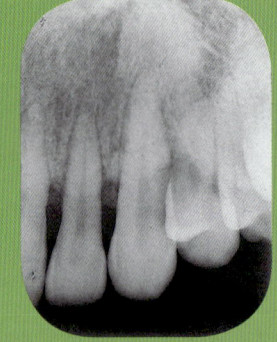
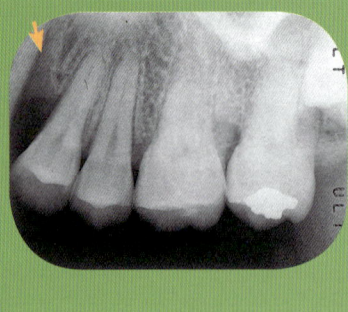
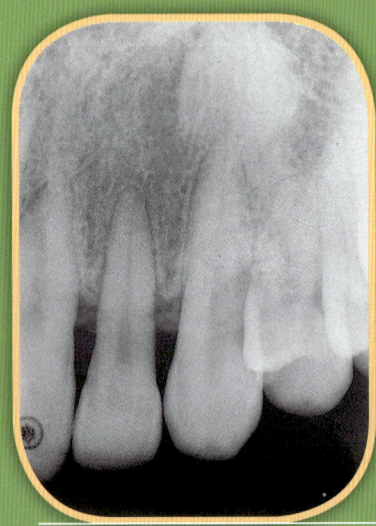
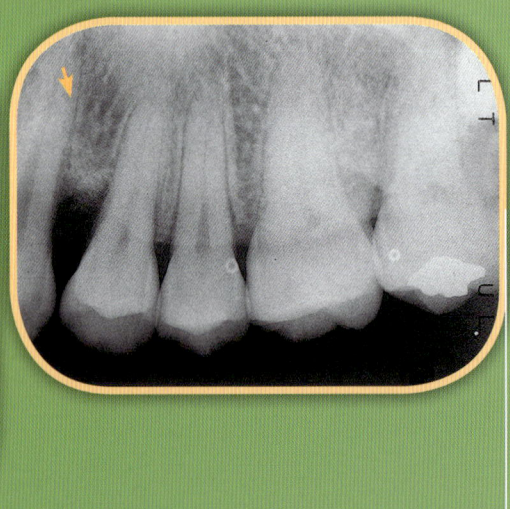

Case 22　2007年4月初診．44歳，女性

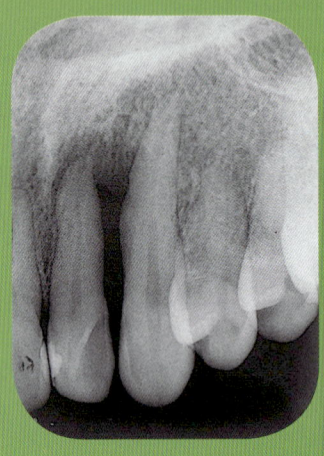
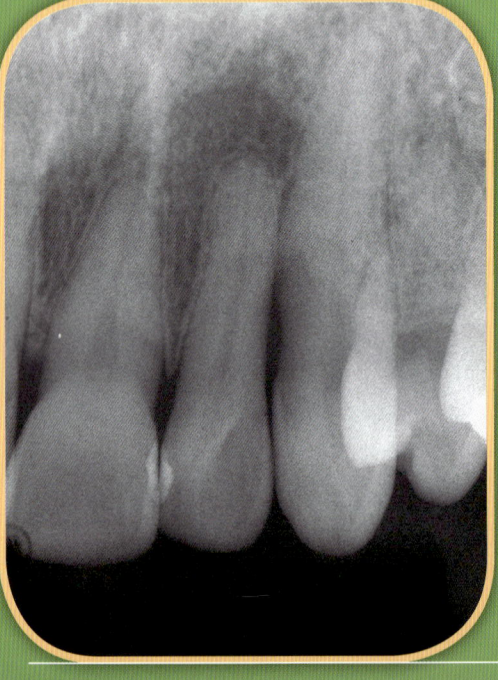

写真
左：2007年4月．|2 3 根尖近くまで骨透過像
右：2012年7月．|2 3 とも歯髄は保存し安定

Case 23　1998年5月初診．54歳，男性

写真
上：1998年5月．すべての大臼歯に根分岐部病変
下：2000年2月．歯根分割，インプラントを応用し安定

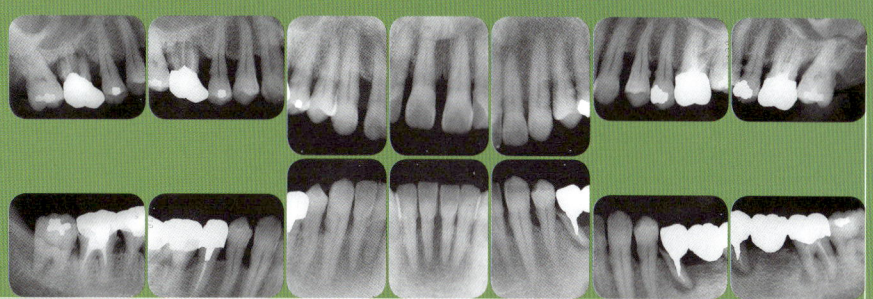

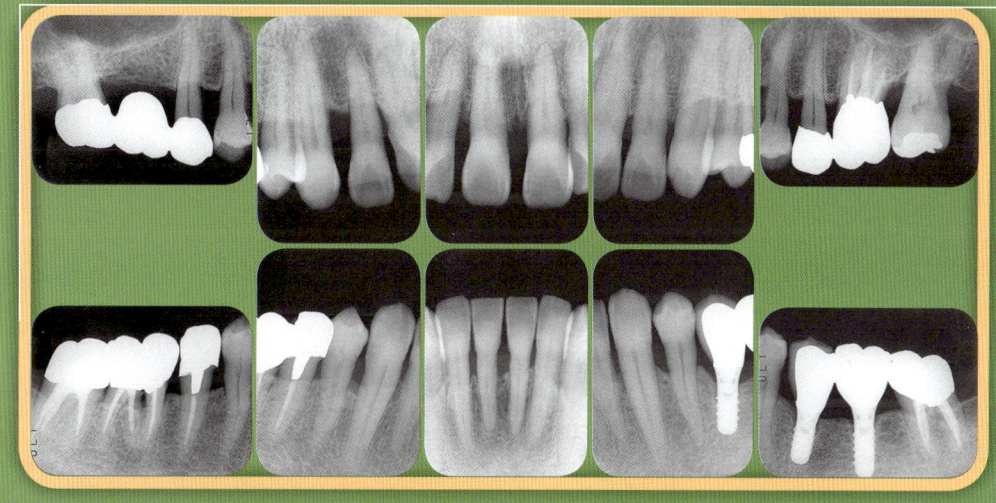

根分岐部病変 (Case 24〜28)

　下顎大臼歯に根分岐部病変が生じたとき，Ⅲ度であれば歯根分割して清掃性を高めるほうがよいと考えられてきたが，失活することで歯質が脆弱になり，歯根破折のリスクが生じる，根面カリエスの危険が増す，陥凹部にプラークが除去できない部分ができる，等の新たなリスクを抱えることにもなる．Ⅰ〜Ⅱ度で，プラークコントロールが定着し垂直ポケットがコントロールできるなら，生活歯髄を残し分割しないほうが予後が良好なことが多い．

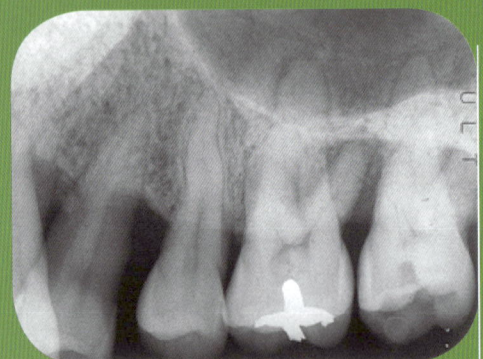
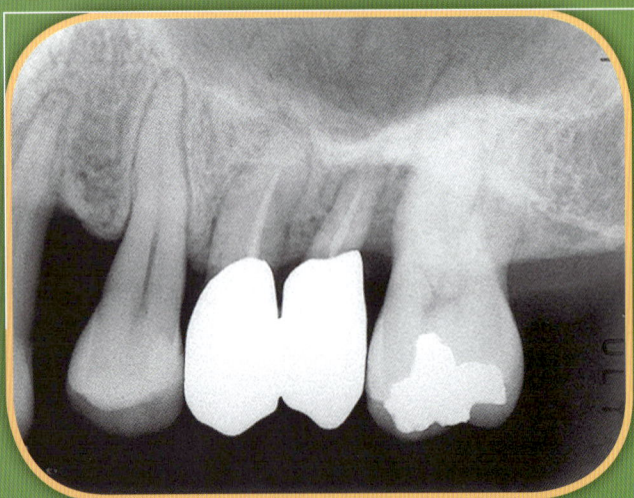

■ **Case 24**　2006 年 10 月初診．37 歳，男性

写真
上：2006 年 10 月．全顎的に水平性骨吸収と骨縁下欠損が認められ，大臼歯部には根分岐部病変も存在
下：2011 年 4 月．メインテナンス移行時．歯槽骨頂線は平坦で安定している

■ **Case 25**　1997 年 5 月初診．34 歳，男性

写真
左：1997 年 5 月．すべての大臼歯に根分岐部病変が存在
右：2010 年 4 月．|7 の抜根以外はすべて保存できている

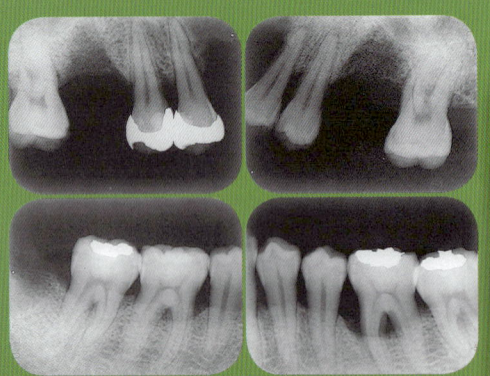
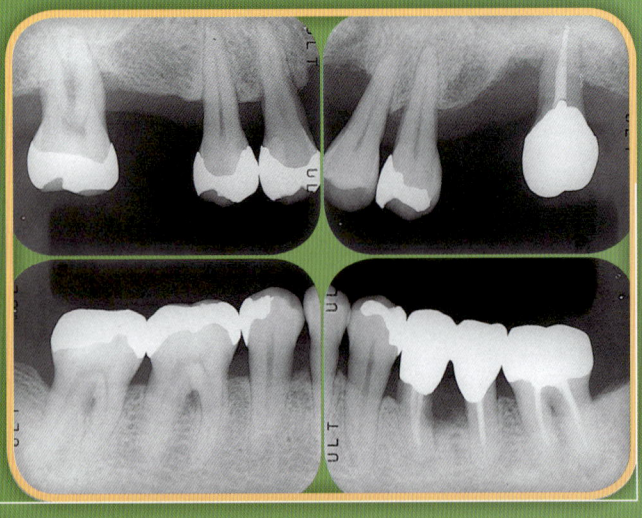

| Case 24 | Case 25 | Case 26 | Case 27 | Case 28 |

Case 26　2001年3月初診．53歳，女性

写真
左：2001年3月．6̲|は4壁性骨欠損．根分岐部病変Ⅲ度
右：2012年11月．3根とも保存できている

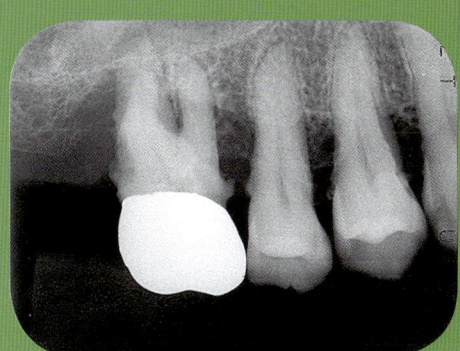 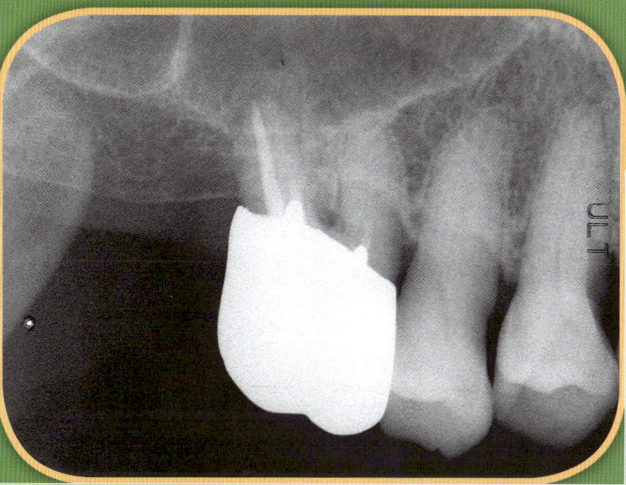

Case 27　1992年5月初診．41歳，男性

写真
左：1992年5月．|6̲ 根分岐部病変Ⅰ～Ⅱ度
右：2011年2月．小さなX線透過像を抱えたままながら悪化はせず安定

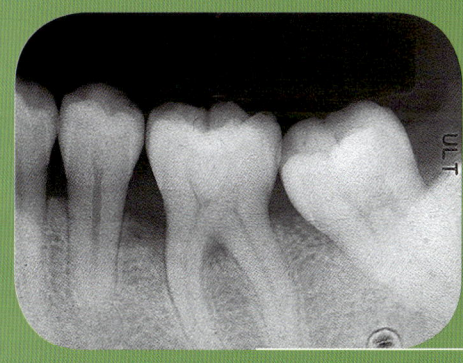 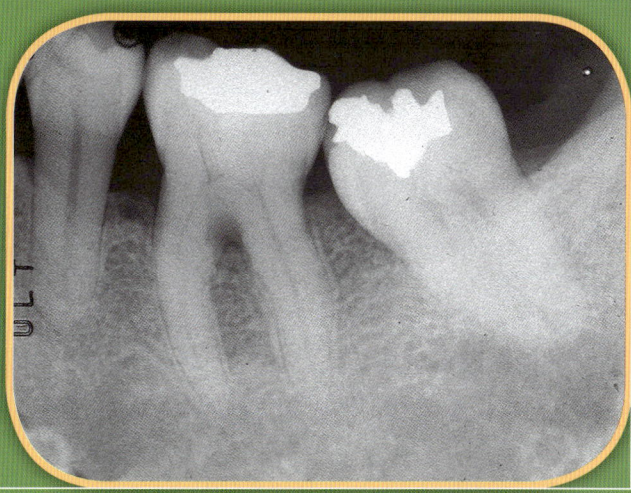

Case 28　1997年8月初診．42歳，男性

写真
左：1997年8月．|6̲ 根分岐部病変Ⅱ度
右：2012年4月．根分岐部病変を抱えたまま安定

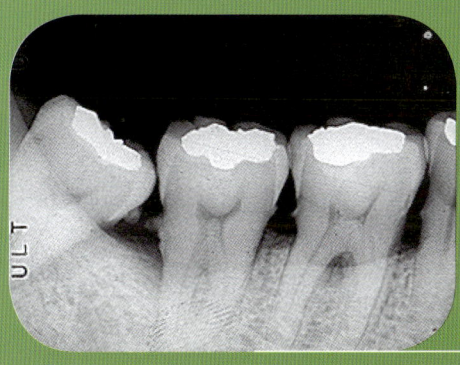 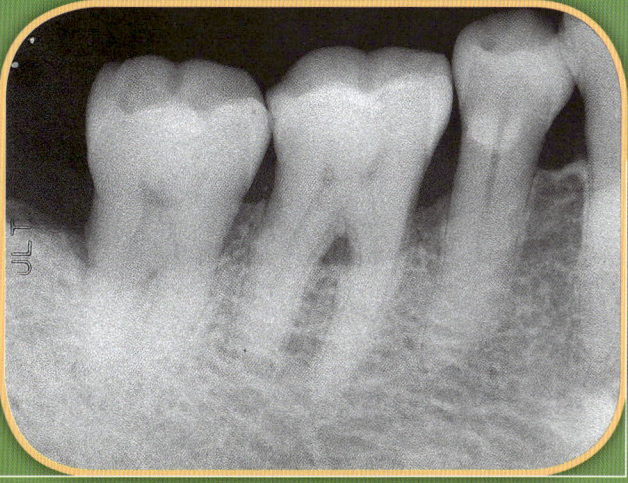

歯周基本治療で 治る！ 歯周基本治療で 治す！ | 21

◆歯周基本治療への期待

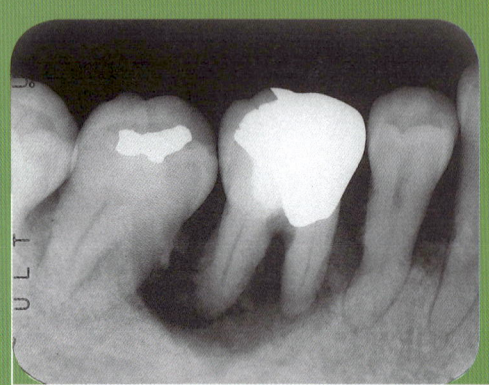

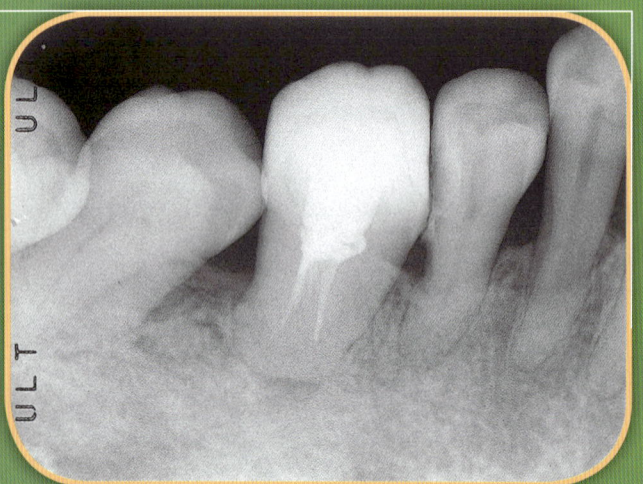

自家歯牙移植 (Case 30, 31)

　骨幅，両隣在歯とのクリアランスに適合するドナーが存在し，歯周病を伴う欠損部位に自家歯牙移植を適用して補綴を行った場合，移植歯の歯根膜の骨誘導能によって骨のボリュームが術前よりも増加し，アタッチメントロスを伴った両隣在歯の歯周環境の改善が期待できる．

Case 30　2005 年 7 月初診．41 歳，女性

写真
上：2005 年 7 月．6̄ は保存不可能につき抜歯
下：2010 年 1 月．2006 年 2 月に 8̄ を移植し，4 年経過

Case 31　2010 年 6 月初診．37 歳，女性

写真
左：2010 年 6 月．6̄ は保存不可能で抜歯．8̄ の移植を計画
右：2013 年 4 月．移植歯周囲の歯槽骨再生

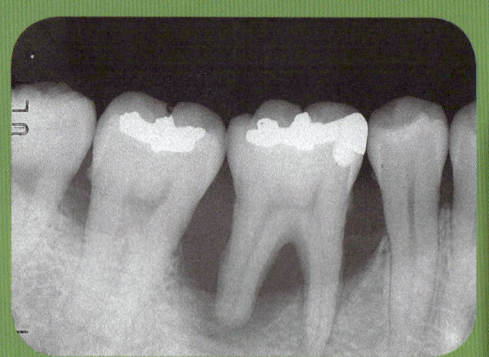

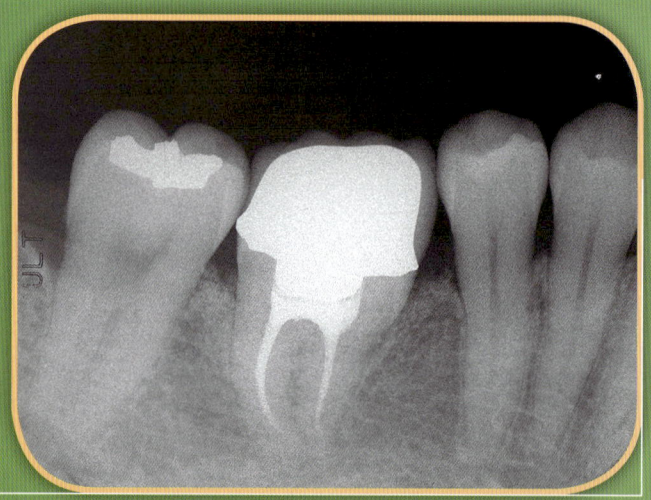

外科・補綴治療の前準備
(Case 29)

歯周基本治療の徹底は，その後の外科治療，補綴治療の侵襲を最小限にすることが可能となる．

Case 29　2001年1月初診．45歳，男性

写真
上：2002年2月　歯周補綴終了時
下：2010年6月．歯周基本治療時からのモチベーションが継続

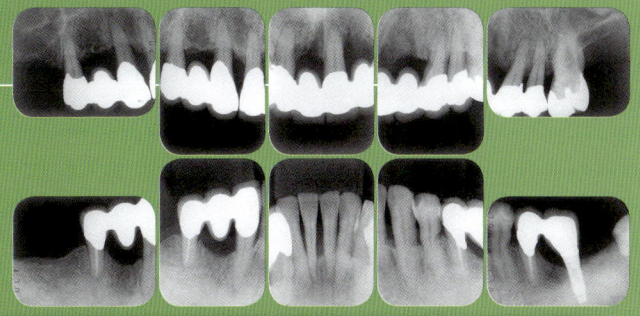

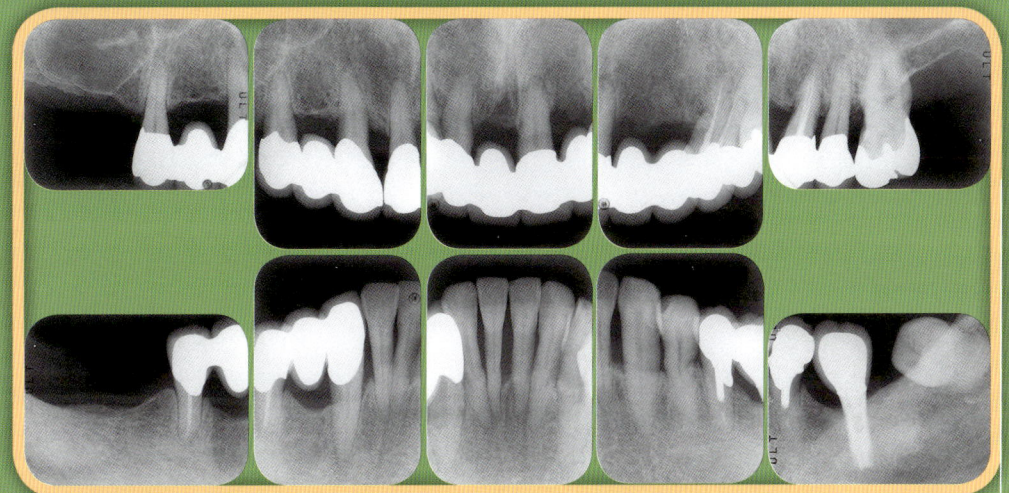

長い上皮性付着が結合組織性付着に変化?
(Case 32)

初診から治療がいったん終了するまでの歯周ポケットの治癒形態としては長い上皮性付着の獲得と歯肉の適合しかないと思われるが，良好なケアが続けられるなら，それが結合組織性付着に変化する可能性があるといってよいのではないだろうか．

Case 32　1993年8月初診．43歳，女性

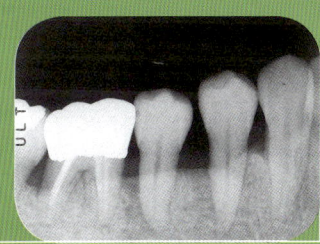

写真
上：1993年8月．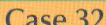遠心の垂直性骨欠損
下：2006年6月．上皮性付着の結合組織性付着への変化といえるだろうか？

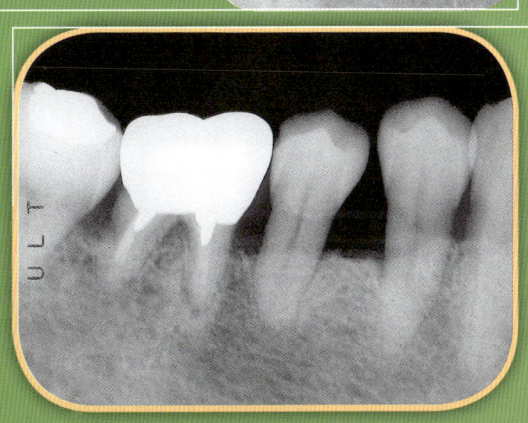

Chapter 2

歯周基本治療で治すための
知識・技術

● Chapter 2　歯周基本治療で治すための知識・技術

◆ 歯周基本治療の流れを知ろう
　step 1 ● 主訴の解決
　step 2 ● オリエンテーション
　step 3 ● 歯周組織検査，診断
　step 4 ● カウンセリング
　step 5 ● OHI（Oral Health/Hygiene Instruction）
　step 6 ● スケーリング＆ルートプレーニング（SRP）
　step 7 ● 再評価
　step 8 ● メインテナンス

◆ 知っておくと歯周基本治療のレベルが上がる臨床ヒント
　hint 1 ● X線写真には何が写っているのか？
　hint 2 ● 動揺する歯をいつ固定するのか？
　hint 3 ● "力"を評価する
　hint 4 ● 歯肉退縮
　hint 5 ● 歯肉のクリーピング

◆ 歯周基本治療の決め手は，ルートプレーニング
　key 1 ● 効果的でダメージの少ないルートプレーニング
　key 2 ● ルートプレーニング成功の鍵
　key 3 ● ルートプレーニングの基本操作

歯周基本治療の流れを知ろう

歯周治療にはおさえておくべき一定の順序がある．
それらを着実にマスターすることで大半の歯周病はコントロールできる．

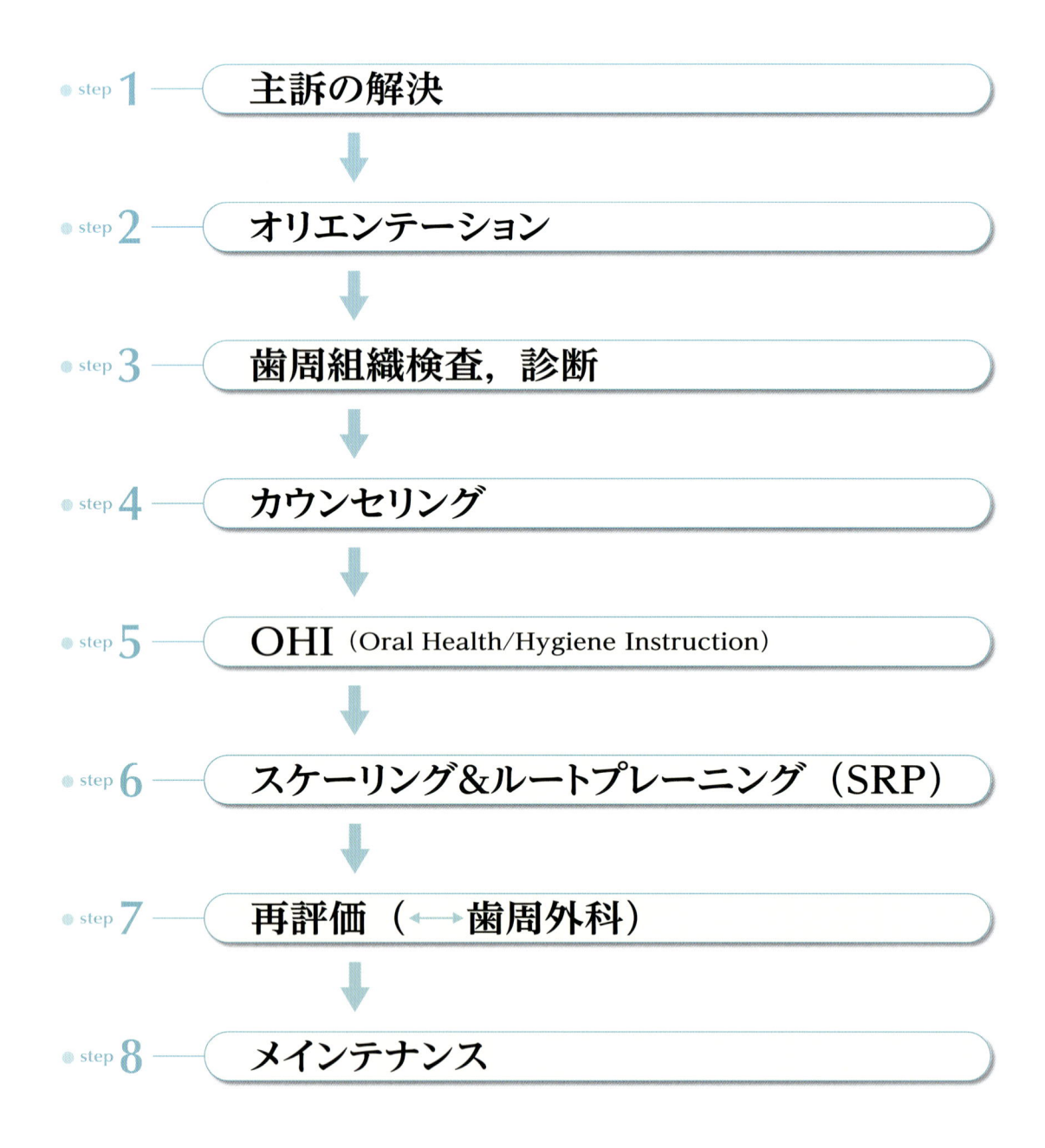

- step 1 ── 主訴の解決
- step 2 ── オリエンテーション
- step 3 ── 歯周組織検査，診断
- step 4 ── カウンセリング
- step 5 ── OHI（Oral Health/Hygiene Instruction）
- step 6 ── スケーリング＆ルートプレーニング（SRP）
- step 7 ── 再評価（⟷ 歯周外科）
- step 8 ── メインテナンス

※この考え方は，長野県開業・谷口威夫先生の著書『トータルから口をみる』（松風，1999），『私の歯周療法』（医歯薬出版，1989），をベースに整理したものである

歯周基本治療の流れを知ろう

step 1, 2
主訴の解決，オリエンテーション

> **Key Point**
> - 主訴をその日のうちに解決する
> - 「名医」になれるチャンス

主訴をその日のうちに解決する

主訴があるのに，いくら歯周治療の重要性をお話ししても，かえって逆効果というもの．患者が術者に信頼を寄せてくれるには，まずは技量を信用してもらわなければならない．

「名医」になれるチャンス

「名医」になれる（思ってもらえる）チャンスがあるという．それは主訴を長引かせず，その日のうちに解決できたとき．

解決し，すっきりして術者に心を開いてくれるそのときが，患者の歯周治療へのモチベーションを上げる最大のチャンスなのである．

術者は主訴がその日のうちに解決できるよう最大限の努力をするべきである．それが何より歯周治療成功への第一歩である

オリエンテーション

主訴が解決され，患者がホッとして表情が穏やかになったとき———そんなときこそ，こちらの考えを受け入れてもらえるチャンスである．

今後の治療方針，方向付けとして，「"主訴の解決"のみの繰り返し」と「やり直し」では，歯は悪くなるばかり．原因の除去や予防を念頭においた治療が私たちの目標！ ということを理解していただくため，受付でお話ししている．

これを「オリエンテーション」と呼び，患者へのモチベーションの第一歩と考えている．

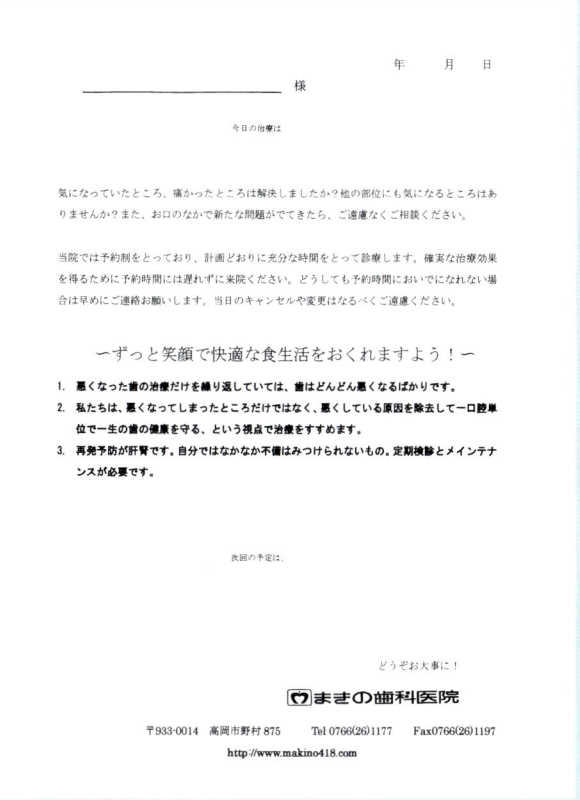

※谷口歯科医院のフォーマットを改変して使用している

Chapter 2 歯周基本治療で治すための知識・技術

歯周基本治療の流れを知ろう

● step 3

歯周組織検査，診断

Key Point
- 患者へのモチベーションは，プロービングから
- 最も重要な診査はX線写真
- 歯肉を診る
- 咬合性外傷の診断と除去

患者へのモチベーションは，プロービングから

　プロービング値を測りながら読み上げる．その前に，患者に「これから読み上げる数値（プロービング値）のうち，1，2（mm）は正常．3，4，5あたりは黄色信号（やや危険）．6以上があれば赤信号（重症）の部位です」と，数値と程度の関係を説明しておく．

　そうしておくことで，患者は数値を聞きながら，全顎の重篤度を大雑把に把握することができる．

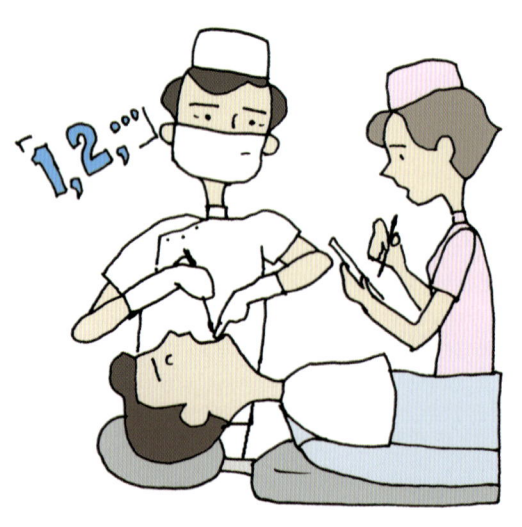
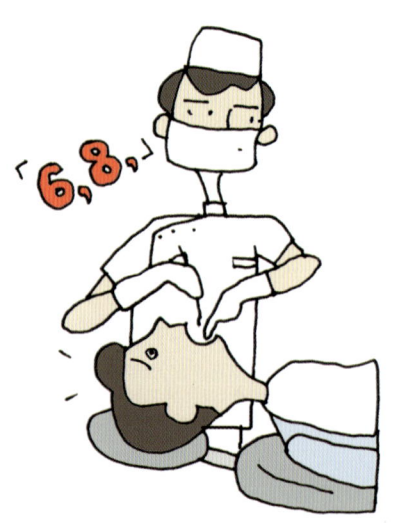

最も重要な診査はX線写真

歯周組織の程度は通常，X線写真，プロービング値，歯肉の視診で診断されるが，そのなかでもX線写真の濃淡からは多くの情報を得ることができる．最も重要視されるのがX線写真であり，筆者は常々，「X線写真をみたらその医院のレベルがわかる」と指導されてきた．

術前→術後→経過と比較するうえで重要なことは，濃淡やコントラスト，照射角度が一定に保たれていること．コンスタントに一定のレベルのX線写真が撮影できるためには，医院の総力をあげて取り組む必要がある．

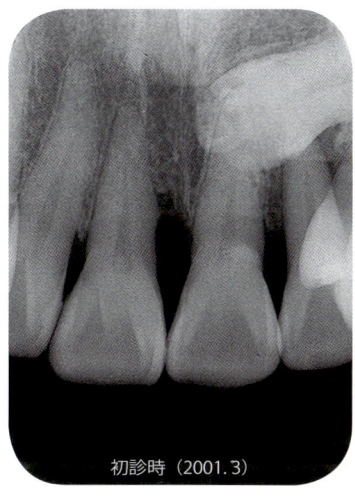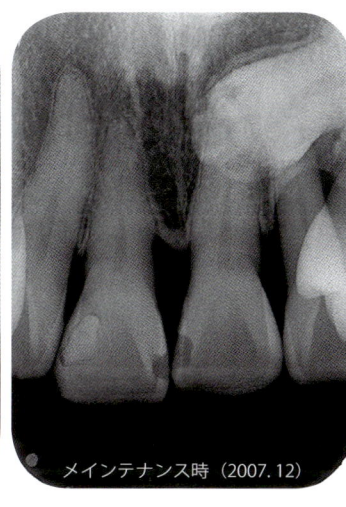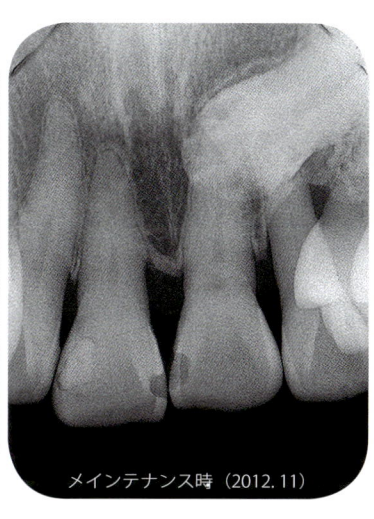

図1 X線が一定のレベル
　三次元（立体）のものである歯や歯周組織を，二次元（平面）であるデンタルフィルムで「読」影するのだから，その変化を観察するには規格化された照射角度や，時間が経過しても同じレベルでの現像定着が必要である（Case26 より）

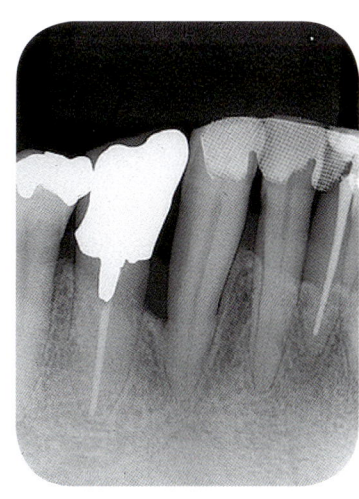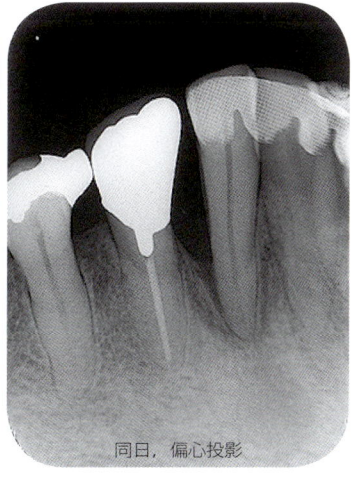

図2 角度
　規格撮影の失敗例．左：正方線投影，右：偏心投影．経過観察には同方向での規格撮影が重要であることがわかる（Case20 より）

歯肉を診る

　歯肉を診て炎症の程度を知る．浮腫性の歯肉であれば急性炎症，線維性歯肉であれば慢性炎症であろう…など，そのタイプを知る．

　ブラッシング指導前後の変化をみるなかで，患者自身の歯周治療へ取り組む姿勢を伺うことができる（「個人差」）．また，歯肉の治り方の程度には「個体差」がある（千葉英史．歯周病治療から歯科臨床の基本を考える．歯界展望，1998）．これは後述する「ルートプレーニングの開始時期の決定」につながる．

　これらを，歯肉を観察して読みとることが，歯周治療には重要である．

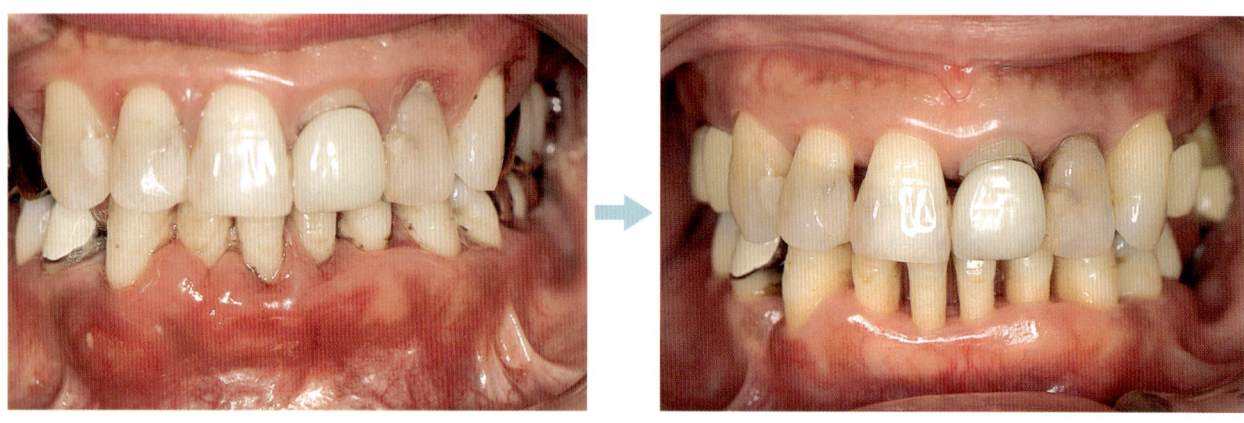

図3　浮腫性歯肉の典型例
　発赤腫脹が強く，その重篤度が視診でわかりやすい．ブラッシングの効果もわかりやすい．腫脹がひいて患者自身が十分ブラッシングに取り組んできたことがわかる

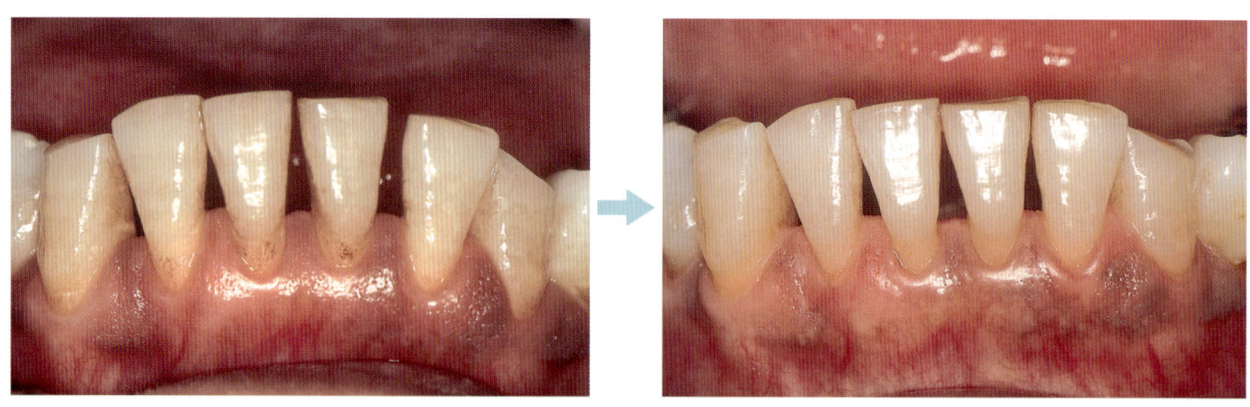

図4　線維性歯肉の典型例
　喫煙者．歯間離開が数歯にみられ骨欠損もあるが，歯肉の異常は認めにくい．歯周治療後，歯間離開は自然移動によって閉鎖したが，視診では歯肉の変化はわかりにくい（Case2 より）

咬合性外傷の診断と除去

　局所的に他の部位とは異なる骨吸収像があるとき，その原因を考える．
　他とは大きく異なる，プラークの停滞しやすい条件（カリエスの存在，著しいマージンの不適合，大きな歯石の存在等）があるのか？　それらが見当たらないときには，咬合性外傷がないかを診る．1歯単位の外傷性咬合の診査には，フレミタスの診査が簡便で有効である（図5）．
　また頬舌側，口蓋の骨隆起や皮質骨の増生，歯や補綴物の咬耗や破折，楔状欠損，その他の診査や問診にて全顎単位の咬合性外傷（ブラキシズムやクレンチング）がないか診断する（図6）．必要があればナイトガードでの診断につなげる．

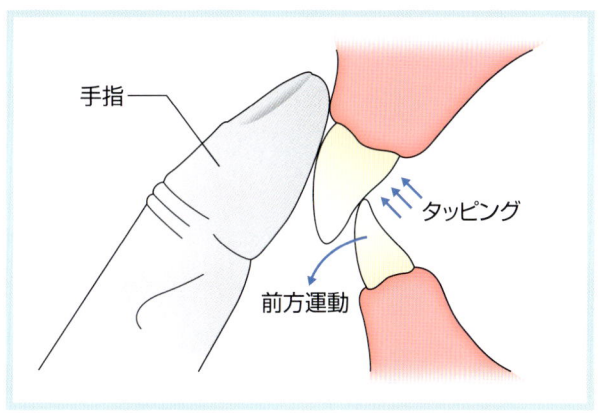

図5　フレミタスの検査

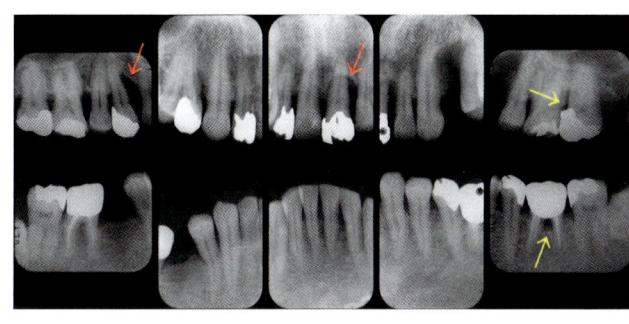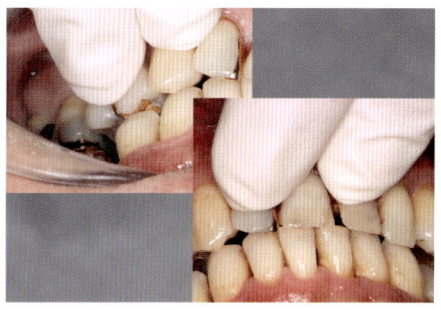

図6　補綴物による咬合性外傷の発見
　数カ所にだけ著しい垂直性骨欠損が認められる．黄色はクラウン不適合で，根分岐部病変が存在するため，プラークが停滞する因子となっており，そこに咬合の要素が加わったものと推察される．
　一方，赤の2カ所はマージンが骨縁から大きく離れているためプラークの要素は少ないが，補綴物が装着されているため，咬合性外傷を疑う．当該歯に軽く指をおきタッピングしてもらうと，この部位だけが動揺することがわかった．咬合性外傷と診断されるため，同部の調整を行う

Chapter 2 歯周基本治療で治すための知識・技術

歯周基本治療の流れを知ろう

● step 4

カウンセリング

> **Key Point**
> - モチベーションの"獲得"は，歯科医師の「責任」
> - タイミングに留意
> - その患者個人の資料で
> - マイナスの言葉を使わない（希望を与える）
> - 治療費の話はまだしない

モチベーションの"獲得"は，歯科医師の「責任」

　患者に最初のモチベーションをつけることは歯科医師の責任と考えることから，歯周病の状態，原因，治療の努力目標などを説明し，患者が納得したかどうかを確認する時間を，治療時間以外に設けている．これは遠回りのようであっても，その後の治療をスムーズに進めるうえで欠かせないステップである．

　歯周治療で最も大切で重要なことはプラークコントロールの習慣とそのレベルであり，それを患者自身の手に委ねることになるのだから，モチベーションがついたかどうかの責任は重い．

　最初のモチベーションの獲得はスタッフに任せるのではなく，歯科医師（院長）自らが何とかする責任がある．

タイミングに留意

　主訴が解決されているか？　他にも気になる点がないのかを確認する．

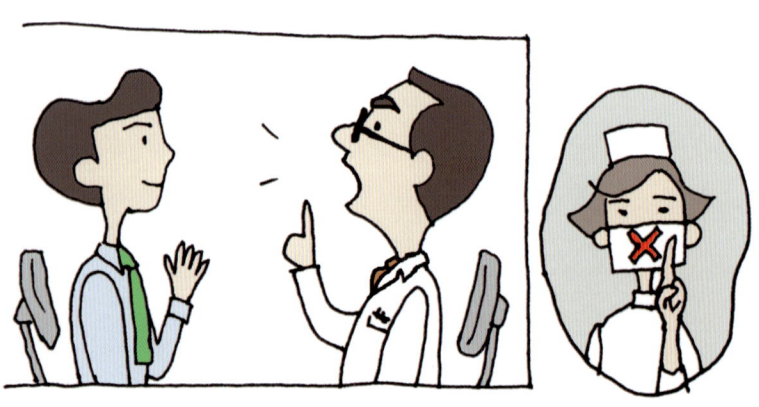

その患者個人の資料で

歯周治療の説明のための既成の資料やツール等も多く出回っているが，どんな例を見せられてもそれは患者自身にとっては「しょせんは他人事」と思えるかもしれない．患者は，何より「自分はどうなのか？ どうすればよいのか？」が知りたいはずである．そのため，あくまでも個別のカウンセリングには患者自身の資料をもとに説明することを重要視している（図1, 2）．

マイナスの言葉を使わない（希望を与える）

悪い点の指摘，重症度の説明で危機感をあおることも大事ではあるが，悪い点の指摘ばかりではヤル気が萎える．必ず治る，治すことができると希望を与えることが重要である．

毎回のブラッシング指導でも，磨けていない部位の指摘ばかりではなく良くなった点を見つけることで希望が湧く．

治療費の話はまだしない

個別に時間をとって詳細な説明を行うカウンセリングではあるが，その目的はあくまでも歯周治療に積極的に取り組んでもらうモチベーションアップが目的である．高額な治療費がかかる方法へのセールスだと誤解されては困る．

もっとも，その時点ではまだ患者自身の取り組みも治り方もわからず，保存できる歯が決定しているわけではないので，補綴法も決められるわけではないので，治療費は決めようもない．

そうしたことからも，カウンセリングの時点では治療費の話は一切しないこととしている．

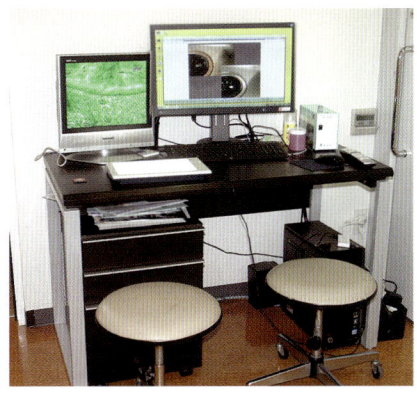

図1 位相差顕微鏡（緑色のモニター）で見せればモチベーションアップにとても有効．プラークの正体は無数にうごめく細菌塊の堆積であることに，患者さんは皆一様に驚く

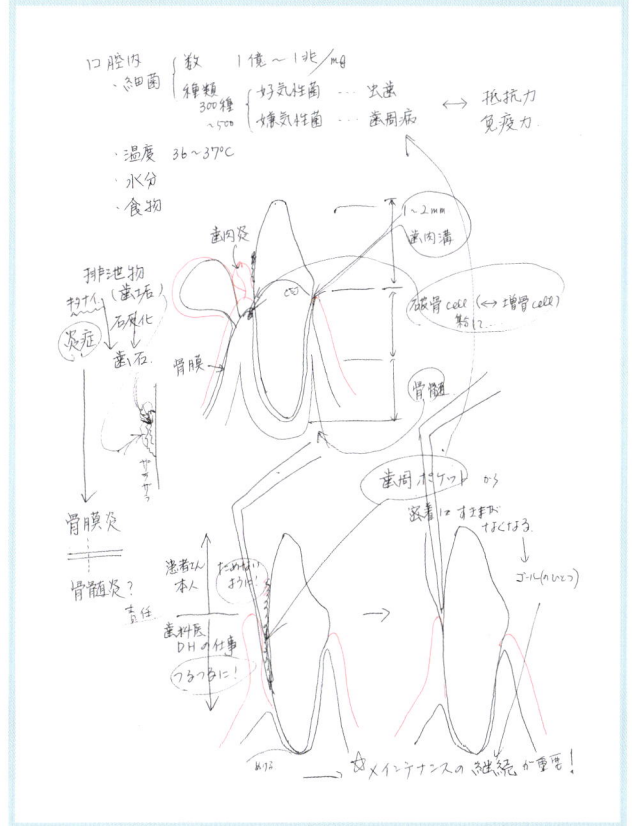

図2 その患者さんのための資料で（準備するもの：口腔内写真，X線写真，口腔内から採取したばかりのプラーク，白紙）

Chapter 2 歯周基本治療で治すための知識・技術

歯周基本治療の流れを知ろう

● step 5

OHI（Oral Health/Hygiene Instruction）

● Key Point
- モチベーションの"持続"は，担当スタッフの「技量」
- 身近な目標を立てる
- 変化を体験させる

モチベーションの"持続"は，担当スタッフの「技量」

歯周治療は長期間にわたる．担当者となったスタッフは，カウンセリングでついた患者のモチベーションを下げずに持続させる必要がある．押しつけにならず，一方的なイジメのような指導ではなく，うまく患者さんをリードし，患者さんにスケーリング，ルートプレーニングで痛い思いをさせずに心地よく継続して来院していただけることは，担当スタッフの「技量」といえる．

身近な目標を立てる

ブラッシングの習慣があまり十分ではなかった患者に対して，全顎完璧にブラッシングできるよう望んでも，それは少し無理な相談である．

ある一歯，あるいはある一面がきれいに磨ける，というように，身近な目標を立ててそれをクリアしながら進めると効果的である（図1）．

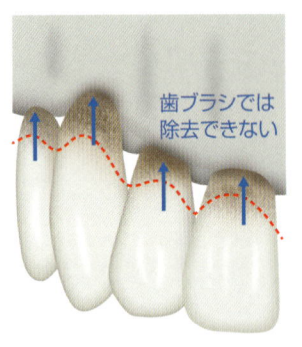
→歯科医師，歯科衛生士の責任

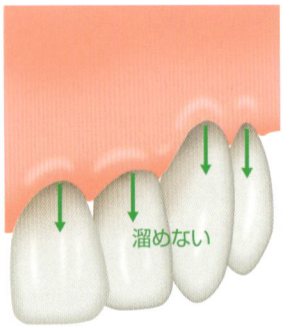
→患者自身の責任

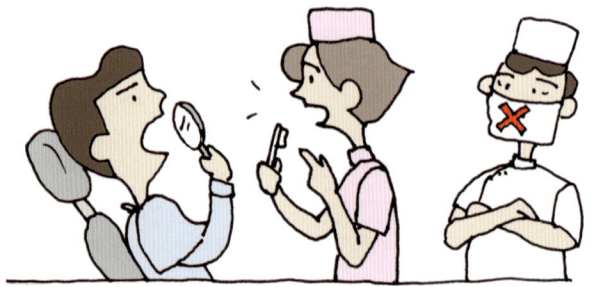

図1 この役割分担の理解が重要！

変化を体験させる

ブラッシングにかける時間やレベルが変わると，歯肉に目で見てわかる変化が現れる（図2）．初診～現在の口腔内写真の変化を見て実感することは，モチベーションアップや持続にきわめて有効となる．

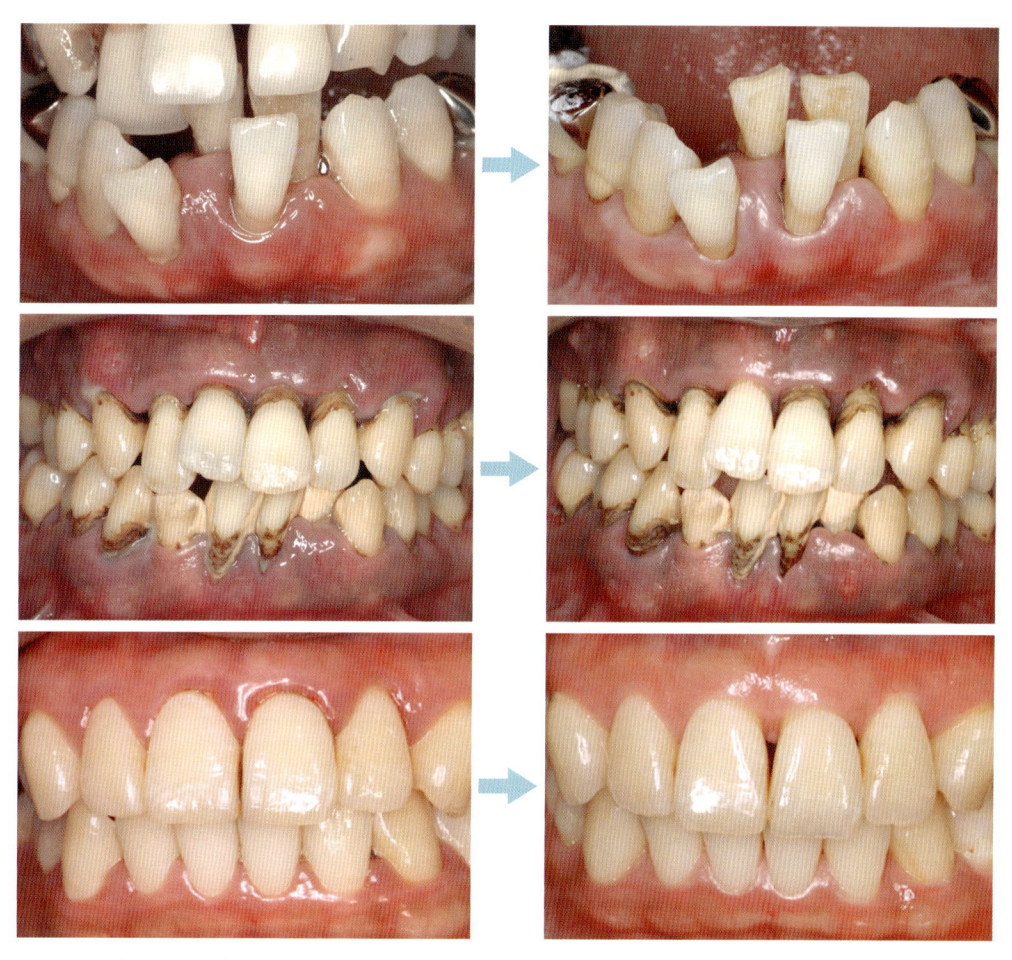

図 2-1 ブラッシングによる歯肉の変化（浮腫の消退）
　ブラッシングをするようになると，歯肉の性状が変化し，浮腫が消退することを，自分の目で実感できる（Case9, 12 より）

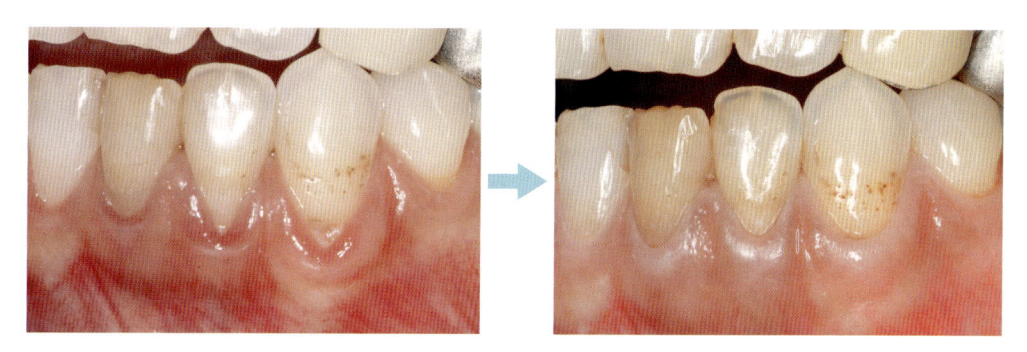

図 2-2 ブラッシングによる歯肉の変化（歯肉退縮の改善）
　硬い歯ブラシによる強い横磨きをやめ，柔らかい歯ブラシでの弱いブラッシングを会得すると，歯肉退縮が回復する（Case15 より）

step 6
スケーリング&ルートプレーニング（SRP）

Key Point ・ルートプレーニングの開始時期の見極め

ルートプレーニングの開始時期の見極め

　「プロービングの数値（PD）にかかわらず」「歯肉縁上・縁下問わず1歯1回で」「（歯肉を傷つけず細心の注意を払いながら歯石をとるために）麻酔せず」が，ルートプレーニングを着実に行うポイントである．ルートプレーニングの効果を確実にするためには，その開始時期に留意する必要がある．急性炎症時，歯周組織内に液状成分が増えることで浮腫が生じるが，ブラッシングを徹底し炎症が消退し始めると，液状成分が血管外に出なくなるため浮腫がひく．肉眼的には「歯肉が乾いた」ように見える．そこまでブラッシングを徹底してもらうことが担当歯科衛生士の役割である．患者が疼痛やストレスを感じずリラックスできているかどうか，表情や身体の動き等に注意しながらルートプレーニングを進めていく．

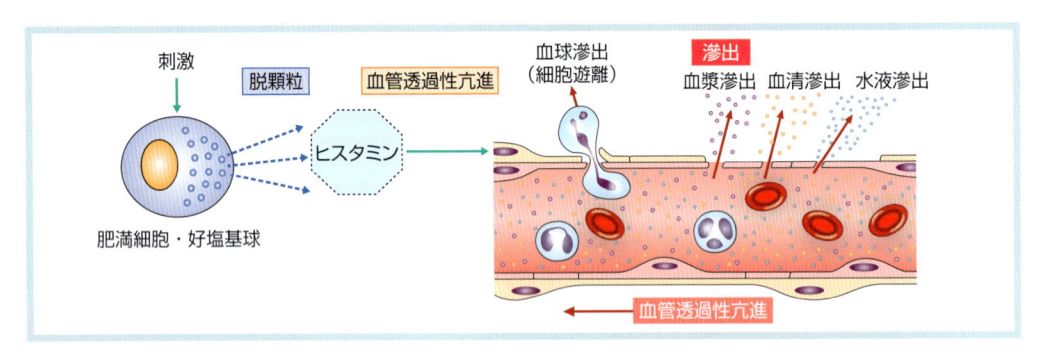

図1　起炎性物質が肥満細胞や好塩基球を刺激しヒスタミン等のケミカルメディエーターを放出→血管透過性が亢進し液状成分が血管外に滲出する．血液の粘稠度が増加し血流が緩やかになって流れが静止する→血管透過性がさらに亢進し，液状成分や血漿タンパク（滲出液），細胞成分（滲出細胞）が滲出して組織は浮腫性となる（下野正基．新編治癒の病理．2011より）

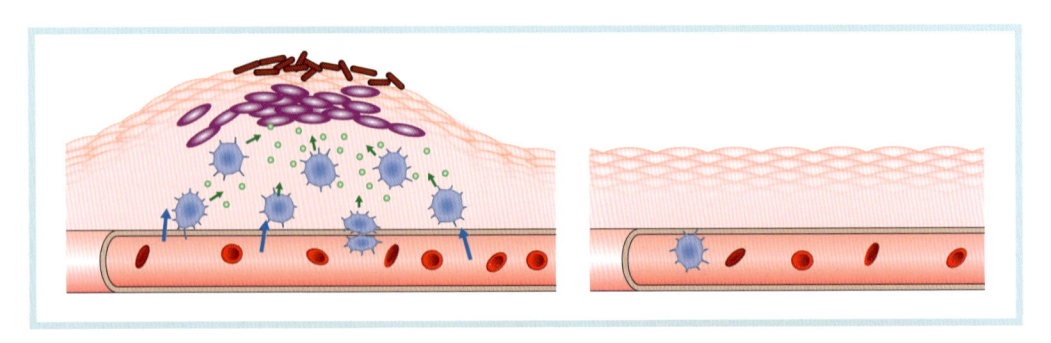

図2　プラークコントロールが定着し，起炎物質が少なくなると逆の変化が起こる．すなわち，血管外への滲出液が少なくなって浮腫は消退し始める（石原和幸．歯周病原細菌はどこから来てどこへ行くのか①．デンタルハイジーン，2008より）

歯周基本治療の流れを知ろう ● step 6

2008年7月．水っぽくむくんで見える歯肉

2008年11月．肉眼的には水っぽくむくんだようにみえていた歯肉が「乾いた」ように変化する．まさにこの時が，「ルートプレーニングの開始時期！」

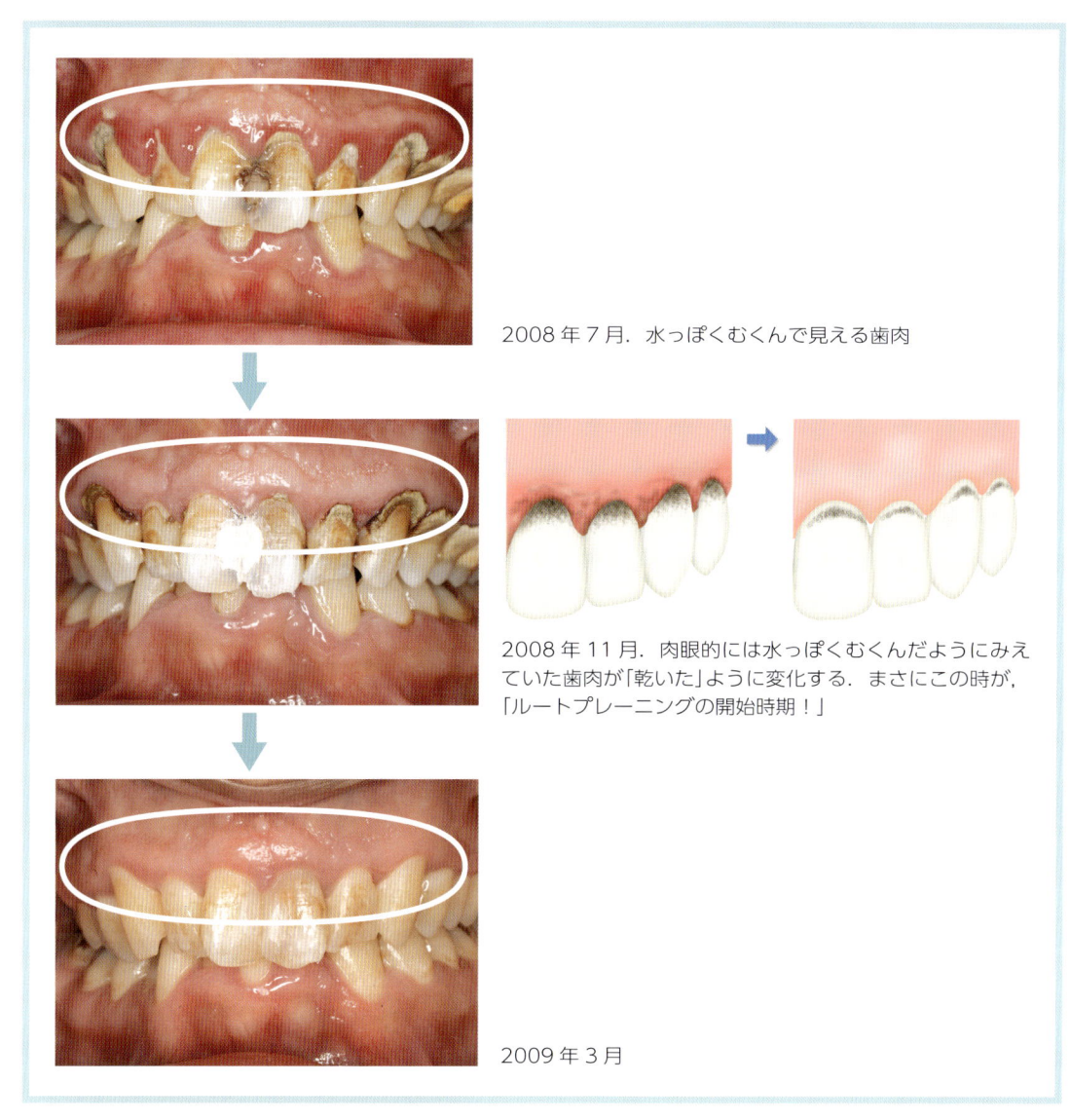

2009年3月

図3　ルートプレーニング開始時期の見極め

ルートプレーニング時の留意点

【ルートプレーニングの開始時期・タイミングを見逃さない】
【プロービング値にかかわらず，歯肉縁上縁下と分けずに1歯1回で】
【内縁上皮を傷つけずに根面だけを対象に】
【麻酔はしない】
【常に患者の表情や態度を確認】

図4　ルートプレーニング時の留意点

Chapter 2 歯周基本治療で治すための知識・技術

歯周基本治療の流れを知ろう

step 7

再評価

Key Point ・骨縁下欠損の治り方を知る

骨縁下欠損の治り方を知る

アタッチメントロスを起こした歯周組織からの治癒の仕方として，結合組織の再生を伴った，

・完全再生（Regeneration）（図1）

が理想ではあるが，現状では困難と考えられ，現在可能と思われる治癒の形としては，以下の2通り，すなわち，

・長い上皮性付着の獲得（Pocket Reduction）（図2）
・生物学的幅径の再確立（Pocket Elimination）（図3）が考えられる．

結合組織性付着を伴った（新）付着 ／ 長い上皮性付着の獲得 ／ 生物学的幅径の再確立

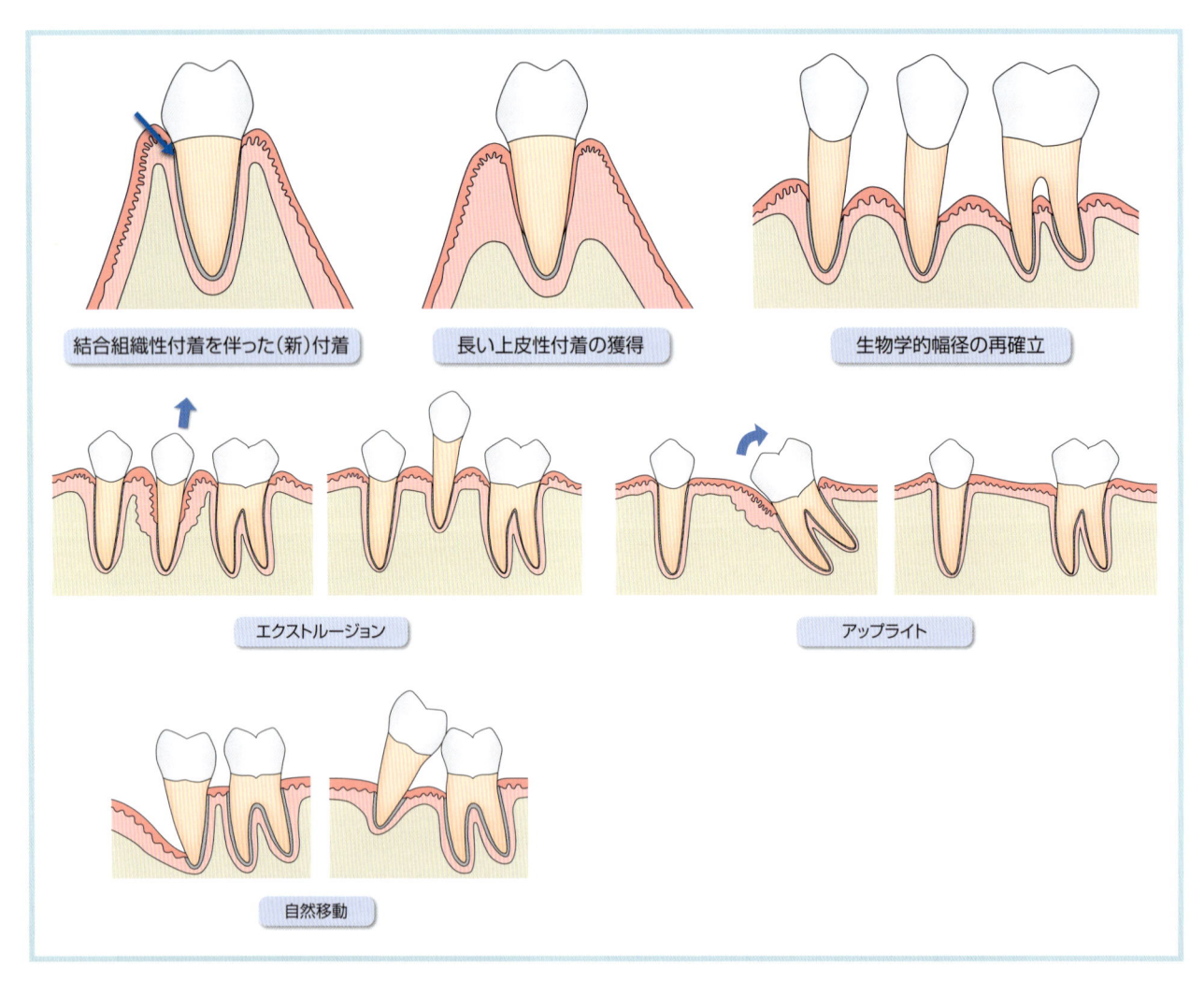

エクストルージョン ／ アップライト

自然移動

図1〜6　骨縁下欠損の治癒の形

もう一つの治癒の形としては，

・矯正的移動，自然挺出，自然移動等による歯根膜移動（図4〜6）が考えられ，骨レベルを平坦にして周囲との段差をなくし，歯周ポケットをなくそうとするものである．

長い上皮性付着獲得の確認は，【炎症の再燃はなく，プローブが入らない】【しかし，X線写真では変化がみられない】ことである（下野正基．新編治癒の病理．2011より）．図6は，長い上皮性付着による治癒の典型と考えられる．

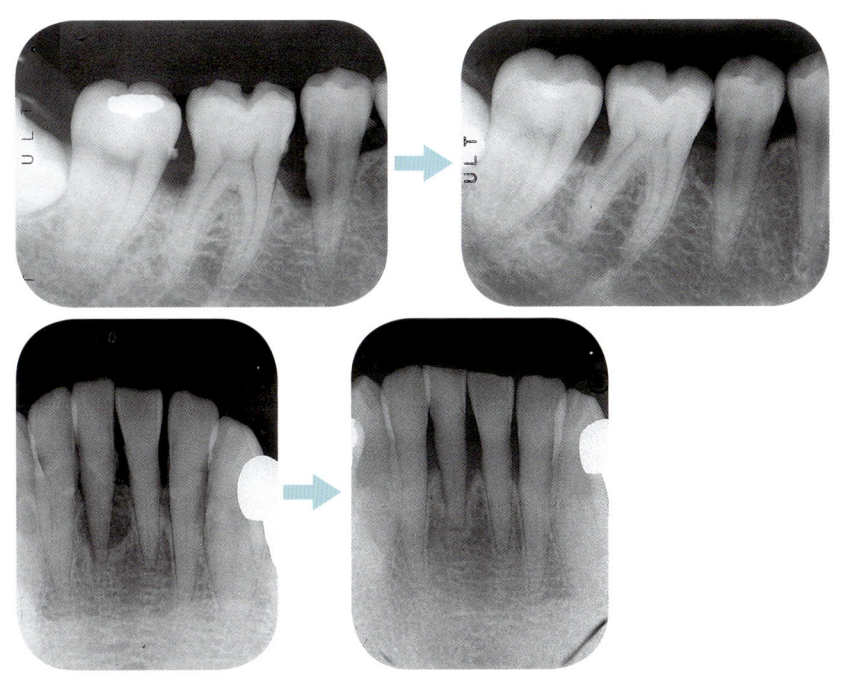

図6 長い上皮性付着と考えられる治癒像（Case5, 7より）

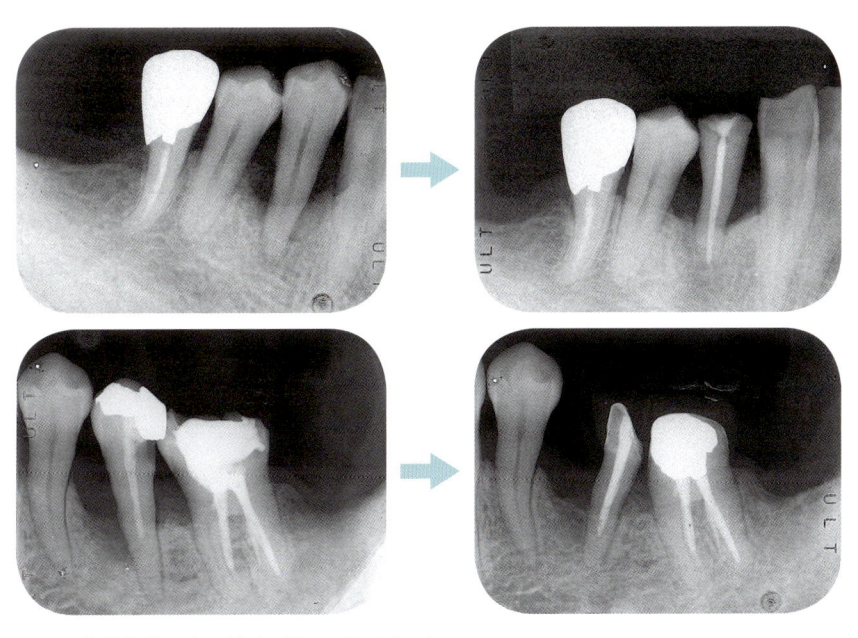

図7 自然移動による治癒（Case3, 4より）

Chapter 2 歯周基本治療で治すための知識・技術

歯周基本治療の流れを知ろう

● step 8

メインテナンス

Key Point
- 組織のターンオーバーを知る
- 問われる歯科医院の総合力

組織のターンオーバーを知る

　歯周組織は常に新しい細胞に置き換わっており（ターンオーバー），内縁上皮のターンオーバーは口腔上皮の50～100倍も速い（図1）．

　長い上皮性付着は不安定な治癒と言われてきたが，近年，長い上皮性付着は結合組織性付着に置換されることが実験で示されている（図2）．その理由として，長い上皮性付着のターンオーバーはかなり遅く，遅いと思われていた結合組織のターンオーバーより遅い．長い上皮性付着の状態をメインテナンスで維持している間に結合組織のターンオーバーが先行してこれに置き換わると考えられるものである（図3）．

　さらに，臨床例からも，X線写真上での変化，すなわち長い上皮性付着から結合組織性付着への置換と思われる経過が観察される（図4）．長い上皮性付着の獲得であってもそれが長期に維持できれば，やがて結合組織性付着へと変化しうる．よって，それを維持し続けるメインテナンスの継続が重要である．

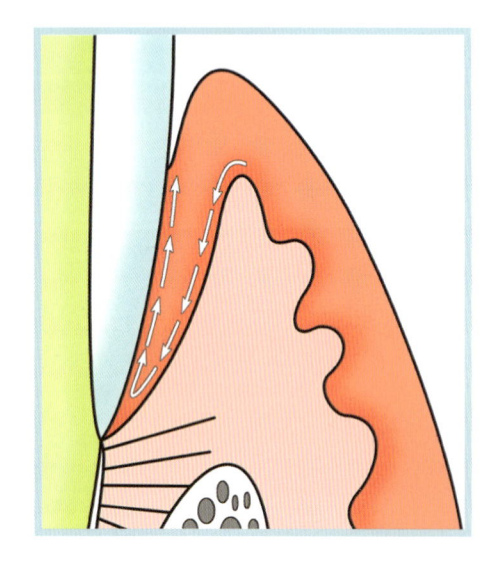

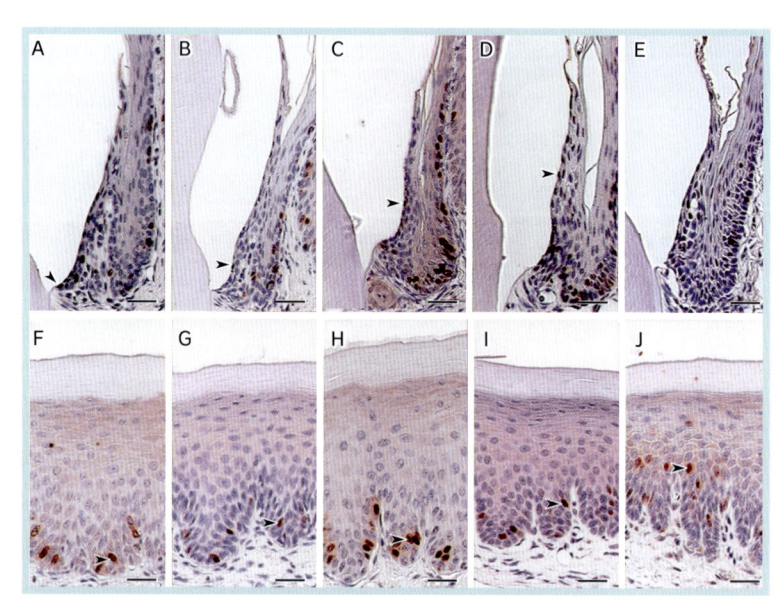

図1　付着上皮のターンオーバーを示す実験（下野正基．新編治癒の病理．2011より）
上段：付着歯肉．矢印で示すCEJ付近にあった標識細胞が48時間後には歯肉溝に脱落．
下段：同時期の口腔上皮．基底細胞層にあった標識細胞はまだ有棘細胞層内に観察される．
このことから，「付着上皮のターンオーバーは口腔上皮に比べ圧倒的に速い」ことがわかる

歯周基本治療の流れを知ろう ● step 8

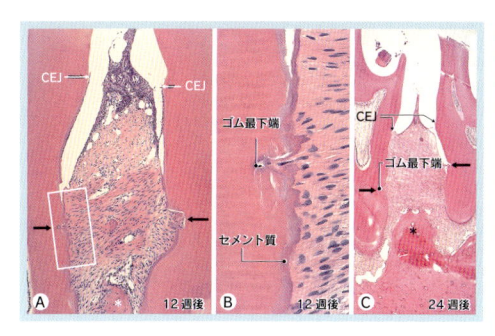

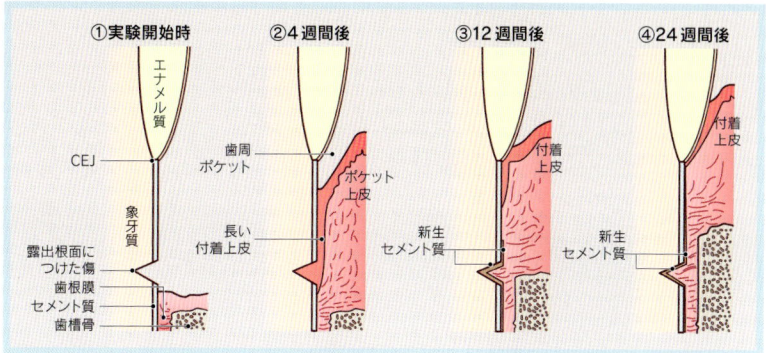

図2, 3　長い上皮性付着の結合組織性付着への置換（下野正基．新編治癒の病理．2011 より）
　正常な付着上皮はターンオーバーがきわめて速いが，長い上皮性付着のターンオーバーはかなりゆっくりしていると考えられるため，長期的には結合組織性付着に置き換わる可能性がある

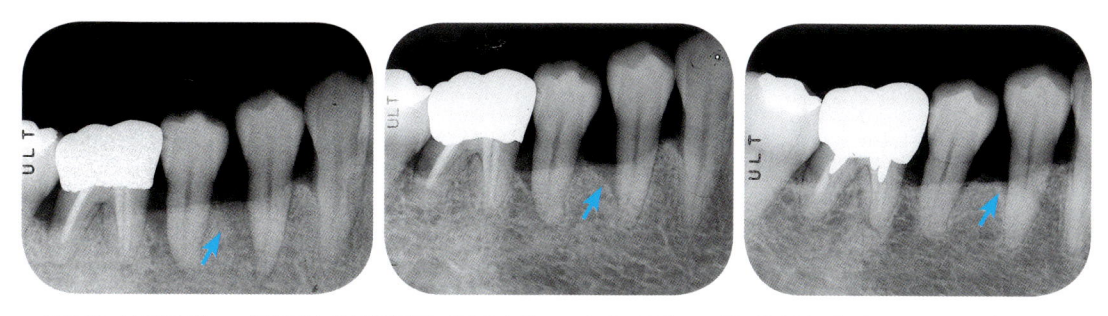

初診時（1993.8）→歯周基本治療終了時（1994.8）→メインテナンス時（2008.1）（Case32 より）

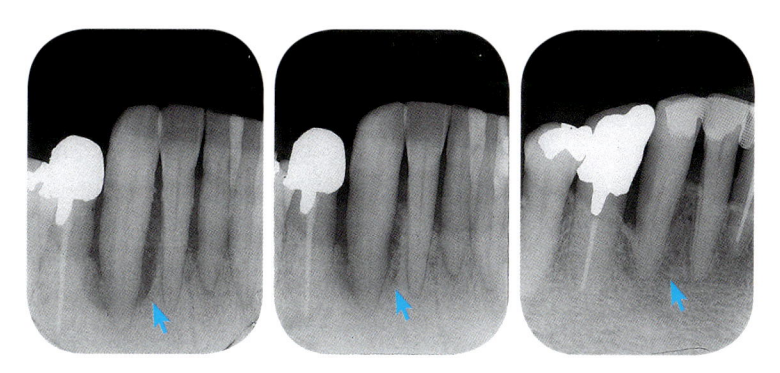

初診時（1995.9）→歯周基本治療終了時（1996.5）→メインテナンス時（2009.1）（Case20 より）

図4　メインテナンスでの，長い上皮性付着から結合組織性付着への置換と考えられる症例

問われる歯科医院の総合力

　メインテナンス継続の秘訣は「痛くない」「快適さ」に尽きる．モチベーションの持続やメインテナンス継続のためには，医院全体のシステムや配慮が重要であり，歯科医院の総合力が問われる．

Chapter 2 歯周基本治療で治すための知識・技術

知っておくと歯周基本治療のレベルが上がる臨床ヒント

● hint 1

X線写真には何が写っているのか？

X線写真で見えるもの，見えないもの

X線写真は，歯周組織の状態の把握や，その回復・安定傾向を評価する重要な指標である．
ここでは，X線写真と実際の骨欠損状態を対比しながら，X線写真から読みとれること，さらにはX線写真での評価の限界について考えてみたい（提示症例はCase20）．

① 骨壁の状態はX線写真からはどのように読み取れるか？

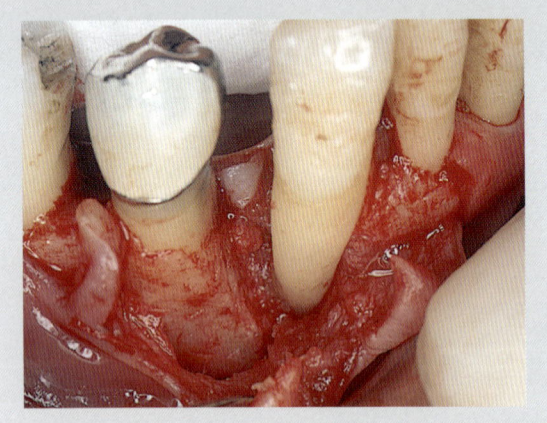

歯周外科時の術中所見とX線写真を比較し，実際の骨形態とX線写真とを照らし合わせてみる

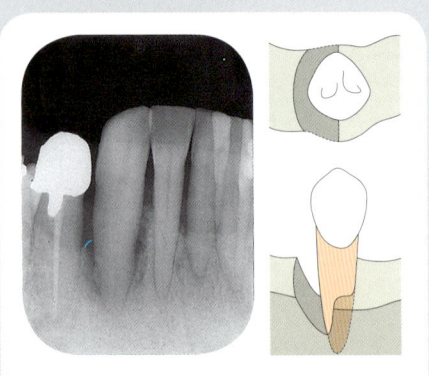

③ 遠心舌側部は，1壁性の骨欠損と考えられる

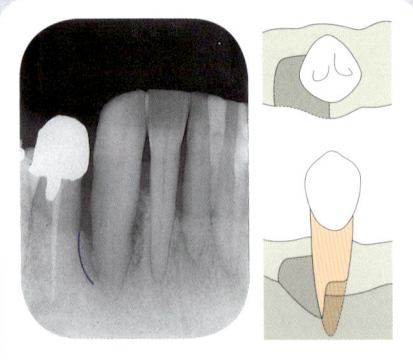

③ 遠心隣接面部は，2壁性の骨欠損と考えられる

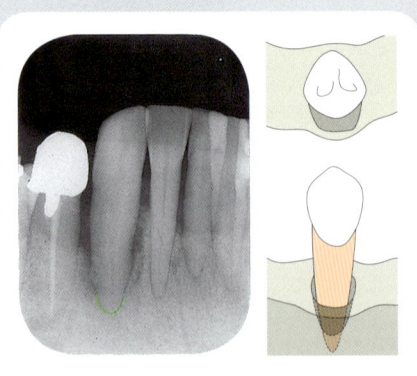

③ 頬側根尖付近は，3壁性の骨欠損と考えられる

❷ 急性炎症時のX線写真

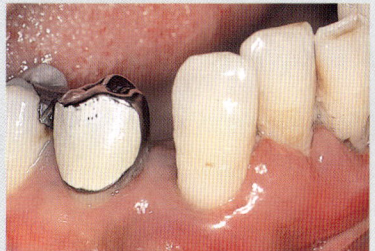

● 1995年9月

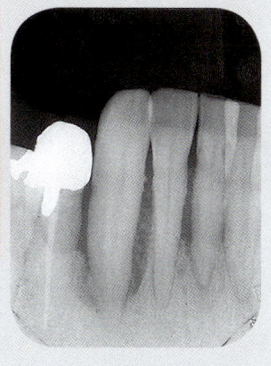

● 1996年5月

初診時のX線写真上では、すでに骨が喪失しているようにみえるが、術後にそれが回復していることを考えれば、同部は骨が"欠損"していたわけではないと考えられる．

実際には骨があっても、急性炎症時にはX線写真上には写らないことがあると考えれば、初診時のX線写真のみをもって、抜歯の判定をすることは早計であると考えるべきで、炎症を抑制しながら、よく経過をみていく必要がある

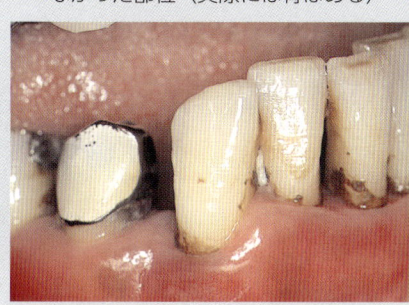

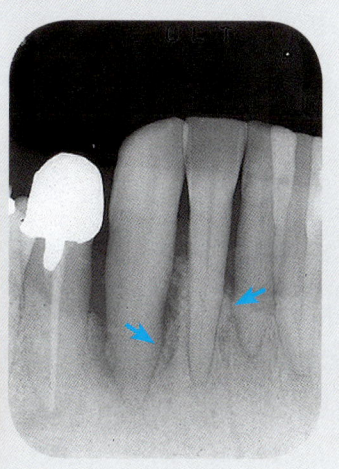

急性炎症のためX線写真には写らなかった部位（実際には骨はある）

❸ 偏心投影からわかる，X線写真での骨形態把握の限界

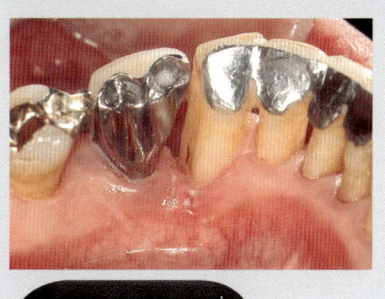

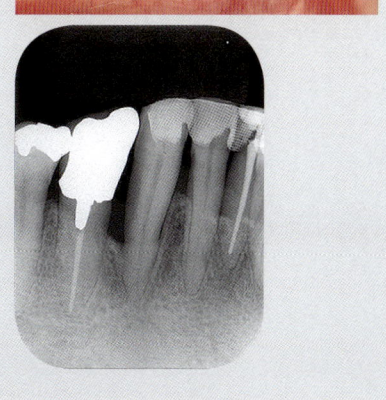

炎症消退後にMTMを行った $\overline{3}$ は、1997年6月に急性炎症症状とともに、後戻りを起こしていた．

同部の骨欠損状態を確認するために偏心投影にてX線撮影を行ったところ、遠心の骨の喪失が判明した．1壁性の骨欠損状態にあると考えられる

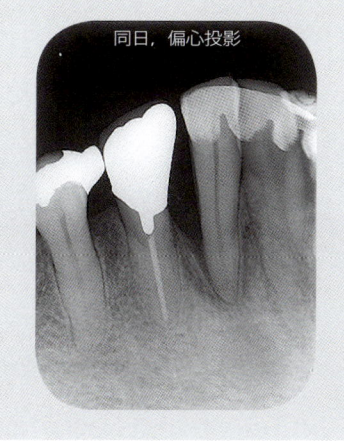

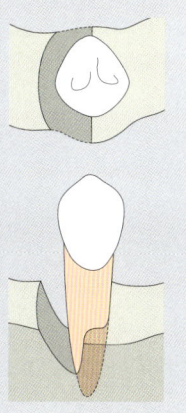

同日，偏心投影

❹ 1枚のX線写真のなかに混在するさまざまな治癒の様相

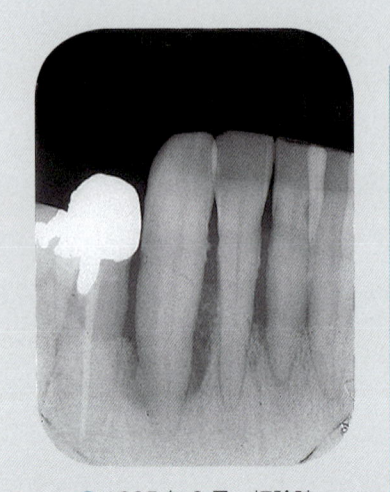

● 1995年9月．初診時

● 1996年5月

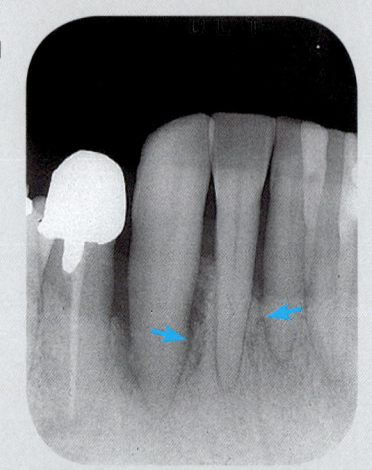

急性炎症のため，骨がX線上に写らないことがある

● 2008年7月

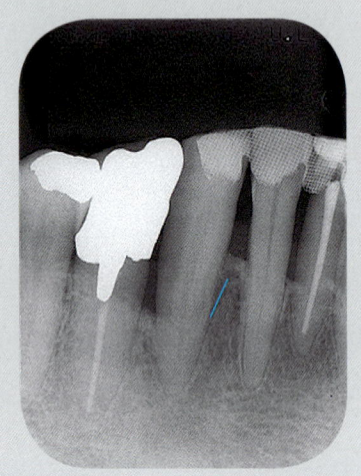

高位な舌側から低位な頬側への骨レベル

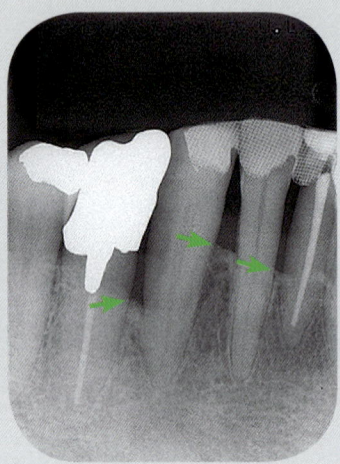

舌側の皮質骨が安定した

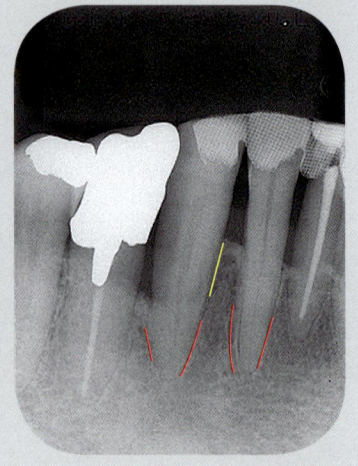

歯周組織の再生を伴った可能性のある治癒（赤）と，歯周組織再生を伴わない骨のみの治癒（黄）

　3DCTを用いれば術者の学習効果が大きいことは間違いないが，歯周組織の状態を知り，その変化を観察するためには，厳密な規格性のあるX線写真をコンスタントに撮影できる医院の体制づくりや，三次元の歯周組織を二次元に投影するデンタルX線写真を読みとりイメージできる「眼」を養うことのほうが，臨床医にとっての重要課題であり，医院全体としてのスキルアップにつながる．

知っておくと歯周基本治療のレベルが上がる臨床ヒント

● hint 2

動揺する歯をいつ固定するのか？

「とりあえず暫間固定で様子をみる」の危なさ

図1は，固定による悪化の典型例である．

歯周組織が治癒していくとき，歯は移動する（図2）．その移動は，元の位置に戻る移動，そして，骨レベルが平坦になる方向への移動が考えられる．

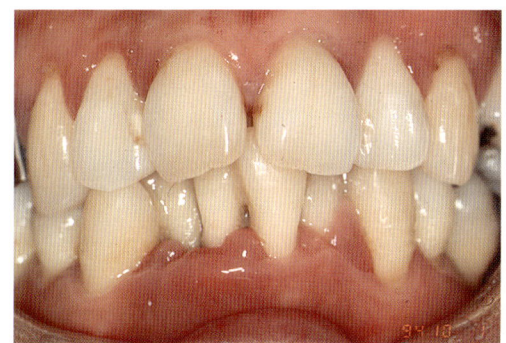

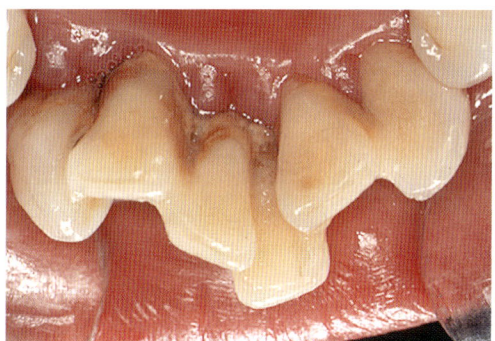

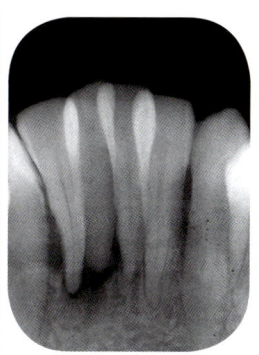

図1 歯が動揺するようになり近医を受診．固定処置を受けたところ急発を起こし隣在歯にも波及．転医してきた患者

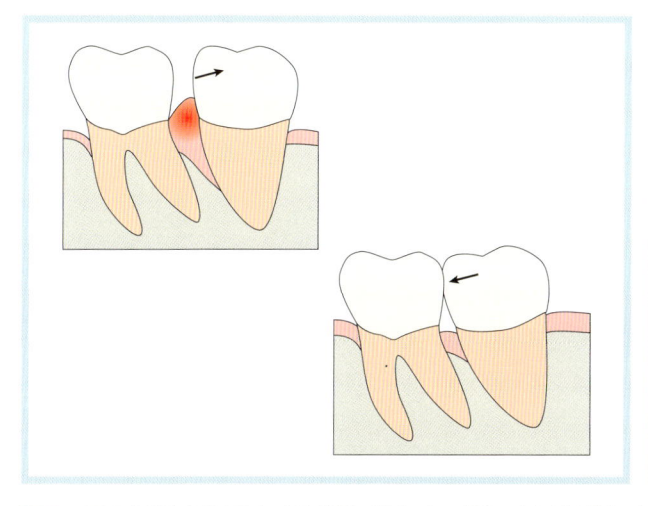

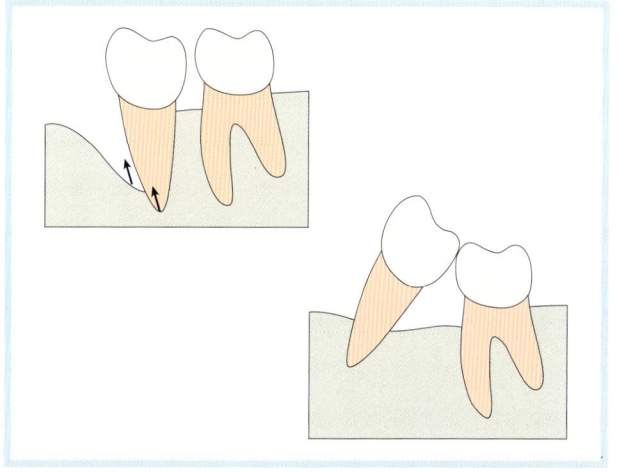

図2 元の位置に戻ろうとする移動（左）と，骨レベルが平坦になる方向への移動（右）

「プラークコントロールなき固定」は，移動して治ろうとする生体のメカニズムを妨げる

図3は，同じ患者の左右側である．7|は固定により歯の自然移動が妨げられた結果，さらなる悪化を招いているが，|7は固定を行っておらず，歯周ポケット内の炎症から逃れるように挺出している症例である（Case10 より）．

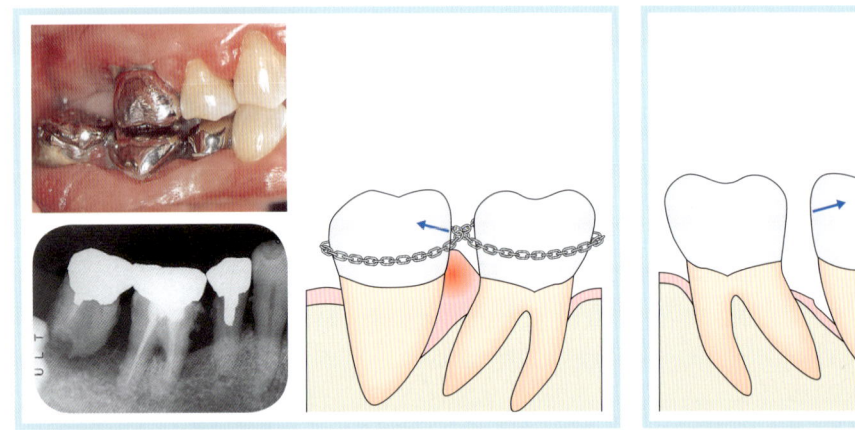

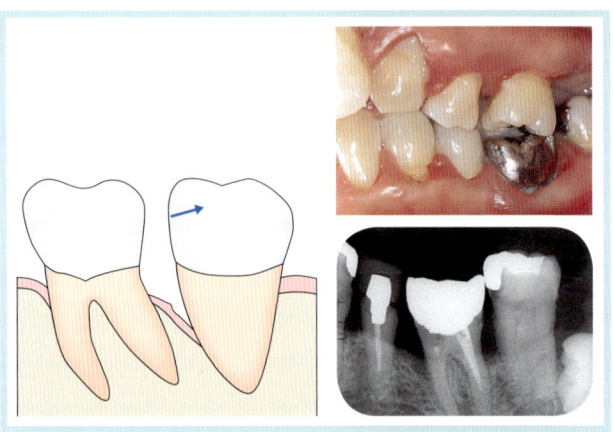

図3 同じ患者の左右側．右側は固定により，自然移動を妨げている

固定せずとも動揺は治まる

動揺が治まらない理由としては，「咬合性外傷が未解決」「歯冠歯根比が悪いこと」が考えられる．図4，5は，動揺の原因が咬合性外傷由来であったため，そのコントロールだけで，固定せずに動揺が消失した症例である．

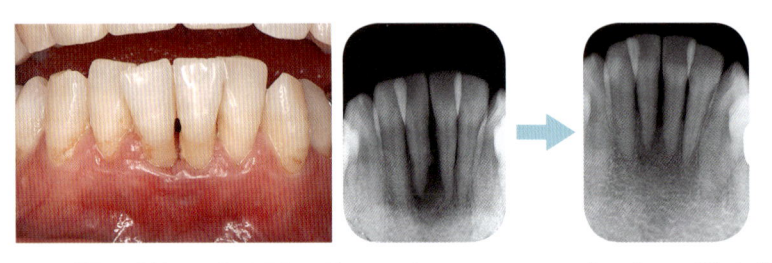

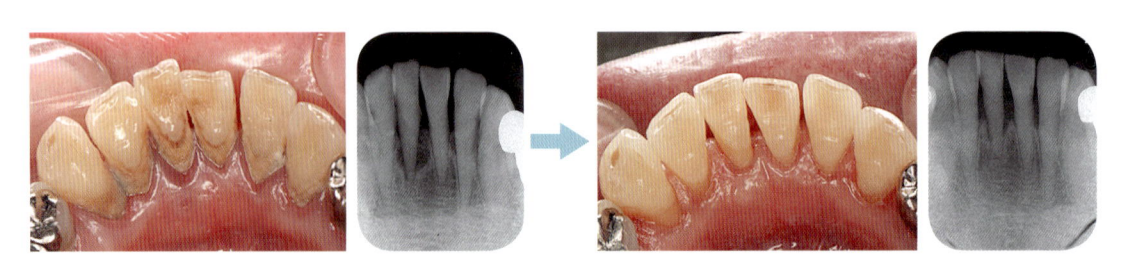

図4 1|の動揺とX線透過像．対顎クラウンのアンテリアガイダンスが強すぎることが原因と思われたため，舌側面を調整．動揺は治まり，X線透過像も改善した（Case8 より）

図5 プラークコントロールの悪さが第一の原因ではあるが，1|とのシザースバイトが咬合性外傷となっていると診断し，咬合調整を行った．舌側の骨は回復できないものの，周囲の皮質骨が安定したことで動揺は治まった（Case7 より）

固定が必要な症例とは？　その時期は？

　炎症は抑制できても，歯冠歯根比が著しく悪く，二次性咬合性外傷の懸念がある場合は，固定が必要と考えている．

　しかし，その時期については，炎症の消退に伴う歯の自然移動の様相を見極めながらの判断となる（図6）．

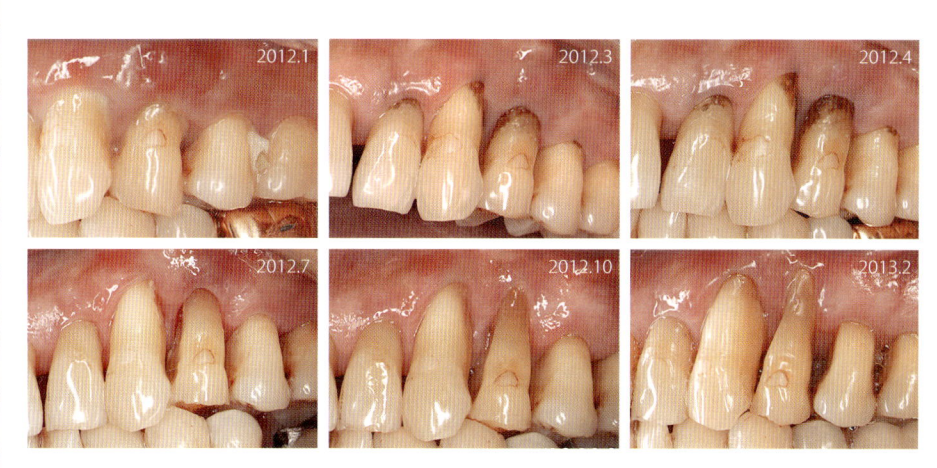

2012年1月～2013年2月にかけて浮腫の消退を待ち，SRPを開始．歯肉は大きく退縮し歯根露出はしたものの，歯肉はタイトに変化してプローブは入らない

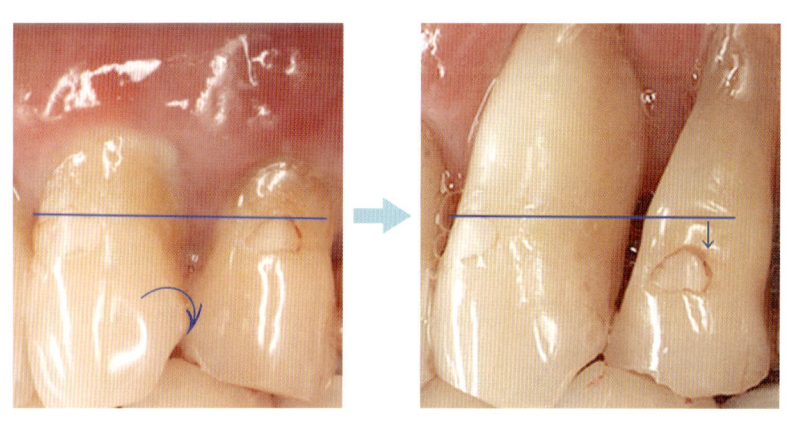

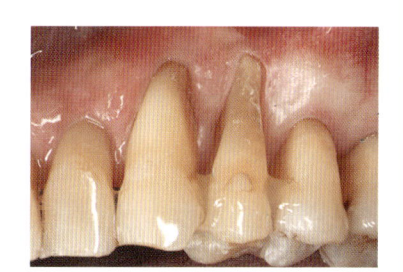

|3 は口蓋側に捻転して戻り，|4 は挺出．|4 の咬合性外傷の除去を再度確認し，固定用レジンで固定

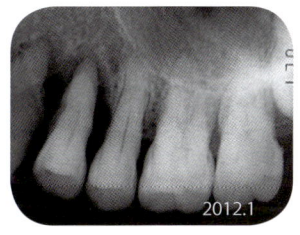

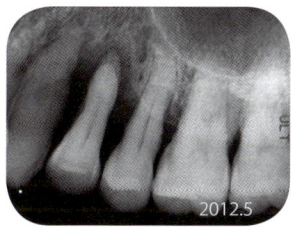

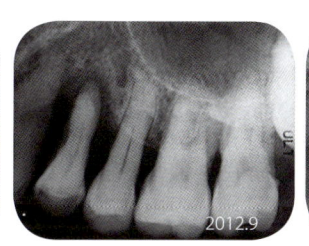

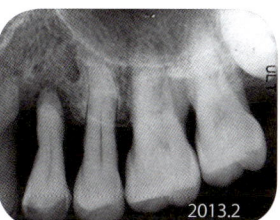

根尖を超えて骨吸収していると思われた|34 のX線透過像が徐々に回復した．歯冠歯根比が著しく悪いため，当然ながら動揺は大きく，二次性咬合性外傷が懸念されることから固定が必要と考えられる

図6　固定時期の見極め

hint 3
"力"を評価する

歯に障害を与える無用な力「クレンチング」

歯の著しい咬耗，骨隆起，頻回な補綴物や修復物の脱離や破損，局所的な著しい骨欠損等の「力」の関与が疑われる場合，咬合性外傷の除去，プラークコントロールとルートプレーニングを主体とする通常の歯周基本治療とは別の角度からも症例を観察し対応する必要がある．頻度が多い反面，対処が困難なことは，日中と夜間のクレンチングとブラキシズムである．夜間就寝時のブラキシズムの原因としては，情動ストレス等の精神的因子，中枢性因子，咬合因子があげられ，また日中のクレンチングの原因としては，さまざまな条件に伴って獲得された習癖と言われていることから，両者への対応は分けて考えるほうが妥当である．

(1)（他覚的）現症
チェックシートを用意し，アシスタントが読み上げた各項目について歯科医師が観察して答える（図1）．

(2) 自己観察，自己暗示
患者本人の自覚により習癖行動の是正を行う．何かに夢中になっているときなどに，歯を合わせて力が入っていないか注意してもらう．自覚ができたら自己暗示（歯を離し：Teeth apart，唇を閉じ：Lip together，顔の力を緩める：Face relax）を試みる．

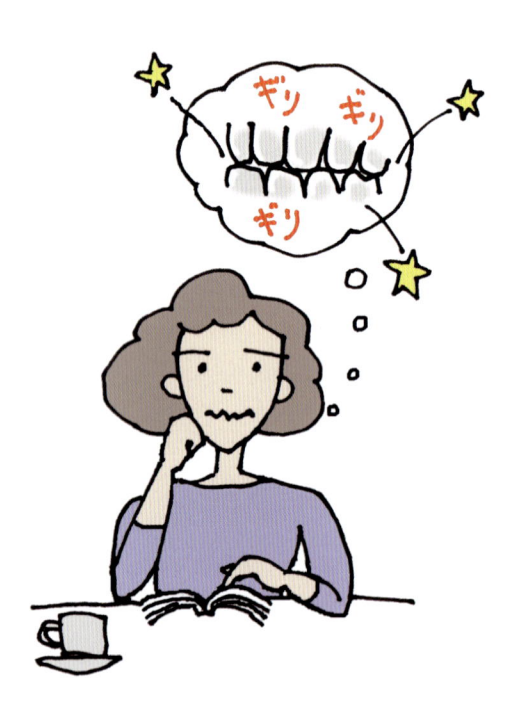

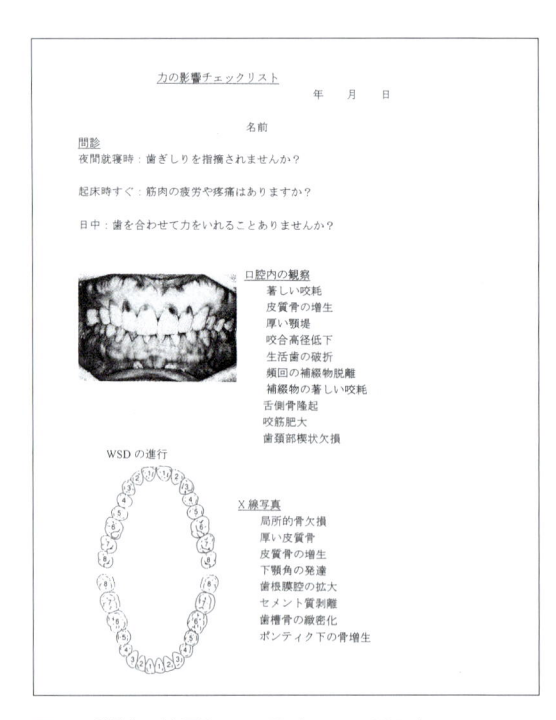

図1 当院で使用しているチェックリスト

自己観察

「日中，料理中やパソコンに向かっている等，食事以外の何気ないときに歯を合わせて力が入っていないか，ご自分で観察してみてください．

まず，頬にそっと指をおき歯をくいしばってみます………．硬くなりますね!? これが歯と顎に力が入っている状態です．次に，すっと顎の力を緩めてみてください．柔らかくなりますね？ このとき奥歯は少し離れているはずです．これを安静位空隙といって，こうした脱力が本来の状態なのです．ところが何かのきっかけで，何でもないときに歯を合わせて食いしばってしまうという悪い癖がついてしまうことがあるのです．これがクレンチングで，歯においては百害あって一利なし，なのです．

夜間も同じです．眠りの浅くなったときに現れやすいようで，食いしばっていることを自覚して目覚めた，という声をよく聞きます．目覚める頃に食いしばってしまう，ということなのかもしれませんね」

自己暗示

「でも，実はそうした悪い癖はかなりの確率で自分自身の力で抑制することができるのです．

たとえば，明日の朝6時に起きようと思って目覚まし時計をセットして寝ます．すると目覚まし時計が鳴る前に自然に眼覚めたなんて経験ありませんか？ これが自己暗示です．

夜，床に入ったら，眼を閉じて「唇閉じて歯は合わせない，唇閉じて歯は合わせない……」と心の中で10回唱えてください．それが習慣となって食いしばりをしなくなるようになれますよ！」

（3）評価

夜間就寝時前に日中のクレンチングと同じ自己暗示も行うが，ナイトガードも併用する．ナイトガードの役割としては，力の配分と分散，筋活動の減弱，摩耗度のモニター・診断，があげられる．

調整したナイトガードに黒いマジックを塗り，1週間程度夜間就寝時に使用後持参してもらい，その剥がれ具合で，ブラキシズムの種類とその程度が診断できる（図2）．

前方・側方運動がスムーズに行えるかどうかをよく調べたうえでマジックで黒く塗り，1週間後に持参してもらう．その観察の結果，下記のように判断している．

① マジックが光っていて変化がない
　→ 使用していない

② 犬歯相当部のみ線状に数本の色抜けがある（a）
　→ あまり使用していない

③ 前方側方に数本の線状の色抜けがあるが，レジンの削れはない（b）
　→ 使用しているがブラキシズムはない

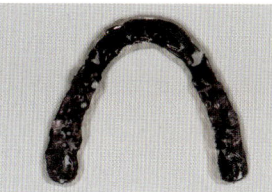

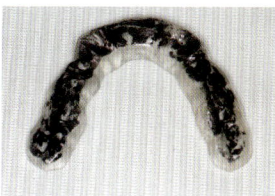

④ マジックが剥がれレジンが削れている（c, d）
　→ ブラキシズムありとみなす．点状のえぐれ方ならクレンチングタイプ，溝状ならグラインディングタイプ等その形や数や深さでブラキシズムの程度も推測できる

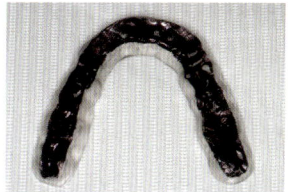

a　あまり使用していない　　b　ブラキシズムはない　　c　クレンチングタイプ　　d　グラインディングタイプ

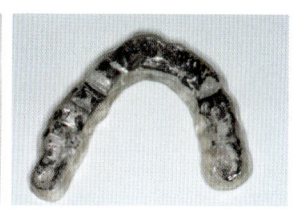

図2　ナイトガードによる観察，診断の基準（北海道開業・池田雅彦先生の診断法をベースに作成）

Chapter 2 歯周基本治療で治すための知識・技術

知っておくと歯周基本治療のレベルが上がる臨床ヒント

● hint 4

歯肉退縮

歯肉炎の浮腫の消退

歯肉炎は炎症が歯肉に限局したもので，症状としては発赤・腫脹があり，さらに重篤になると，疼痛・出血を生じるようになる．歯肉炎は，歯肉の炎症が消退すると，歯肉炎になる前の状態に戻ることから，歯肉炎は元に戻る（可逆的な）病変であるといえる（図1）．

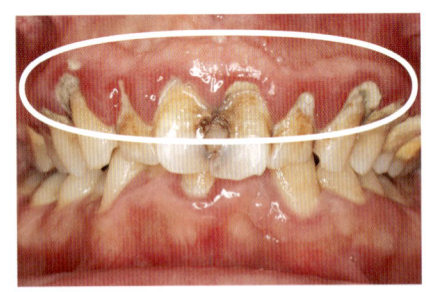

図 1-1 歯肉縁上に多量の歯石の沈着を認め，著しい歯肉腫脹・発赤を認める．いわゆる浮腫性の歯肉である

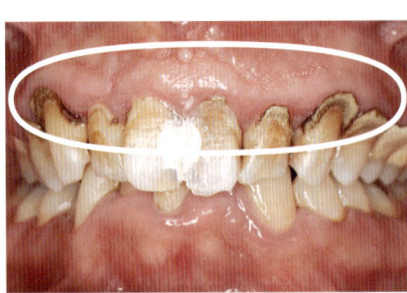

図 1-2 ブラッシングにより歯肉の炎症が消退した

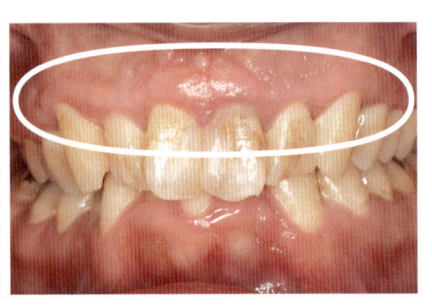

図 1-3 スケーリング後．浮腫性の歯肉は治癒し，ピンク色で硬く引き締まった正常歯肉となった

歯肉炎によるアタッチメントロス，歯肉退縮→治癒後の上皮性付着

歯周炎は歯肉の炎症とともに，歯根膜・セメント質・歯槽骨の破壊を伴う．歯周炎の症状としては，歯肉炎の症状に加え，深い歯周ポケットの形成・歯根の露出・排膿・口臭・歯槽骨の吸収・歯の動揺があげられる．歯周炎は，歯周組織にとって不可逆的な病変であるため，炎症が治まっても完全には元のようには回復しない（図2）．

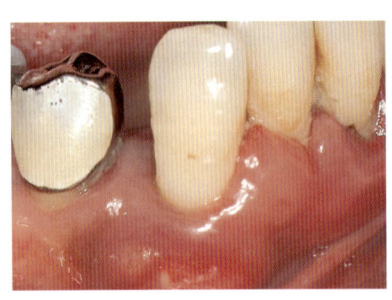

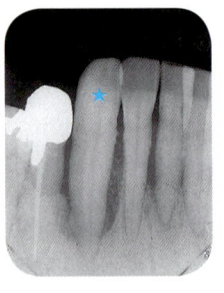

図 2-1, 2-2 初診時（1995年9月）．歯肉の腫脹と出血がみられ，プロービングポケットデプスは 9 mm 以上だった

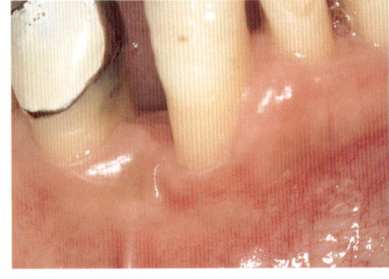

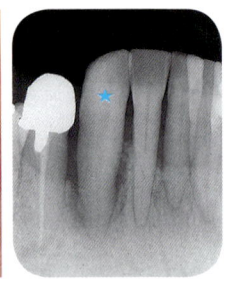

図 2-3, 2-4 歯周基本治療，歯周外科処置を経て，歯肉退縮はしたものの，炎症は消退し，プロービングポケットデプスは 3 mm 以下にまで改善した（1996年8月）．しかし，X線写真上では明らかな骨の再生はなく，長い上皮性付着の状態となったと考えられる

歯肉退縮による問題点は？

1. 象牙質知覚過敏

　象牙細管が露出した根面に対して，湿度変化，圧力，擦過，プラーク中の細菌から産生されるエンドトキシンなどが歯髄を刺激することによって起こるのが象牙質知覚過敏．アタッチメントロスの大きい重症例では，特にスケーリング，ルートプレーニングの開始時期には注意が必要で，炎症が消退し歯肉が"乾いた"ようにみえたときに開始するべきである．すみやかに腫脹がひいた場合など，急激に歯根が露出したときは，特に根面に新たなプラークが残らないように患者の十分な理解が必要となる．

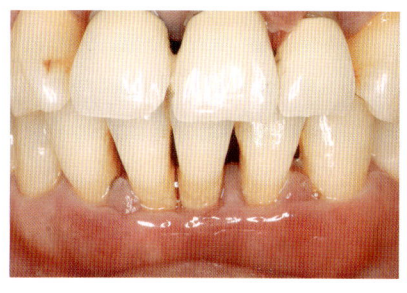

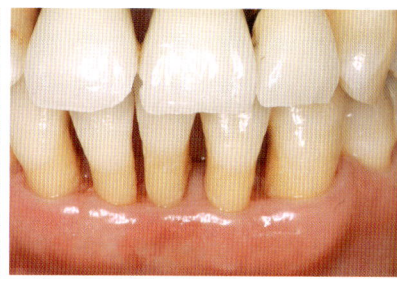

図 3-1, 3-2　ブラッシングが不十分で炎症がまだ残っている時期に，下顎前歯部の深いポケットのルートプレーニングを開始したため，象牙質知覚過敏を生じた．しかし，象牙質知覚過敏のしくみを理解してもらい，プラークコントロールを徹底することで消失した

2. 楔状欠損，摩耗

　本来，歯肉縁下にあるセメント質は軟らかくて摩耗しやすいため，歯肉退縮によって根面が露出すると，ブラッシングなどの外部からの過度の機械的刺激が楔状欠損につながる．歯肉退縮の兆候がわずかでもみられたら，その原因を考えブラッシング方法等を修正するべきである．

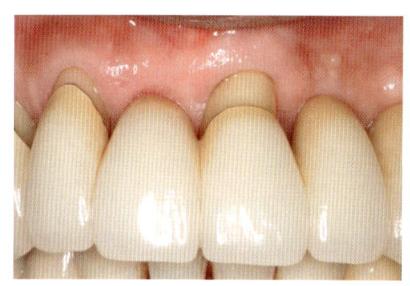

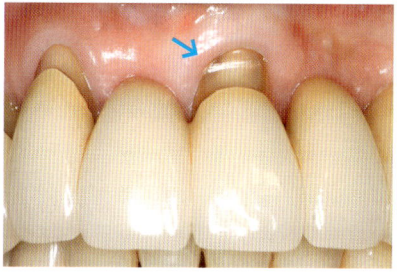

図 4-1, 4-2　2000年から2010年にかけて，1̲ 歯頸部に深い楔状欠損ができた．プラークをしっかり除去する習慣がついたことはとてもよかったものの，横磨きと強く磨かないと気がすまない悪癖が残り進行し続けたようだ．軟組織である歯肉は可逆的なので回復もできるが，硬組織である歯質はいったん削られてしまうと回復しない

3. 根面カリエス

　歯肉退縮した根面は，カリエスに抵抗性が低いうえ，その面に頻回に歯ブラシやスケーラーによる傷がつくことによって，プラークが残りやすい環境となり根面カリエスを発症するリスクが高くなる．特に歯肉退縮している根面にプラークが残らないように，フッ化物の適応なども考慮して対応するべき．

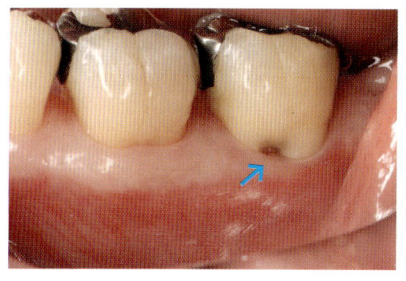

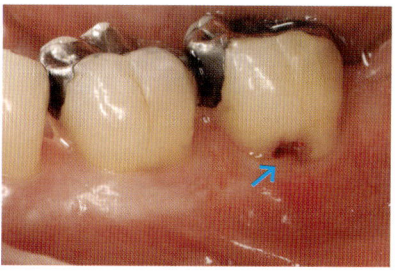

図 5-1　7̲ にはエナメルプロジェクションが存在する

図 5-2　10年後，7̲ の根分岐部にカリエスが発生した．露出したセメント質は軟らかく，カリエスリスクが高い．また，メインテナンスのなかで繰り返しスケーリングを行っているため，いわゆるオーバーインスツルメンテーションになっている可能性もある

歯肉退縮のリスクはこんなところに

1．解剖学的要因

（1）薄い歯肉

前歯部・小臼歯部においては頬側面の骨が舌側に比べてはるかに薄いとされる．加えて，以下の①，②の欠損は前歯部に頻繁に生じ，それらの歯は歯列弓に収まりきらずはみ出した状態になっている．そのような場合，歯肉退縮のリスクが高くなる．

　①裂開（dehiscence）：歯根の歯冠側方向で歯根被覆の失われているところ
　②開窓（fenestration）：歯冠側の骨が残存している形態を有する骨欠損

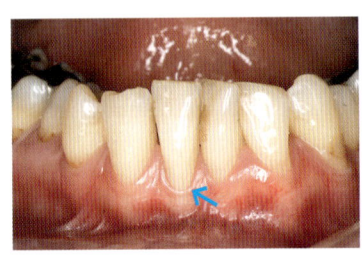

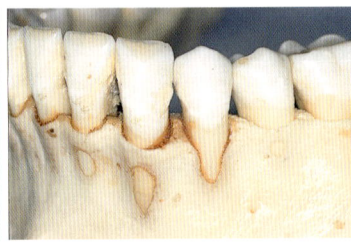

図6-1　薄い歯肉の歯肉退縮
➡は頬側の骨が薄いため，付着歯肉喪失による歯肉退縮が生じている
図6-2　裂開と開窓（東京歯科大学解剖学教室のご厚意による）

（2）矯正治療後

矯正治療時，歯冠部の理想的な配列を求めて，歯槽骨内で歯根面を過度に頬側へ移動させてしまうことがある．その際に頬側の骨が薄くなったり，歯根が歯槽突起を逸脱したりして，歯肉退縮が引き起こされる原因となる．

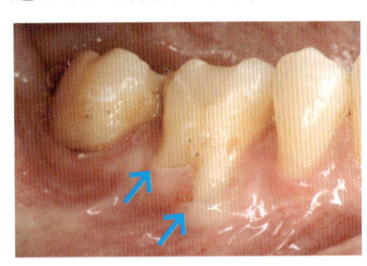

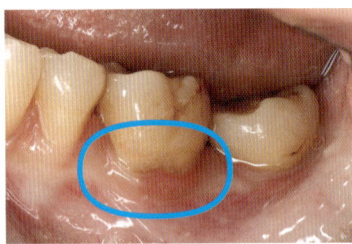

図7-1，7-2　歯科矯正治療後に起こった歯肉退縮
6̄（➡）に著しい歯肉退縮を認める．一方，反対側（○）には歯肉退縮は認めない（2つの写真は同一口腔内）

2．内部からの力

（1）咬合性外傷

咬合性外傷とは過度の咬合により，歯や歯周組織に損傷を与えることをいう．外傷性咬合には，歯ぎしり・ブラキシズム・異常咀嚼運動による早期接触・咬合干渉などがあげられる．過度な咬合力により「歯根膜〜セメント質〜歯槽骨」と炎症が波及していき，楔状骨欠損が起こった部位にはアタッチメントロスによる歯肉退縮が引き起こされる．

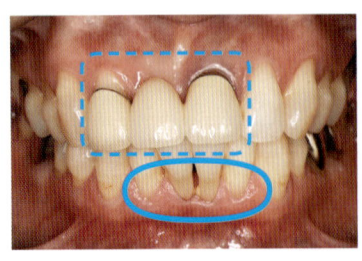

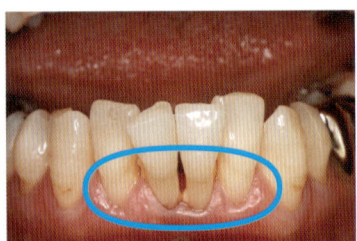

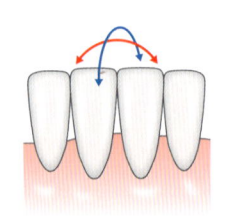

図8-1，8-2　メタルボンドブリッジ（┊┊）の対合歯である天然歯（○）に歯肉退縮を認める．補綴物装着時の不適切な咬合調整により咬合性外傷が引き起こされた可能性がある（Case8より）
図8-3　左右方向，前後方向の力の見極めが重要

(2) ジグリングフォース

ジグリングフォースとは頰舌方向あるいは近遠心方向に交互にかかる外傷力のことをいう．機能運動時に多方向から力を受ける可能性のある切端咬合・鋏状咬合で生じやすい．ジグリングフォースにより揺さぶられた歯の両側には，圧迫と緊張の状態が混在している．そして歯根膜組織に炎症が現れ，周囲歯槽骨の活発な骨吸収が起こり，歯の動揺がしだいに大きくなっていく．結果，アタッチメントロスによる歯肉退縮が起こる．

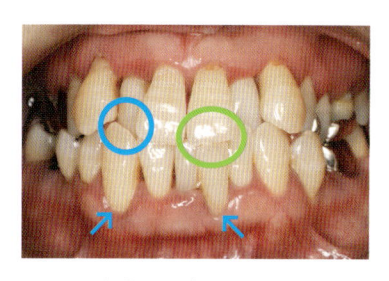

図9 ジグリングフォースによる歯肉退縮．◯は切端咬合，◯は鋏状咬合であり，機能運動時にジグリングフォースを受け，➡部に特異的な歯肉退縮が生じている

3. 機械的刺激

(1) オーバーブラッシング

オーバーブラッシングによる歯肉退縮は，磨き癖により強く当たりすぎる範囲によって，1歯のみにみられるものから数歯にわたっているものもあり，またその程度も，軟組織である歯肉のみに限局しているものから，硬組織である歯にまで及んでいるものまでさまざま．"オーバーか""オーバーではないか"は受け手の側である歯肉の性状や抵抗性にも左右される．

オーバーブラッシングが歯肉退縮の原因と考えられたとき，患者にいつもと同じようにブラッシングしてもらい，力加減やブラッシング圧，動かし方等をよく観察する．歯ブラシの角度や動かしている方向が，歯肉退縮している部分にばかり強く頻繁に当たっているようなら，原因はオーバーブラッシングであると疑われる．その際は，歯ブラシを柔らかめのものに換えてもらい，歯肉退縮している部分に横方向に強く当てるのを避け，歯の長軸方向に沿った縦方向にやさしく歯ブラシを動かすことを体得してもらえれば，歯肉退縮を食い止められるばかりか，ときにはクリーピングも期待できる．

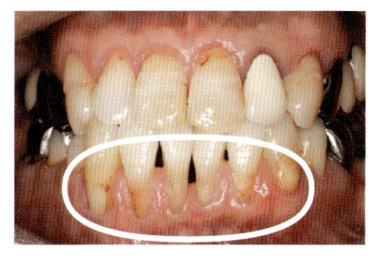

図10-1 下顎数歯の歯肉退縮＋ブラッシングによる歯頸部摩耗　図10-2 上下顎臼歯部の歯肉退縮　図10-3 小臼歯から大臼歯部に至る歯肉退縮

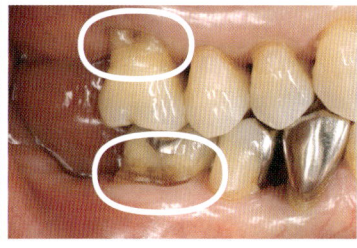

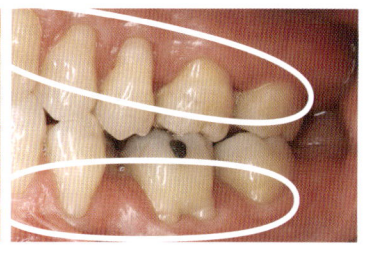

4. その他の要因

(1) 不適合な補綴物

不適合な補綴物は，その内部で静かにカリエスが進行するだけでなく，慢性的にプラークを停滞させる原因になることから，歯肉退縮の素因の一つとなる．

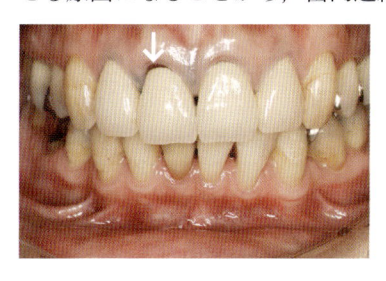

図11 不適合クラウンによる歯肉退縮
不適合クラウンのマージン部にプラークが停滞し，除去できない．慢性炎症が消えず歯肉退縮している

（2）歯周外科処置後

術前術後で歯周組織が全く失われることなく歯周外科処置を行うことは困難である．薄い歯肉部では特にリスクが高く，歯肉退縮の可能性がきわめて高くなる．

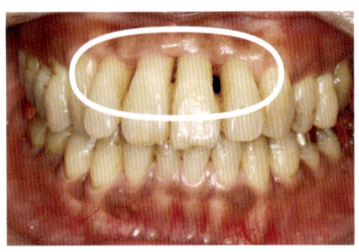

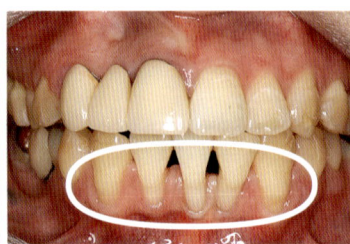

図 12-1　歯周外科処置による歯肉退縮①
前医にて上顎前歯部に歯周外科処置を行ったところ，歯周組織が失われることで歯肉が大きく退縮した

図 12-2　歯周外科処置による歯肉退縮②
前医にて下顎前歯に歯周外科処置を行った．もともと歯周組織が薄かった唇側の歯根露出は回復できない

歯肉退縮を防ぐブラッシング

歯周治療が成功するかどうかは，"いかにプラークの量を減らせるか"にかかっているといっても過言ではない．炎症を抑制するのは患者自身によるプラークコントロールが主役といえるが，メインテナンス期間中のブラッシングは，治療中のそれとは質が少し異なるようである．

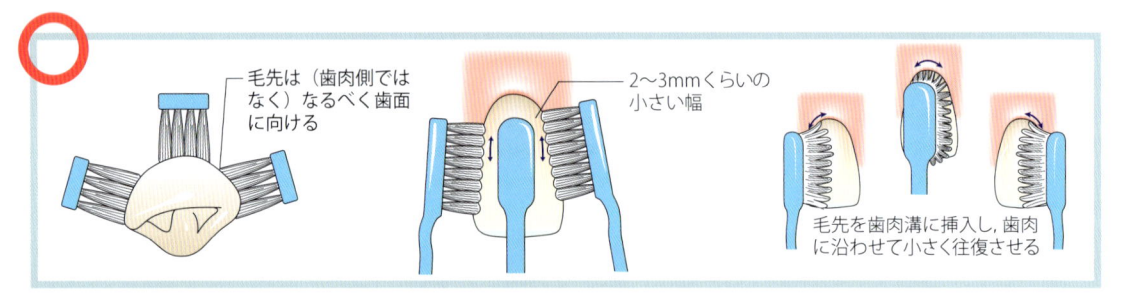

毛先は（歯肉側ではなく）なるべく歯面に向ける
2〜3mmくらいの小さい幅
毛先を歯肉溝に挿入し，歯肉に沿わせて小さく往復させる

図 13-1　歯肉退縮を防ぎクリーピングをうながすためのブラッシング

ブラッシング圧の強い横磨き

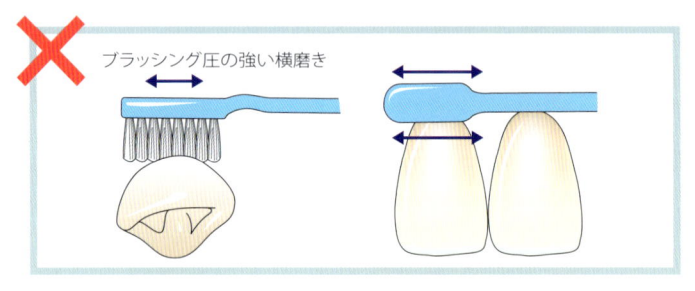

図 13-2　歯肉退縮が起こりやすい不適切なブラッシング

知っておくと歯周基本治療のレベルが上がる臨床ヒント ●hint 5

● hint 5

歯肉のクリーピング

ブラッシングでクリーピングを起こす

　メインテナンス期，すなわち歯周組織が安定していて，そのレベルを維持しようとするときは，治療中の炎症を抑制するときと同じブラッシング圧では強すぎとなる．回復力のある可逆的な歯肉において適切な清掃用具の使用と必要最小限度のブラッシング圧と方向でプラークを除去することが，歯肉退縮を起こさない，あるいは改善させるポイントである．

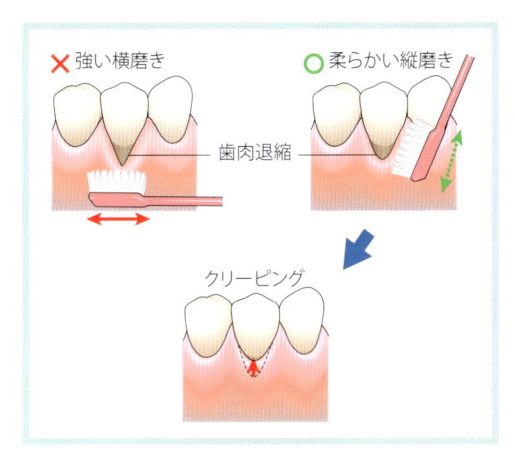

図1　強い横磨きが歯肉のクリーピングを阻害していることがある．そのような場合，柔らかい歯ブラシによる縦磨きにより，歯肉のクリーピングが期待できる

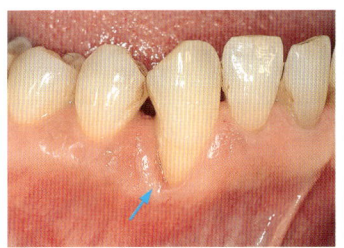

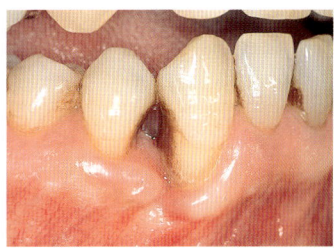

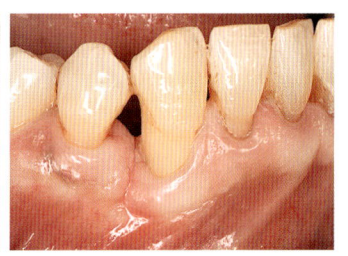

図2　左：オーバーブラッシングによって，付着歯肉が喪失して歯肉退縮が生じている（1999年7月），中央：クリーピングが始まった（2001年4月），右：フェストゥーン様のものがだんだんと厚みを増し，付着歯肉と同化して安定を増している（2012年10月）（Case16より）

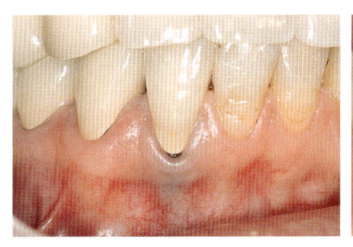

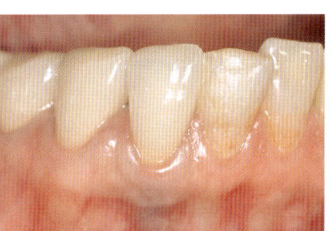

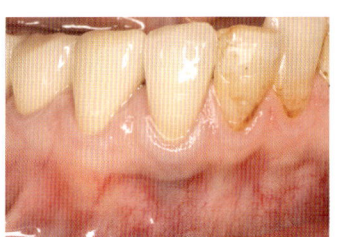

図3　左：オーバーブラッシングによって歯肉退縮が始まりマージン部が露出（1999年8月），中央：クリーピングが生じ，露出マージンは隠れた（2003年2月），右：10年後も安定（2012年4月）（Case14より）

大臼歯歯間乳頭部のクリーピング

　浮腫の消退〜歯肉退縮〜（歯間離開の閉鎖）〜歯間乳頭部へのせり上がりという経過を辿ることがある．

　歯周組織にはかなり変化の余地があり，その変化は長期にわたるうえ定量的ではないが，変化の原因が除去されれば元の形，つまり歯冠側に戻ろうとする恒常性があると考えられる．

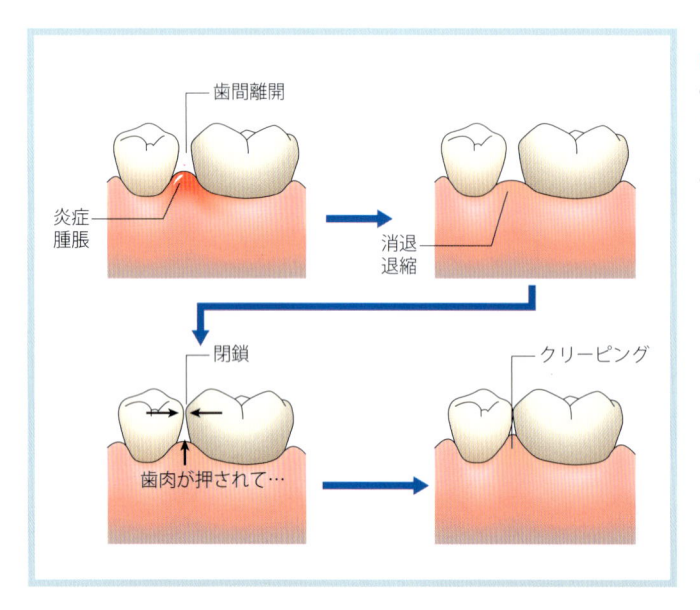

図4　浮腫の消退〜歯肉退縮〜歯間離開の閉鎖〜歯間乳頭部へのクリーピングという経過がみられる．
　周囲に存在する歯肉の量と歯間の空隙の比率が歯肉のクリーピングを左右する．また，歯肉を削り飛ばすおそれがある歯間ブラシは使用禁止である

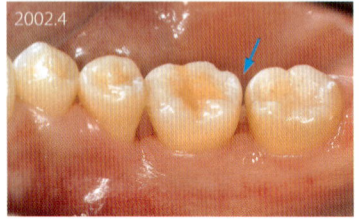

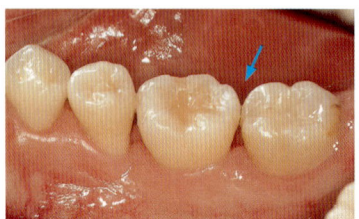

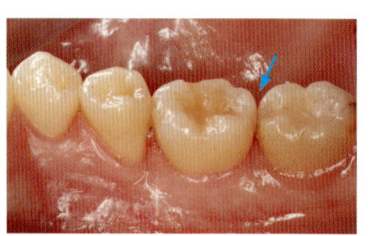

図5　左：ルートプレーニング後，腫脹がひいたことで歯肉退縮が起こる．中央：歯間離開が閉鎖．右：クリーピングによりブラックトライアングルが埋まった．
歯間離開が閉鎖したことでその周囲にあった歯周組織が寄せられ，クリーピングが起こった．この症例では，ルートプレーニングのみで歯周外科を行っていない．麻酔をせず，いわゆる不良肉芽の掻爬をいっさい行っていないことで，クリーピングに必要な歯周組織の量が減っていないと考えられる．非外科的対応の最大の利点である（Case 6 より）

ポンティック，隣接面形態で意図的にクリーピングを起こす

　歯肉にボリュームがあれば，ポンティックや隣接面の形を調整することで，患者に予告のうえ，歯肉を意図的にクリーピングさせてブラックトライアングルをなくす（あるいは目立たなくする）ことができる．

　その変化は短期間に起こるものではなく，時間が経過するほどより自然感のある歯間乳頭部が形成されるため，ブラッシングは過度にならないよう注意する必要がある．メインテナンスにおいて補綴物周囲の歯肉のクリーピングをうまく引き出せるセルフケアが，審美的な予後を継続する秘訣といえる．

　歯肉のクリーピングは年単位での長期間にわたり継続する．そのため，隣接面の形態はそれに順応できるようにスペースに余裕をもたせ，スムーズな形態に仕上げる．

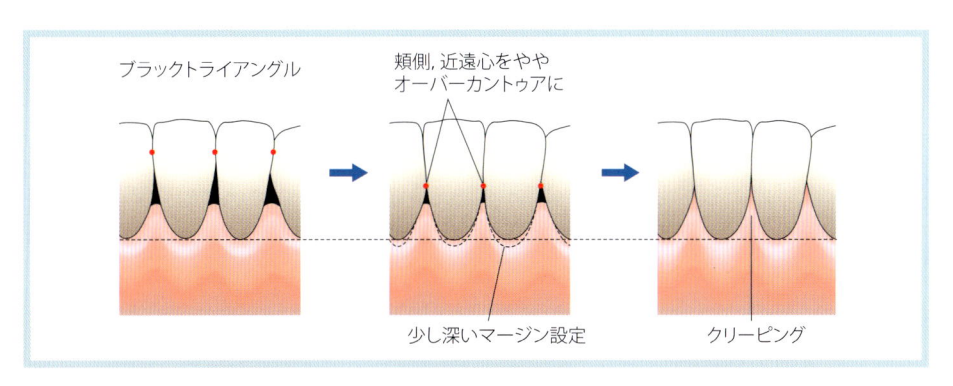

図6　①周囲に十分な組織があること，②唇側やや深いマージン設定位置とし，ややオーバーカントゥアとすること，③クリーピングを阻害するような歯間ブラシは使用せず，硬い歯ブラシでの強い横磨きではないプラークコントロールを考えること，がポイントとなる

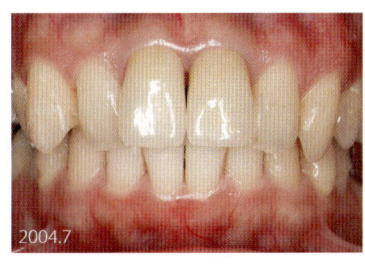

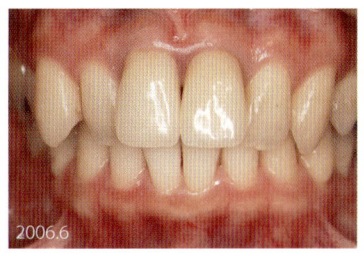

図7　左：唇側はマージンを深めに設定しややオーバーカントゥアに，隣接面はスムーズに移行しクリーピングの余地を残すようにややレスカントゥアにする．歯肉退縮の原因となる横磨きはしないよう，歯の長軸方向への縦磨きを指導．右：ブラックトライアングルは閉鎖（Case17より）

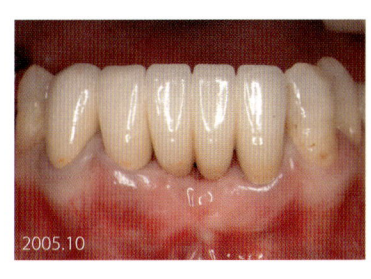

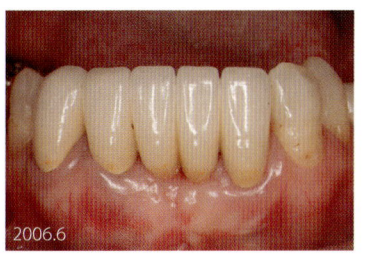

図8　左：新製ブリッジ装着時．スムーズな形態のポンティック基底部が歯肉を押すように，ポンティックの形態と深さを設定．右：クリーピングが生じた（Case18より）

Chapter 2 歯周基本治療で治すための知識・技術

歯周基本治療の決め手は，ルートプレーニング

資料作製協力：畔川澄枝（歯科衛生士／まきの歯科医院）

● key 1

効果的でダメージの少ないルートプレーニング

ルートプレーニングの目的

　感染症である歯周病の進行を抑え，またそれを維持させるために，歯周病細菌，つまり歯周ポケット内に付着した歯石やプラーク，根面の汚染物質を除去する．

　ルートプレーニングを行うには，
・歯周ポケット内環境を整え，
・根面を必要以上に削りすぎず，
・歯根表面の健全なセメント質をできるかぎり温存し，
・歯肉の上皮性付着が期待できるようスムーズな根面にする

ことが大事である．

　それでは，スムーズな根面にするにはどうすればよいのだろうか？
　歯肉縁下歯石の多くは根面に入り込んでいることから，ルートプレーニングという行為は，どうしても根面の一部を除去することになってしまう（図1）．
　必要以上にセメント質を削らず，できるだけ少ないストロークで，ムラなく歯石だけを除去することを意識する（図2）．

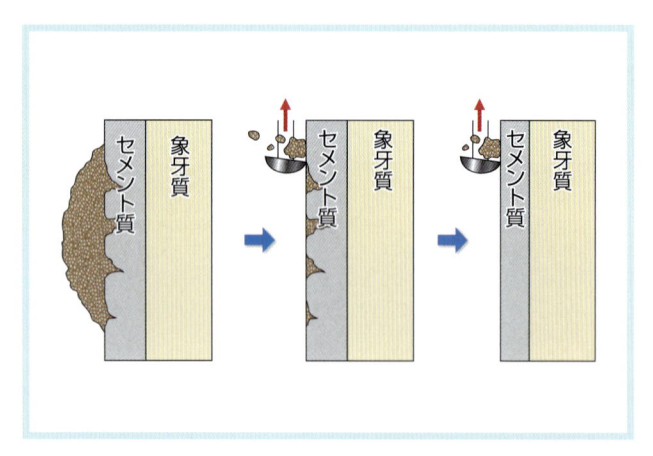

図1　ルートプレーニングとは，根面を削る行為

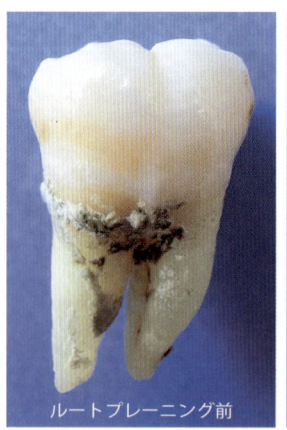

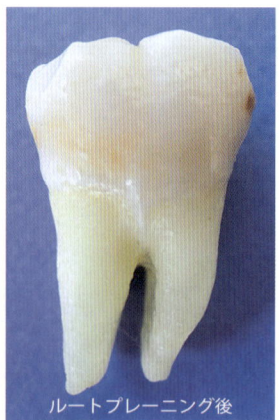

図2　抜去歯を使用してのルートプレーニング
　ルートプレーニング後の根面をWHOプローブで触った際に，歯石のざらつきや引っ掛かりがなく，均一な硬さが感じられる根面が理想的

ルートプレーニング成功の鍵

　ただし，歯石除去だけに集中してしまうと，根面や歯肉を傷つけたり患者に苦痛や痛みを与えるリスクを伴うことがある．

　効果的でダメージの少ないルートプレーニングを行うには，おさえておきたい基礎的な知識とテクニックが存在する（図3）．

　そして，ルートプレーニング成功の鍵は，
・根面を知る「歯石探知力」
・キュレットの選択（特にシャープニングテクニック）
といえる．

効果的でダメージの少ないルートプレーニング

【術中に苦痛がない】
　→キュレットの挿入，動かし方に注意

【術後の痛み（冷水痛等の症状）がない】
　→無麻酔で行う
　→削りすぎない，取り残さない

【根面カリエスの原因を作らない】
　→部分的に削りすぎない

ルートプレーニング成功の鍵

【根面を知る，歯石探知力】
　→視診，触診，観察（歯肉を見る目）
　→X線写真から読み取る
　→BoPを観察

【キュレットの選択】
　→よく切れる（シャープニングされた）キュレットを使用
　→歯肉の性状（線維性　浮腫性等）
　→炎症症状
　→歯周ポケットの幅や深さ
　→歯石の付着状態

図3　効果的でダメージのないルートプレーニング成功の鍵

Chapter 2 歯周基本治療で治すための知識・技術

歯周基本治療の決め手は，ルートプレーニング

● key 2

ルートプレーニング成功の鍵 ①根面を知る

歯石の性状，歯の解剖学的形態を知る

　　根面を探知したり，ルートプレーニングを行うなかで，患者によって歯石の量や硬さ，付き方が違っていると感じることはないだろうか？　根面と一体化しているかのように，非常に強固で除去しにくい歯石の経験はないだろうか？

　　根面を知るには，ルートプレーニングのターゲットとなる歯石の性状を知ることが重要となる（図1）．歯石の性状，付着の状況を考慮しながら根面を探知すると，根面の状態を把握しやすく，また使用目的にあったキュレットを選択することが可能となる．

　　また，根面を探知するときには，歯根の植立方向や形状，歯の解剖学的形態の特徴を知り頭に入れながら歯肉縁下にアプローチしていくことが重要（図2）．ルートプレーニングの不得意部位の原因が，歯の解剖学的形態を理解してなかったことに由来することは多い．

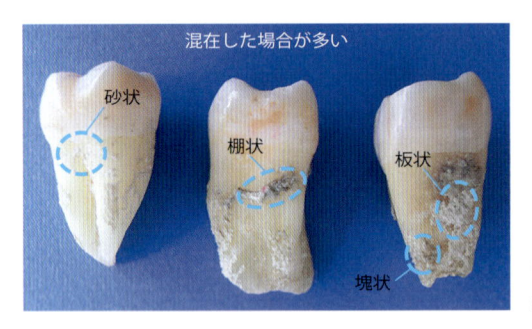

図1　歯石を探知した際のプローブの動き，指先に伝わる感触から，歯石のタイプを想像する

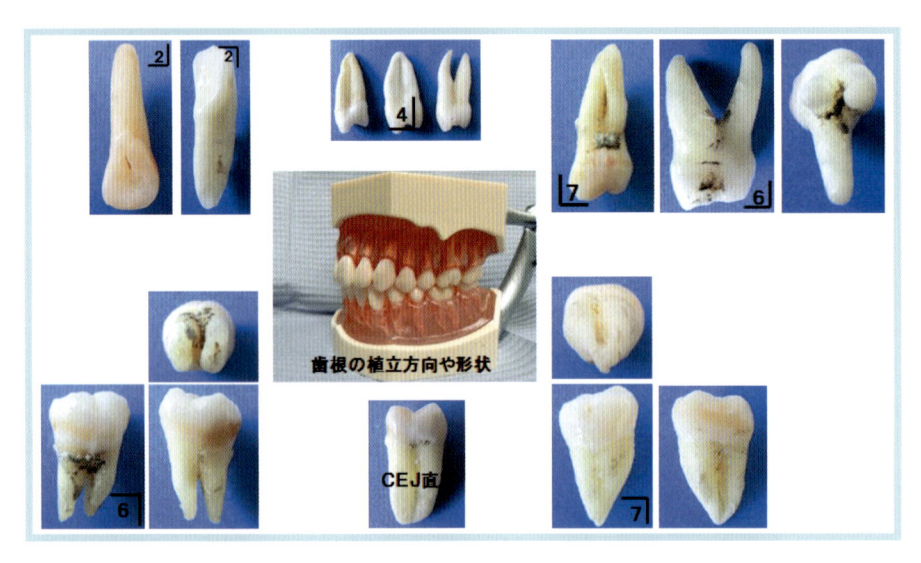

図2　歯根には，凹みや溝がある．斜切痕や口蓋溝，上顎第一小臼歯近心面には必ず凹みがある．根分岐部，歯根の離開度，エナメルパールの存在，ルートトランクの長さ，頬舌にあるエナメルプロジェクション，樋状根，CEJ直下の歯石沈着．．．．など，各歯種の特徴を押さえておくとよい

プロービング——歯周ポケット内の情報を直接得ることができる重要な診査

　直接，歯周ポケット内の情報を得る重要な診査であるプロービングは，歯周組織の破壊の程度や歯肉縁下の根面の状態を把握するための指標の一つとなる．

　測定結果に誤差が生じないように，使用時のプローブを統一し，同じ患者には同じ術者が測定をする．プローブの目盛りは 1 mm 単位で読み取るので，表示がはっきりしていてカウントしやすいものを選ぶ（図 3）．

　ルートプレーニング時のプロービング測定には，WHO ペリオプローブを使用している．プローブの目盛りは限られているが，先端部が球状で組織を傷つけにくく，把持部は細く軽いため，必要以上の力が入りにくいプローブと考えている．歯周組織検査に使用しているプローブより，微妙な感触を指先に伝えることができるプローブである（図 4）．

　プローブをポケット内に挿入するとき，指先の触感で根面の粗造面の有無を確認し，また歯肉縁下歯石の有無——大きさや性状，付着位置を確認する（図 5）．

　また，プローブの先端で歯肉に触れた時の感触や歯肉の張り具合は，見た目の情報と合わせると歯肉の性状や経過観察に役に立つ（図 6）．

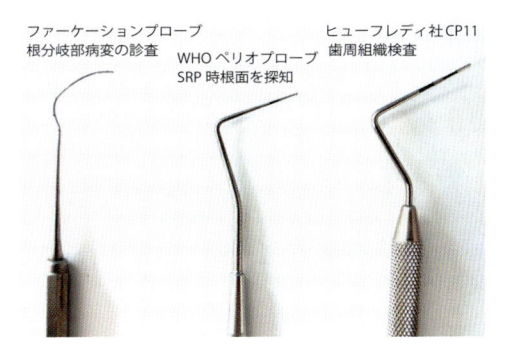

図 3　プローブの特徴

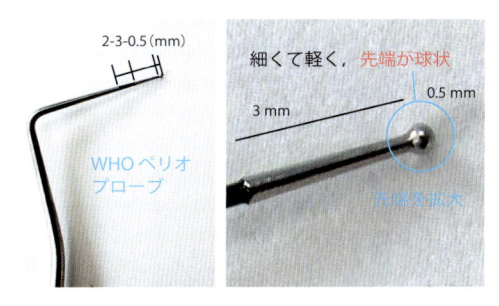

図 4　WHO ペリオプローブ

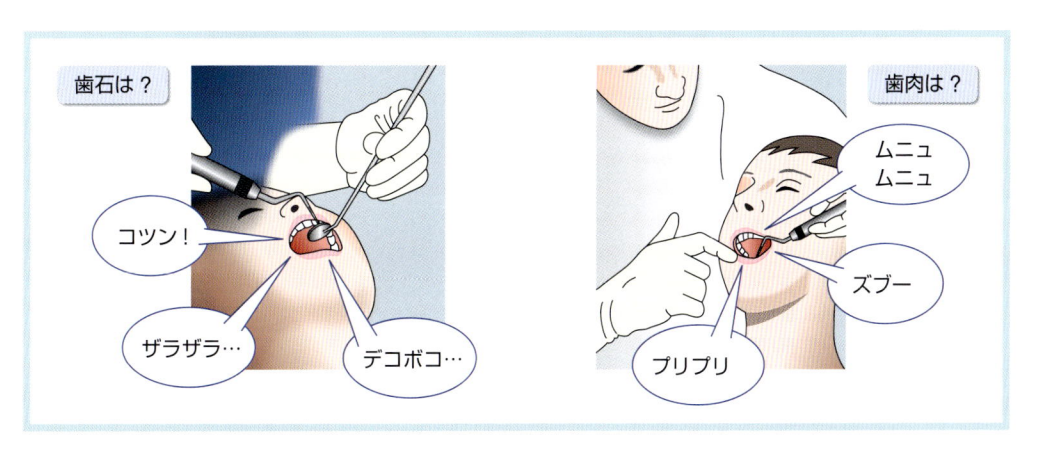

図 5，6　歯肉縁下の性状や歯石の有無，歯肉の抵抗性

ルートプレーニングを始める前に

X線写真，口腔内写真，歯肉の性状，プロービングデプスから得られる情報を活かし，根面の状況をイメージしてルートプレーニングを行うようにする（図7, 8）．

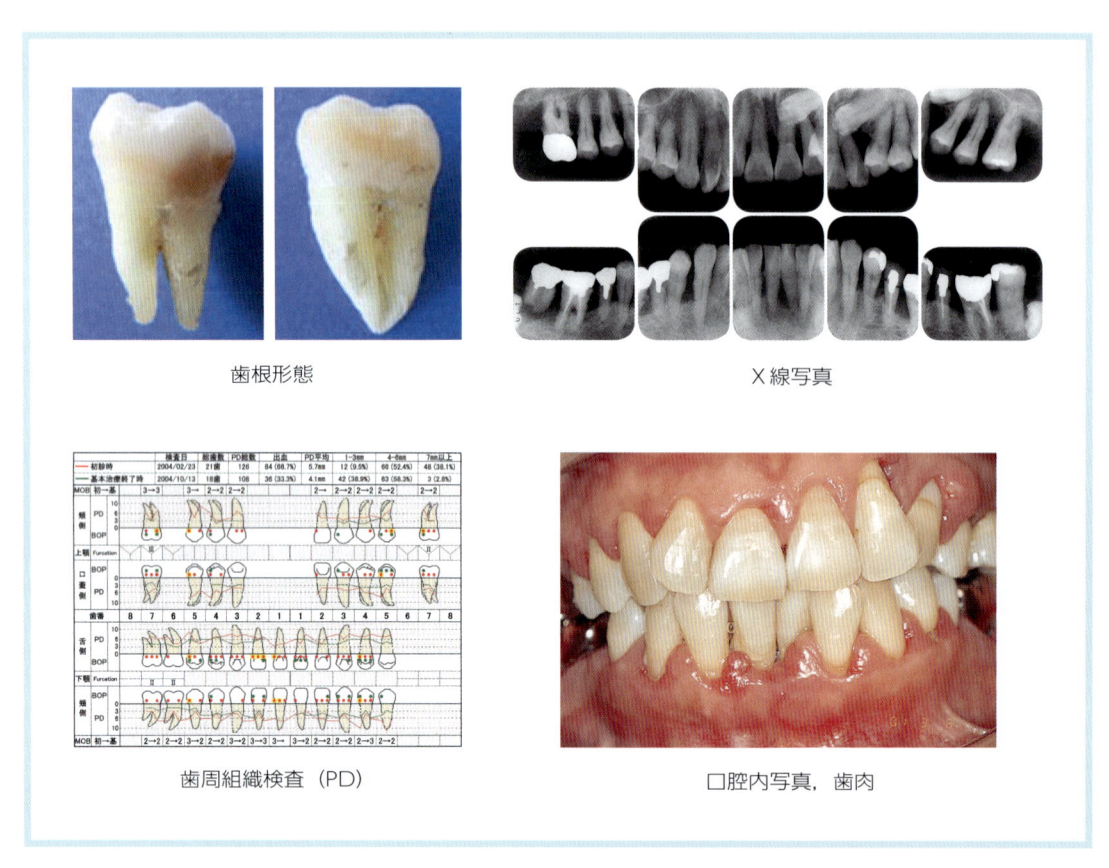

図7 さまざまな情報を総合してルートプレーニングに臨む

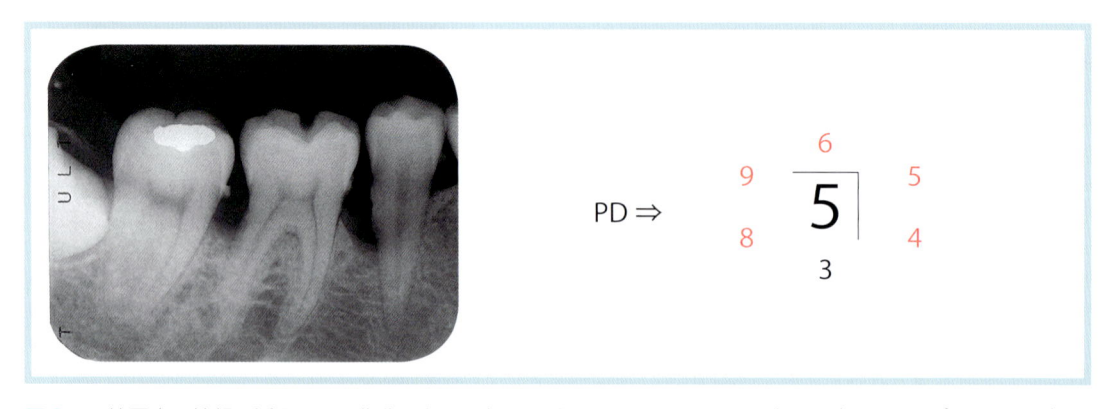

図8 X線写真の情報も活用して，指先に伝わる根面の状態を頭の中でイメージしながらルートプレーニングを行う

歯周基本治療の決め手は，ルートプレーニング

ルートプレーニング成功の鍵 ②キュレットの選択

効果的なルートプレーニングに必要なキュレットの選択

効果的なルートプレーニングを行うためには，キュレットの選択も重要な要素となる．キュレットは高価であり，消耗するため，耐久性・耐食性に優れ，安全で管理しやすいもの，シャープな切れ味の，硬くて鋭い金属で，根面に適合する形態のものを選択する（図1〜4）．

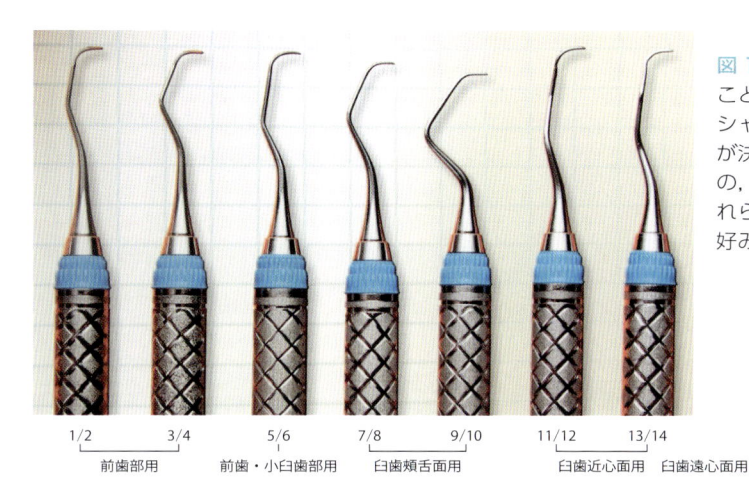

図1 ルートプレーニングで使用されることの多いグレーシーキュレットでは，シャンクの形状と各規定番号で使用部位が決まっており，基本的にはNo.1〜14の，両頭で7本組のセットである．これらすべてを揃える必要はなく，術者の好みで選択される場合が多いと思われる

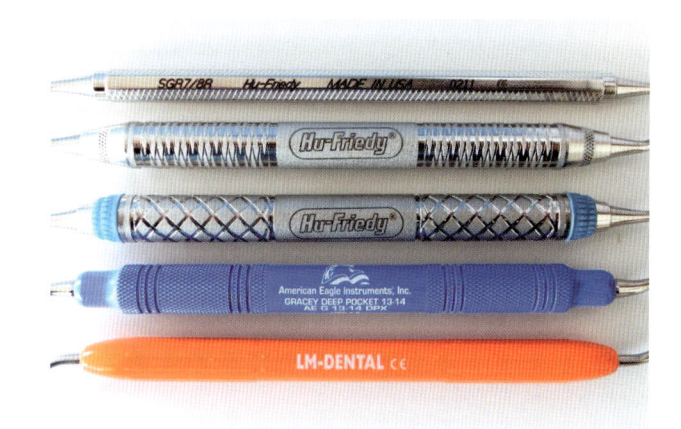

1/2 前歯部用　3/4 前歯・小臼歯部用　5/6　7/8 臼歯頬舌面用　9/10　11/12 臼歯近心面用　13/14 臼歯遠心面用

図2 ハンドルには，形状・重さ・材質の異なるものが各社より発売されている．SRPを行う時は神経を指先に集中させているので，グローブをした状態で握ってみて，軽くて疲れにくいもの，自分の手にしっくりくるものを選ぶ必要がある

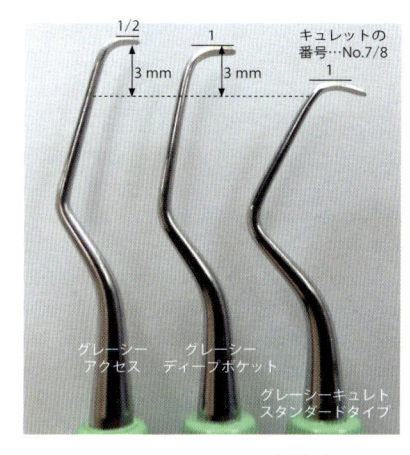

図3 ブレードは，3つの形態がある．アメリカンイーグルのキュレット（ジーシー）で説明すると，レギュラーサイズの「スタンダード」タイプ，スタンダードタイプより第一シャンクが3mm長い「ディープポケット」，スタンダードタイプよりブレードの長さが1/2で第一シャンクが3mm長い「アクセス」がある

グレーシー アクセス　グレーシー ディープポケット　グレーシーキュレット スタンダードタイプ

キュレットの番号…No.7/8

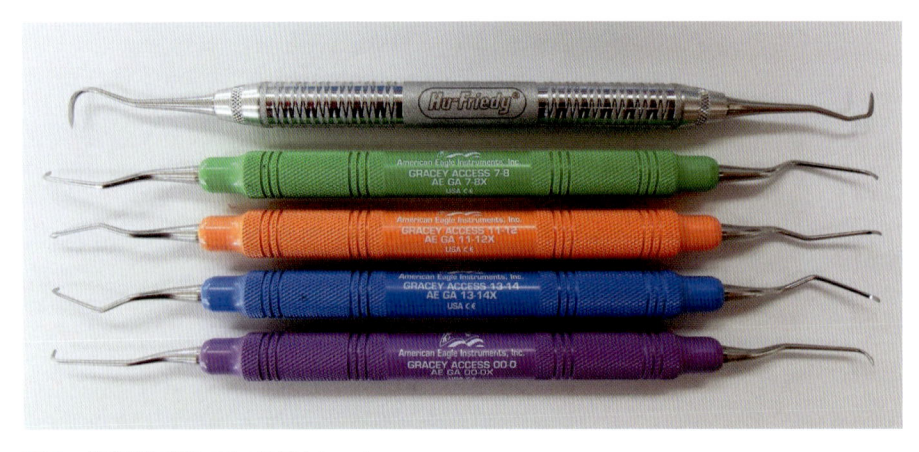

図4 筆者が使用している基本セット

鎌形（シックル）スケーラー：下顎前歯隣接の歯肉縁上のスケーリング，特に歯根が近接していてキュレットタイプが使えない場合に使用する．

グレーシーキュレット：No.7/8，No.11/12，No.13/14 と，細くて狭い下顎前歯部のアクセスに使用が容易な GA00-0．

それ以外に，それぞれ相似形にシャープニングして小さくなったものを使用している

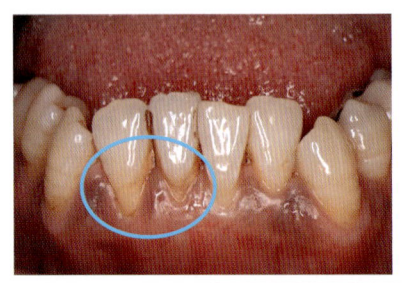

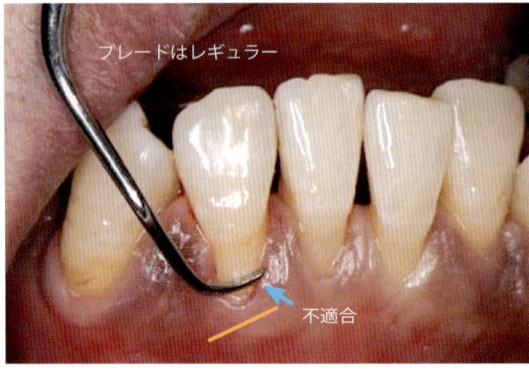

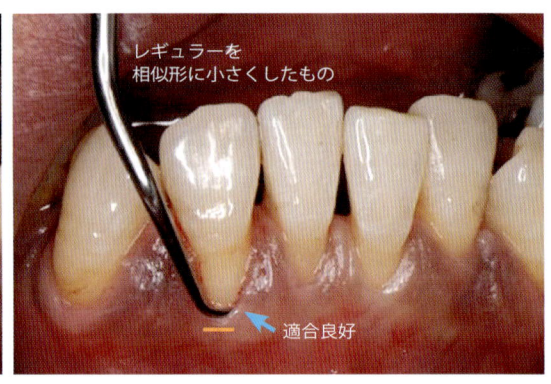

図5 キュレット選択の例（2|1 のルートプレーニング）

喫煙者で PD は唇側 3 mm 近遠心舌側 4 mm．喫煙者特有の硬い歯肉で，唇側の歯肉縁下には薄い板状の歯石が根面に沈着していた．歯周ポケットの入口が狭く，歯肉が硬くて挿入に抵抗がある場合はブレードの大きさ幅を考えて選択する．

左下の写真のようにブレードがレギュラーでは，歯肉に損傷を与えてしまったり，歯石の下までブレードが入らず取り残しの原因になる．

よって，右下の写真のようにブレードの幅が細く全体が小さく相似形にシャープニングしたキュレットを選択する

歯周ポケットの深さや根面の形状に合わせて使い分けると，とても効果的にルートプレーニングが行える（図5）．

歯周基本治療の決め手は，ルートプレーニング

key 2
ルートプレーニング成功の鍵 ③シャープニング

シャープニングをマスターすればルートプレーニングは半分できたようなもの

キュレットは刃物であるため，切れなくなった刃を再び切れるシャープな状態にすることをシャープニングという．

カッティングエッジが鋭利な状態で，刃は，はじめて根面と歯石の間に割って入りこみ歯石が除去できる．そして，SRP 後はカッティングエッジが摩耗して鋭利さが失われ，丸みを帯びた鈍な状態になり，そのままシャープニングせずに SRP を行うと，力任せの操作となり，根面の状態を指先に伝えることができなくなってしまう．

また，歯石の一部しか除去できないばかりか，硬い歯石の場合は，歯石の表面を磨いてしまうことになり，さらに除去しにくい状態になりかねない．これでは，術者も患者さんも疲れてしまう．

正しいシャープニング

効果的でダメージのないルートプレーニングを行うには，正しくシャープニングできていることが絶対条件となる．

シャープニングで重要なことは，「ブレードの原型，カッティングエッジの角度を変えずに相似形に研ぐ」こと（図1）．そのための原則として，以下の3点をしっかりと身につける必要がある．

(1) キュレットの構造，特徴を知り本来の形態を熟知していること
(2) シャープさの判断ができること
(3) シャープニングのコツを知ること

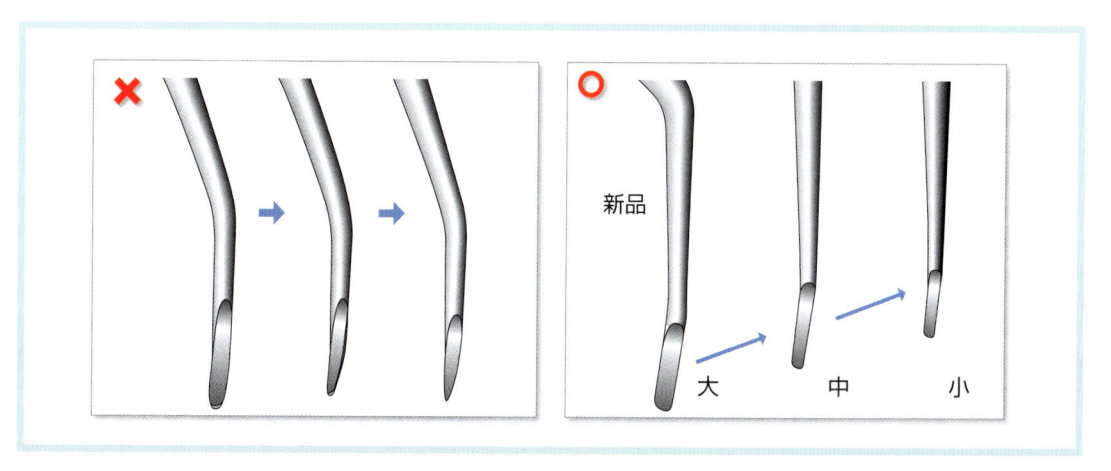

図1　左：キュレットの先端から 1/3 を根面にフィットさせてルートプレーニングするが，使用している部分だけをシャープニングし続けると「鎌形」になってしまい，本来のグレーシーキュレットの操作ができない
　　　右：同じ番数のキュレットで相似形にシャープニングしたもの．
　　　　　鈍くなった部分だけでなく，刃部全体を三次元的に元の形態と相似形になるようにシャープニングする

キュレットの構造，特徴を知り，本来の形態を熟知する

シャンクが屈曲しているため，ブレードの構造がわかりにくいと感じる方は多いようである．ブレード部分だけでなく，シャンクを含めて理解しておくことは，シャープニングだけでなくルートプレーニングを行う際のキュレットの選択の際に役立つ（図2，3）．

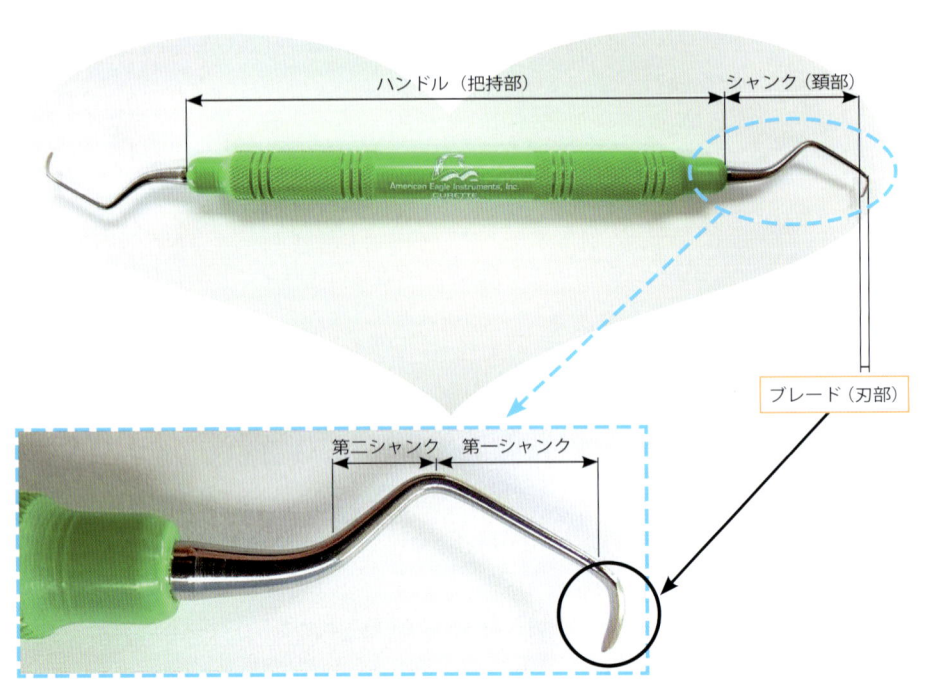

図2　グレーシーキュレットの構造
グレーシーキュレットは，把持部（ハンドル），頸部（シャンク），刃部（ブレード）にわかれる．
シャンクはブレードの延長部に位置する第一シャンクと，その上部に位置する第二シャンクにわかれている．No.1から10までのキュレットは，シャンクの湾曲は一つで，No.11から14まではシャンクには2つの湾曲がある

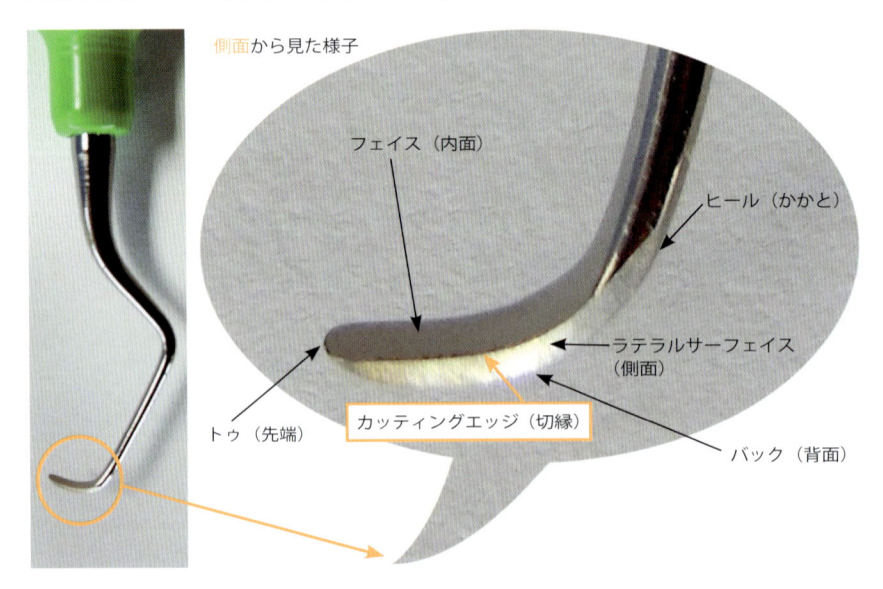

図3　ブレード部の構造
ブレードは第一シャンクの延長線上にあり，シャープニングするのは，「かかと」から「カッティングエッジ」「先端」となる

第一シャンクとブレード
…第一シャンクを床と垂直にした時

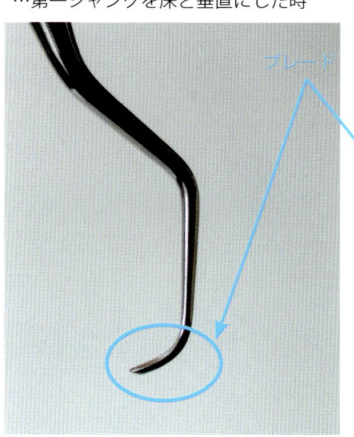

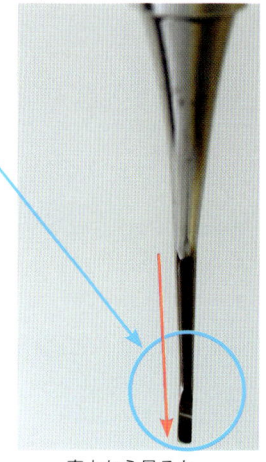

横から見ると…　　　　　真上から見ると…

図4　第一シャンクを床と垂直にした時，横から見るとブレードは下方へカーブしている．真上から見ると，第一シャンクの直線上にブレードがあることがわかる．
　グレーシーキュレットの刃であるカッティングエッジは，ブレードの片面のみに存在する

カッティングエッジ（刃）は，片面のみにある！
グレーシーキュレット No 7
背面

カッティングエッジの見分け方
↓
先端を自分の方に向ける
↓
第一シャンクを床と垂直にする
↓
フェイスが右に傾く　　フェイスが左に傾く
　　‖　　　　　　　　　‖
　奇数番号　　　　　　偶数番号

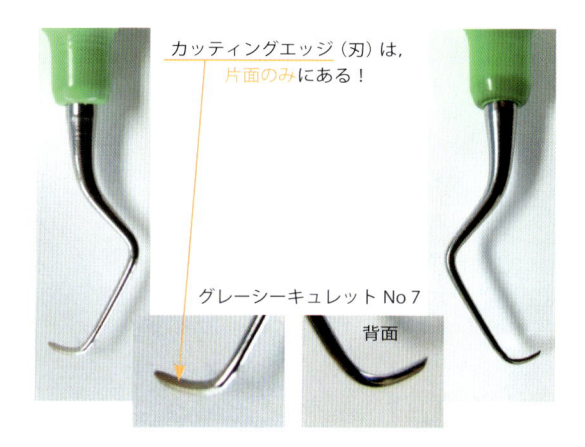

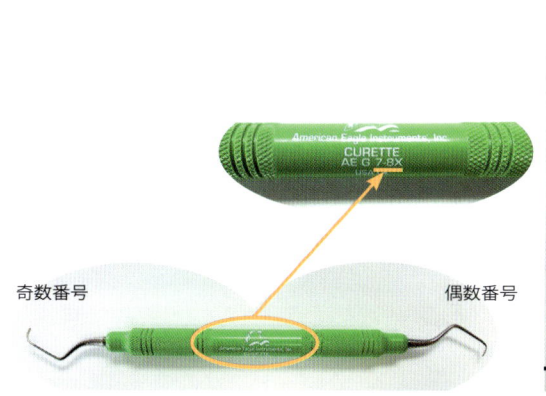

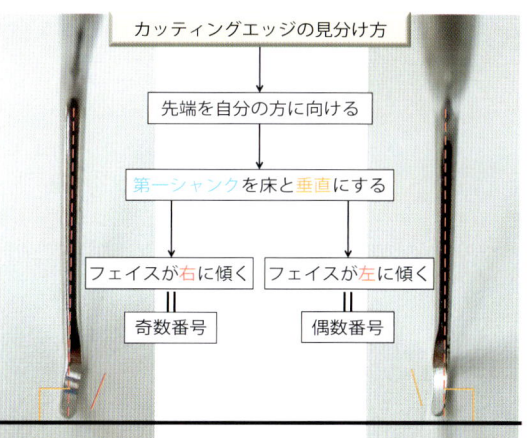

奇数番号　　　　偶数番号

図5　キュレットの番号とカッティングエッジ
　グレーシーキュレットは奇数番号と偶数番号でカッティングエッジの位置が決まっている．
　複雑な構造に見えるグレーシーキュレットだが，第一シャンクとブレードの構造の関係を理解し，カッティングエッジを見分けることができれば，どこをシャープニングすればよいか一目瞭然となる．まず，先端を自分のほうに向け，次に第一シャンクを床と垂直にする．フェイスが右に傾けば奇数で，左に傾けば偶数となる．
　シャープニングを行う時は砥石は右手に持つのでカッティングエッジを右側に向ける．キュレットは，奇数であれば先端を自分のほうに向け，偶数であれば先端を自分の反対側に向ける．カッティングエッジを見分けることができれば，間違って反対側を砥ぐ失敗はなくなる

シャープさの見極め

シャープさ——つまり切れ味・エッジの鋭さの正確な判定は，必ずシャープニングの前後に行う（図6～8）．

シャープか否かがわからなければ，シャープニングすべきか，どこでシャープニングを終了すべきか，がわからず，必要以上に砥いでしまいキュレットの変形や寿命を短くしてしまう原因になる．

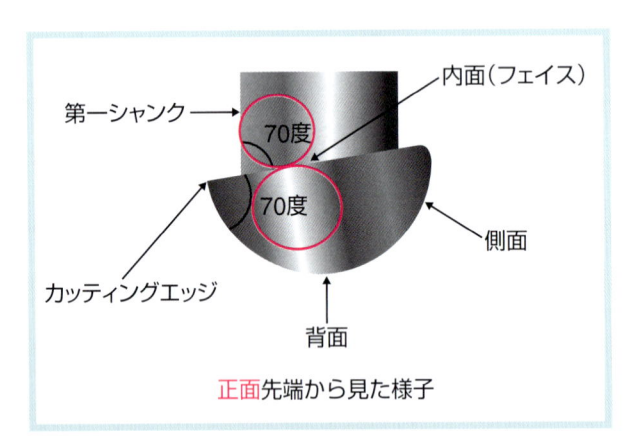

図6 カッティングエッジの角度
第一シャンクを根面に平行に合わせると，フェイスが根面に対して70度になり，カッティングエッジが歯石を捉える状態になる．これが正しい作業角度である．
第一シャンクとフェイスのなす角度が70度であること，またフェイスとカッティングエッジの内角の角度も70度であることを覚えておくとよい．
正しくシャープニングするうえで，フェイスの内角70度を維持することが重要ポイントになる

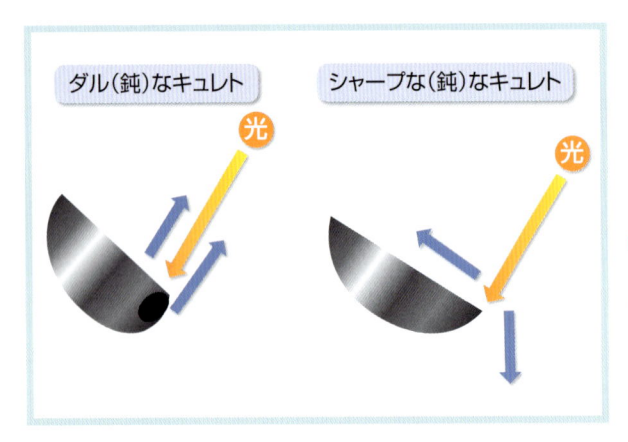

図7 視覚による見極め
切れなくなったキュレットのエッジはダルな状態．エッジが面となっているために光が乱反射し白い線として見える．
シャープなキュレットはエッジが一線となるため反射が起こらず，白くは見えない

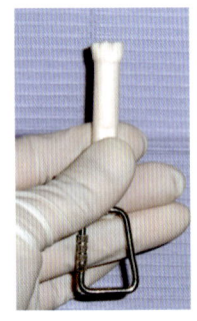

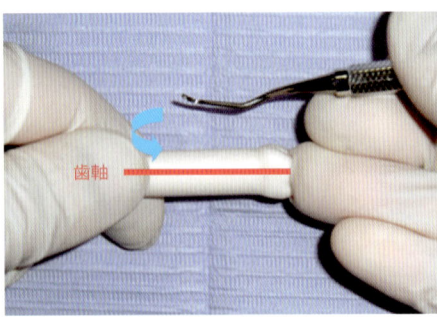

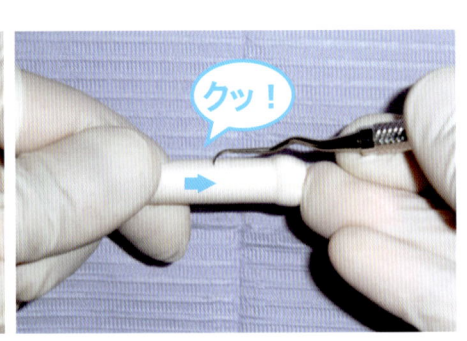

図8 触覚による見極め
テスターをしっかりと保持し，歯軸にレストをとって確認したいエッジをゆっくりと振り子のように根面に当てる．このとき大事なのは第一シャンクと根面とが平行になっていること．70度の角度が維持できているかを確認できる．かかとから，エッジ全体を根面に当てていき，ひっかかる感じを確認する．特に先端から1/2～1/3を当て，加圧した時に「クッ！」と食い込む感じがあればOK．ガリガリと削る操作は必要ない

シャープニングのコツ① ―― 位置決め

第一シャンクと砥石の設定角度を理解し，ブレードの先を尖らせないようにブレード側面を意識的に3分割し均一に砥ぐ（図9～11）．

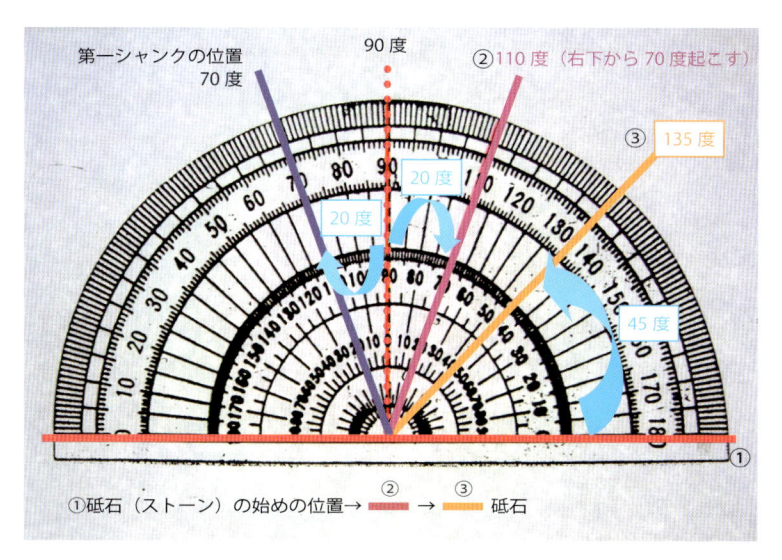

図9 分度器を使って角度を確認
　カッティングエッジと砥石（ストーン）の角度を決める．常に正しい角度でシャープニングできるように，分度器を拡大コピーしたものを使って確認している．
　青（70度）は，フェイスを床と平行にするために第一シャンクを90度の位置から左に20度傾けた位置．
　ピンク（110度）は，砥石をブレードの下に当てて床と平行な位置から少しずつ起こしながらカッティングエッジにピタリと一致するように70度起こした位置．
　つまり90度の位置から見て第一シャンクは左へ20度，砥石は右へ20度の位置づけが決まる．
　黄色（135度）は，先端を砥ぐ時，砥石を床と平行な位置から45度起こした位置となる

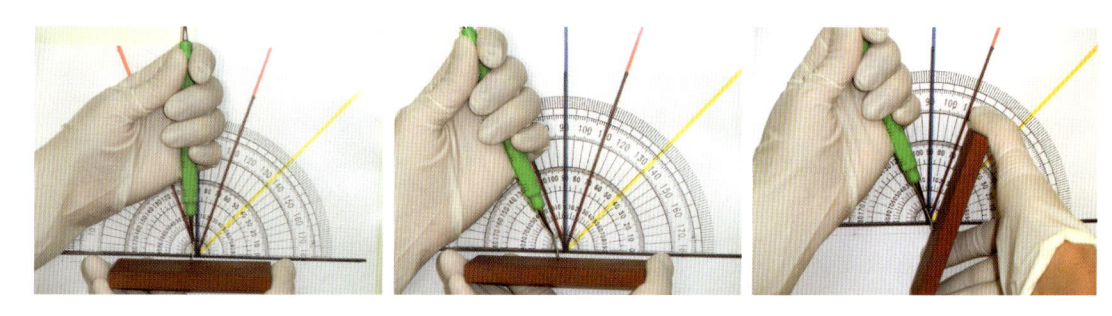

図10 アメリカンイーグルのNo.7，8のグレーシーキュレット
　刃先を自分に向けると右側にカッティングエッジがあるので，奇数番号のNo.7を研ぐところとわかる．
　まず砥石を床と平行にしてブレードの下にあて，第一シャンクを砥石に垂直になるようにハンドルを持つ．次にフェイスが床と平行になるように第一シャンクを90度の位置から左に20度傾ける．次に砥石を少しずつ起こしながらカッティングエッジとピタリと一致するようにフェイスに対して70度の位置で止める（90度の位置から右へ20度傾いている）．
　第一シャンクと砥石，つまり水平にしたフェイスと砥石との角度を一定に保つことが重要なので，この位置決めはしっかりと身につけたい

シャープニングのコツ②——どこから研いで，どこで研ぎ終わる？

ブレードは「かかと」から研ぎ始めて，カッティングエッジの直線部分，先端（トゥ）の順に行う（図11～13）．先端は必ず反対側まで研ぐ．そうすることで先端が尖らずに相似形にできる．

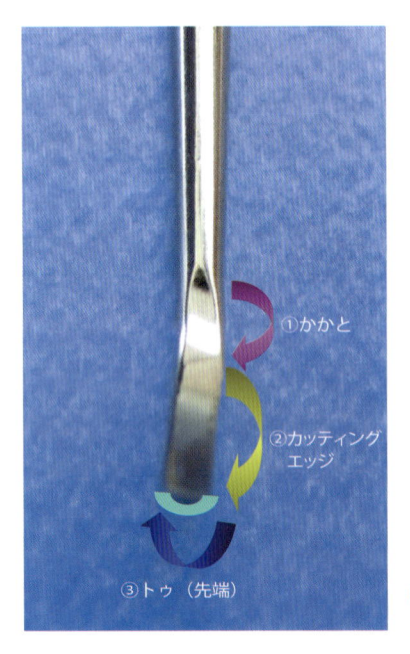

図11　シャープニングを行う部位

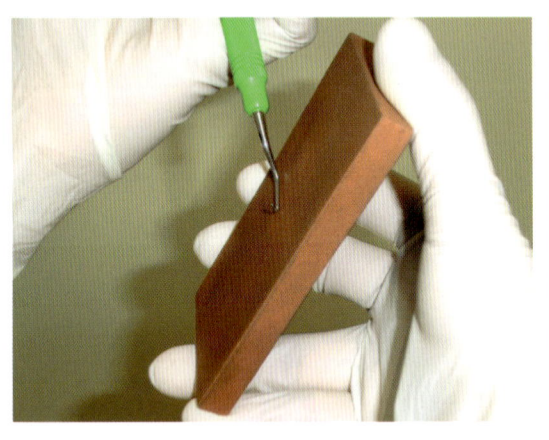

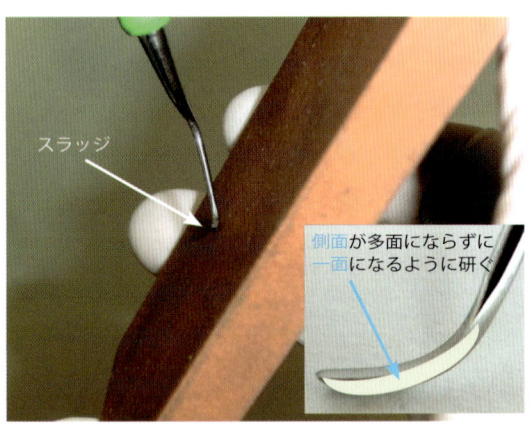

図12-1　エッジのかかとから直線部分のシャープニング
　第一シャンクと砥石の角度を決め，その角度を維持したまま，まず左手を動かす．
　かかとから砥ぐためには，かかとが最下点になるようにハンドルを少し後方へ倒し，砥石とピタリと接触させる．
　次に脇をしっかり締めて，右手と左手，両方の手を同時に動かしながら，かかとからエッジの直線部分を砥いでいく．右手はセッティングした砥石の角度を保ちながら上下に動かす．下方へ動かすときは砥石の重みを活かして軽く加圧し，上方へ移動させるときは加圧せず一定のリズム振り幅で砥いでいく．左手は，エッジと砥石との接触点を移動させる必要があるので，第一シャンクの角度を維持したまま接触点をかかとから先端部分まで動きを止めることなく手前に30度ほど起こしていく．
　シャープニングが進むにつれ，金属の削り粉，スラッジがフェイスの表面に蓄積してくるので，砥げている目安となる

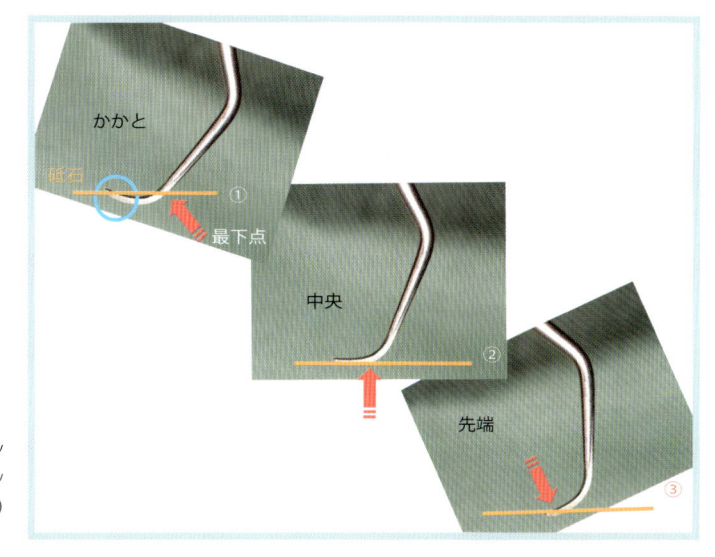

歯周基本治療の決め手は，ルートプレーニング ●key2

図12-2 かかとから、カッティングエッジが砥石（ストーン）に接する時のキュレットの動き（キュレット奇数番号を研ぐ場合）

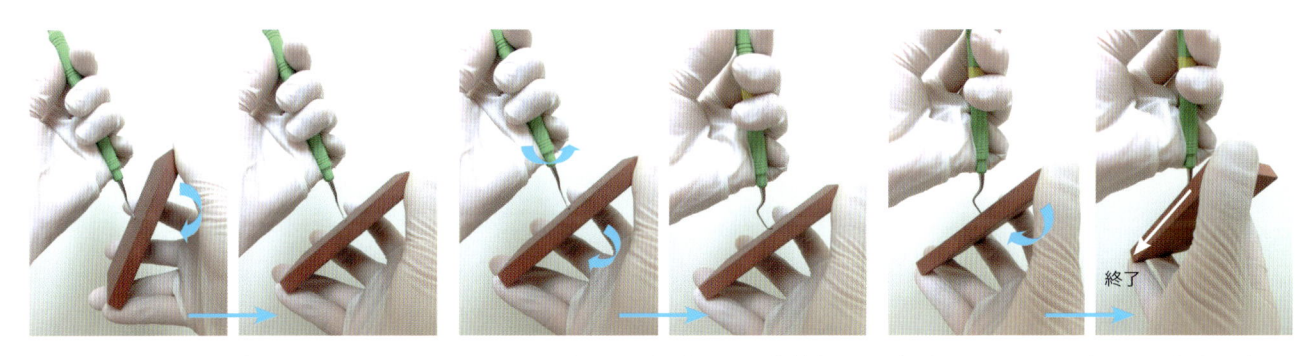

図12-3 砥石を先に寝かせる．そのままキュレットと砥石を両方回転させて先端を研ぐ．左手のキュレットは左回り，右手の砥石は上下に動かしながら右回りに回転させる．角度を変えないで反対側の隅角まで研ぎ，砥石は下向きで終了する

図13 エッジ先端（トゥ）のシャープニング
　先端が尖らないようにするためには，原型の形をよく見て先端に近い側面の隅角部を削り落とさないように気をつける．また，研ぐごとにブレードの幅は細くなるが，一定の幅を保ちながら先端の丸い輪郭に合わせて形を変えずに回転させ，ショートストロークで研いでいく．反対側まで回り込んで最後は砥石を下に降ろした動きで止めて終了する

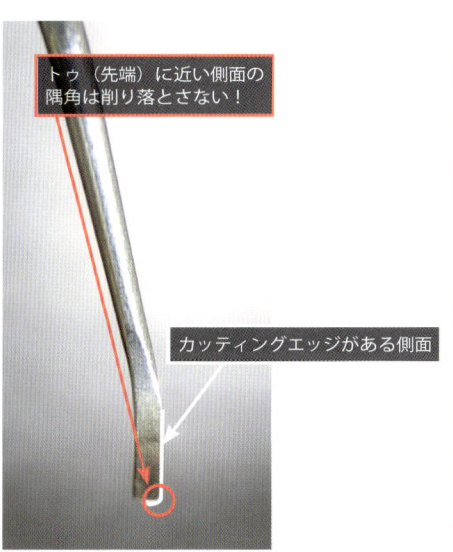

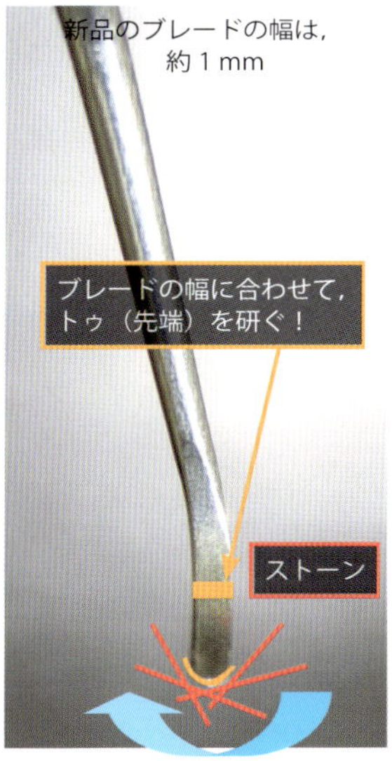

歯周基本治療で 治る！ 歯周基本治療で 治す！ | 71

Chapter 2 歯周基本治療で治すための知識・技術

歯周基本治療の決め手は，ルートプレーニング

● key 3

ルートプレーニングの基本操作

どこまでプローブやキュレットを挿入するのか？

　ルートプレーニングの操作に入る前に必ず頭の中にいれ意識して行うべきことがある．それは，どこまでプローブやキュレットをいれるか？　を明確にすること．

　歯周炎のポケットは付着やコラーゲン線維の結合が弱くなっているため，プローブは組織学的なポケット底で止まらず付着上皮を突きぬけ，結合組織内のコラーゲン線維束まで達してしまう（図1）．

　したがって，本来のポケット底よりプロービングが深くなるので，ルートプレーニングを行う際は，「ポケットにプローブが入っても上皮性付着，結合組織性付着部には歯石は付いていないということ」「X線写真で確認する時も骨吸収の見られるところから約2 mm上には付着が存在するため，歯石の付着はないこと」を知っておくことが重要となる．

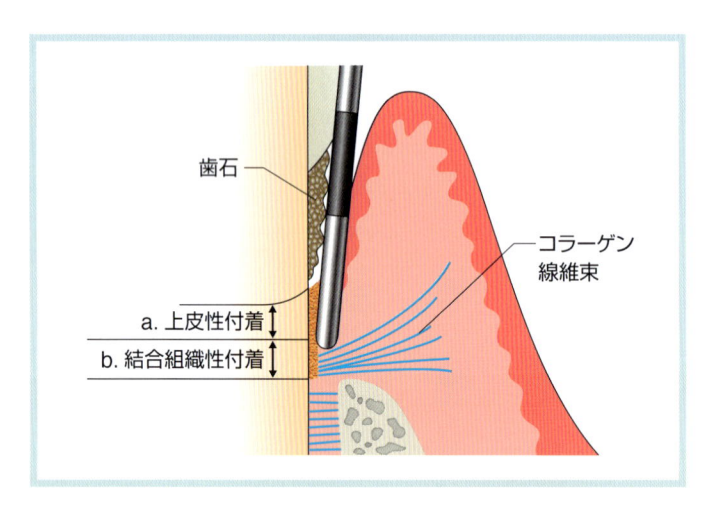

図1　プローブは，上皮性付着を引きちぎってしまう可能性があることを頭に入れておくべきである

ルートプレーニングの基本操作①──キュレットの持ち方

　正しくキュレットを持つことでキュレットから伝わる感触を高め，キュレットをコントロールしやすくなり，また術者の疲労を防ぐメリットもある．

　スムーズな根面にするには，手先だけでなく腕全体の力を使うことが必要となる．腕の力をキュレットに伝えるためには，キュレットは腕の延長線のように，もう一本の指のように持つ．

　キュレットを中指，親指，人差し指と親指の付け根の3点で持ち，人差し指はバランスをとるため，そして力の補助のために添える．

　手首を曲げないようにキュレットのハンドルと腕の方向をできるだけ一致させる．指先の感覚を生かすために，キュレットが落ちない程度に軽く持つ（図2）．

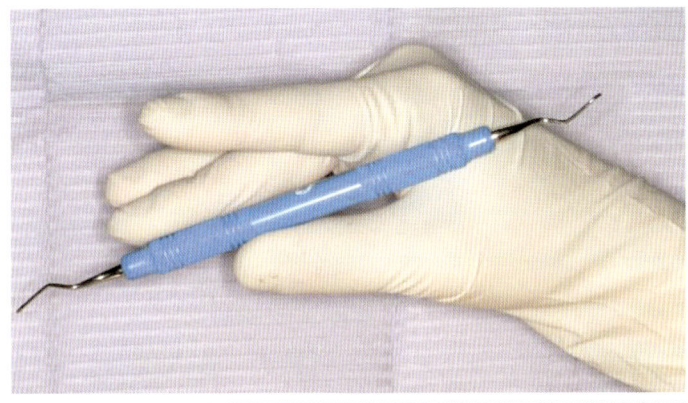

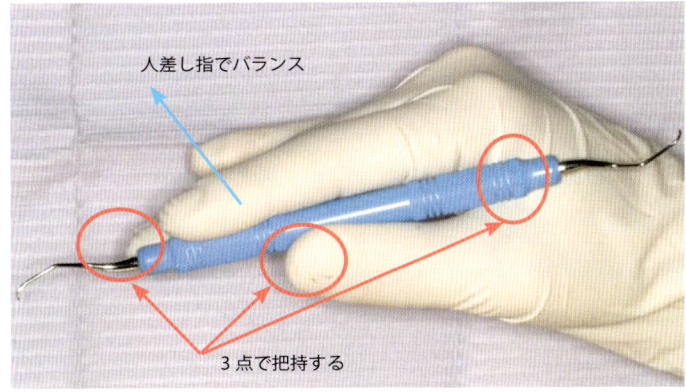

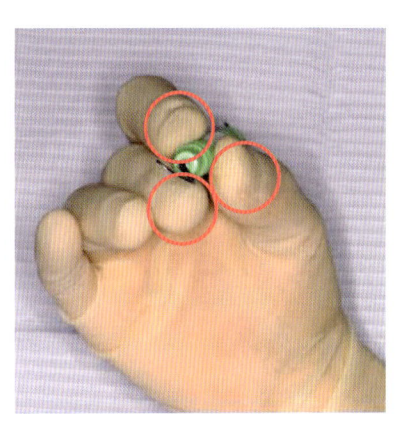

図2　キュレットの持ち方

ルートプレーニングの基本操作②——ブレードの挿入〜引き上げ

　原則として，エッジを確認しキュレットを軽く持ち，フェイスを根面に倒し（図3a），根面を探索するように根面と平行に挿入し歯肉縁下へ挿入する．このとき，プローブで触れたのと同じ場所にキュレットの先端を持っていけるようにすることがポイントとなる．ポケット底に到達したら，エッジの先端1/3で歯石の底部をかませる（図3b）．

　次に，第一シャンクと根面が平行になっているのを確認すると同時にキュレットをしっかり持ち歯石を引き上げる（図3c）．もし根面と第一シャンクを平行に位置づけても歯石にかまない場合は，シャープニングに問題があり，角度を確認しキュレットを修正する必要がある．キュレットの挿入から引き上げまでの操作では，キュレットの先端がどこを向いているかが大事となる．

　歯肉を傷つけず，痛みを与えないためにも，先端1/3を根面から常に離さないようにする（図4）．ブレードの先端がハンドルの中心線上にはなく，1/3ほど前方に出ていることを意識し，特に隅角部や歯根の幅が狭い部位では，第一シャンクで歯肉を適切に排除するように当てていく．

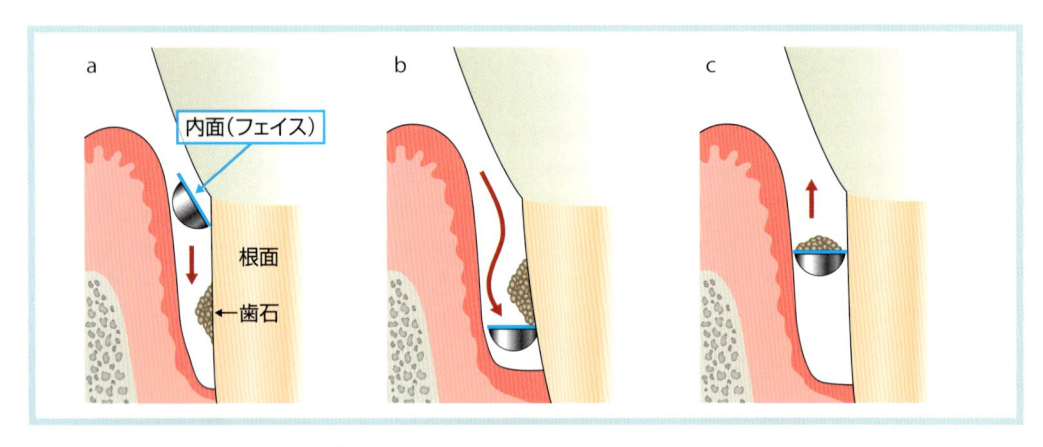

図3　ブレードの挿入〜引き上げ

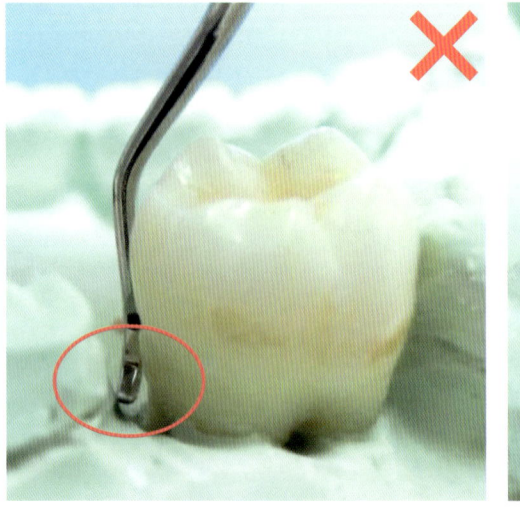

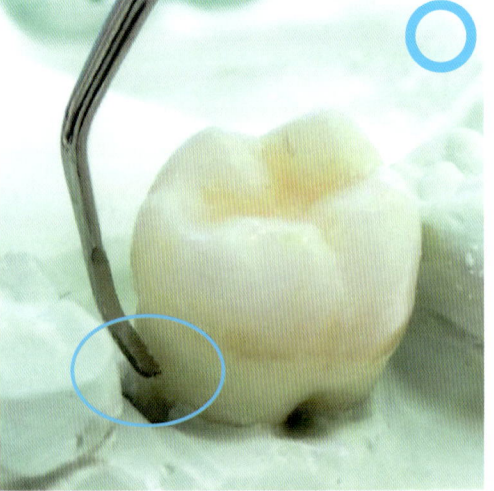

図4　キュレットの先端のイメージ

図5は，3|の唇側をルートプレーニングしているところで，第一シャンクでゆっくりそっと歯肉を排除し，歯石の底部まで挿入していく．

ブレードの先端1/3を意識し，第一シャンクと歯軸が平行になることを確認して，ブレードを根面から離さないようにゆっくり引き上げる．

では，ポケットの中をどのように操作したら，歯肉を傷つけるリスクを少なくできるのだろうか？できるだけキュレットの動きを小さくしてポケット内で操作すること――例えるなら「耳掃除」の要領である．

挿入から歯石を捉えるまでは力をOffにし指先の感覚を集中させ，歯石を除去するときは力をOnにしキュレットを引き上げる．ストロークのはじめから終わりまではゆっくりと均等に加圧し根面の状態に合わせて，削りすぎないように徐々に弱くコントロールしていく（図6）．

そして根面をムラなく均一にルートプレーニングするには，ワンストロークの線と線の間隔を詰めて面を作るように丁寧に行うことがポイントである．

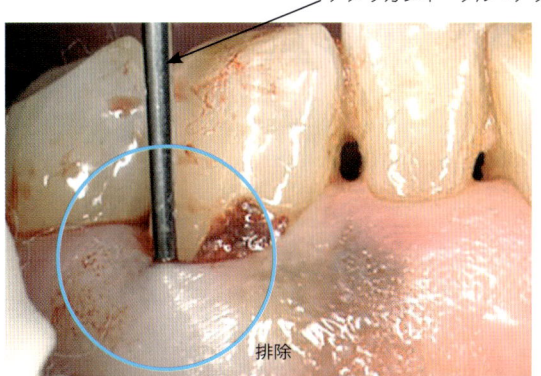

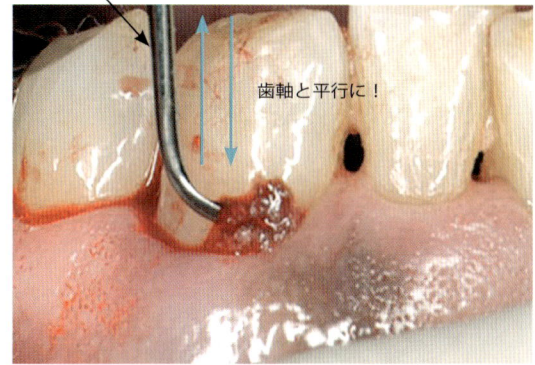

図5　唇側のプロービング値は深いところで9 mmあり，排膿もみられた．アメリカンイーグルのグレーシーキュレットのアクセス00/0を使用

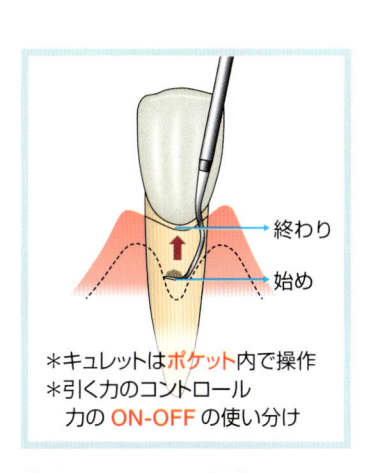

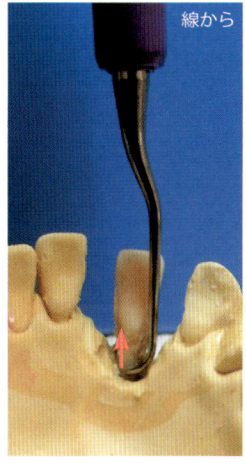

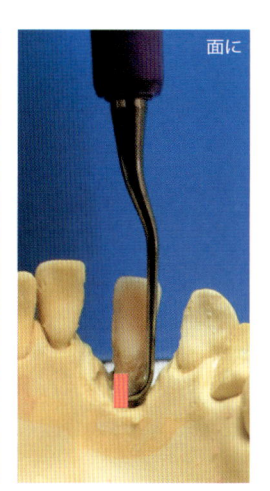

図6　キュレットの操作

ルートプレーニングの基本操作③──ストローク

　ストロークには，歯冠側に向かってブレードを真上に引き上げる「垂直ストローク」，歯軸と垂直方向に動かす「水平ストローク」，歯冠側に向かって歯軸に対してブレードを斜め方向に引き上げる「斜めストローク」がある（図7）．

　多方向から根面をルートプレーニングするが，部位によってストロークの制限があるので，動かす前にイメージして効率よく安全なストロークでアプローチしていく．

　スムーズな根面を得るには，手先だけでなく腕全体の力を使うことが必要である．

　手首だけを使った回転運動では，部分的に削りすぎてしまう可能性がある．腕の力でまっすぐに引くためには，まず脇を開け手首を曲げないでまっすぐ伸ばす．

　常に自分の腕の付け根のほうへ引くことが基本となる（図8）．

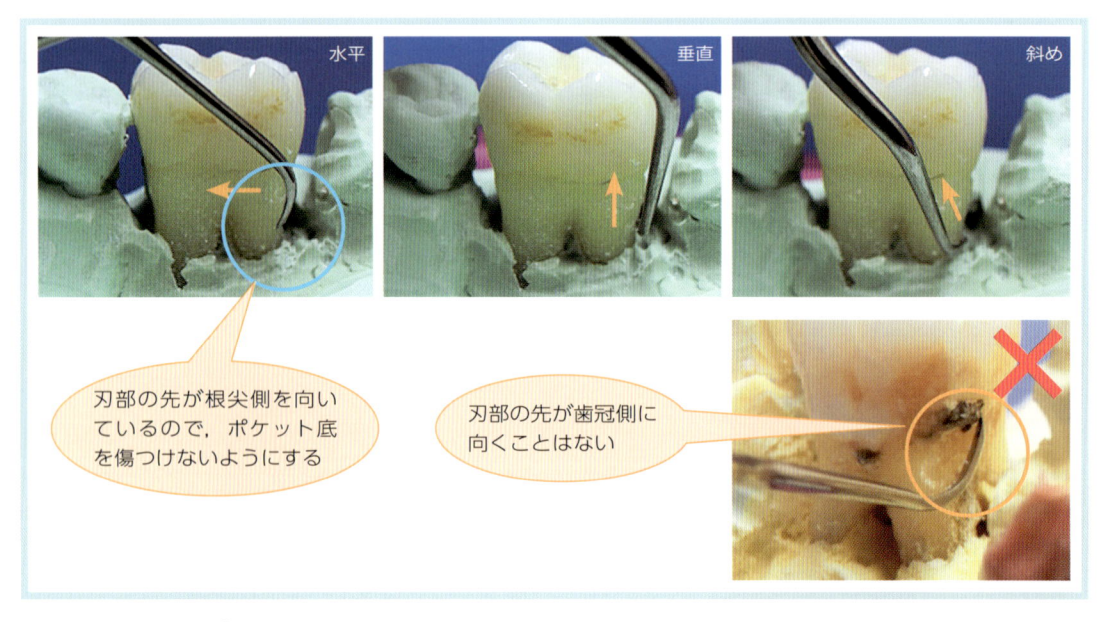

図7　ストロークのポイント

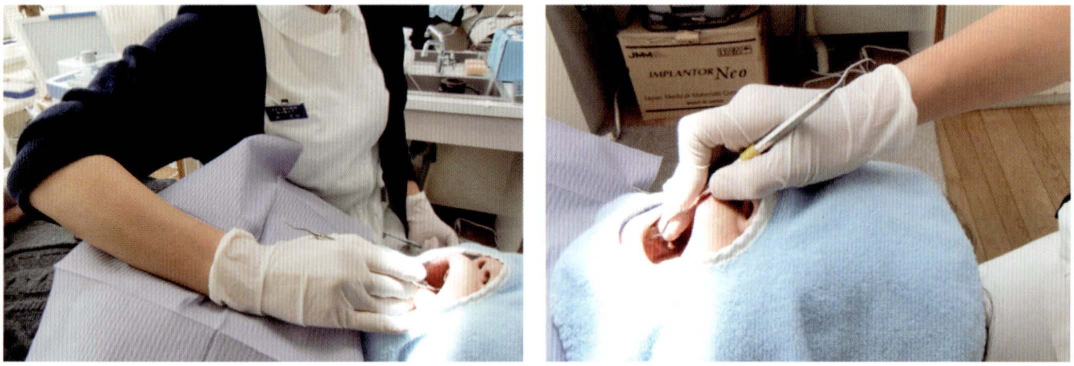

刃部の先が根尖側を向いているので，ポケット底を傷つけないようにする

刃部の先が歯冠側に向くことはない

図8　腕を開ける！　手首を曲げない！

ルートプレーニングの基本操作④――レスト（固定点）

　　固定点の取り方は，患者の開口度や残存歯など口腔内の状況や，自分の手の大きさに合った操作しやすい安定な位置を基本にとる．

　　またレストを置く歯面はしっかりと乾燥させ，ワッテを置くなど滑らないようにする工夫も大切（図9）．

ルートプレーニングの基本操作⑤――ポジショニング

　　長時間の処置になる場合が多いので，なるべく患者にも術者にも負担にならない姿勢と，直視できる工夫が必要となる．

　　どの部位でもキュレットを自分のほうへ引ける位置で作業を行うために，部位によってその都度，自分の座る位置，いすの高さ，患者の高さ，頭の向きなどで調節していく（図10）．

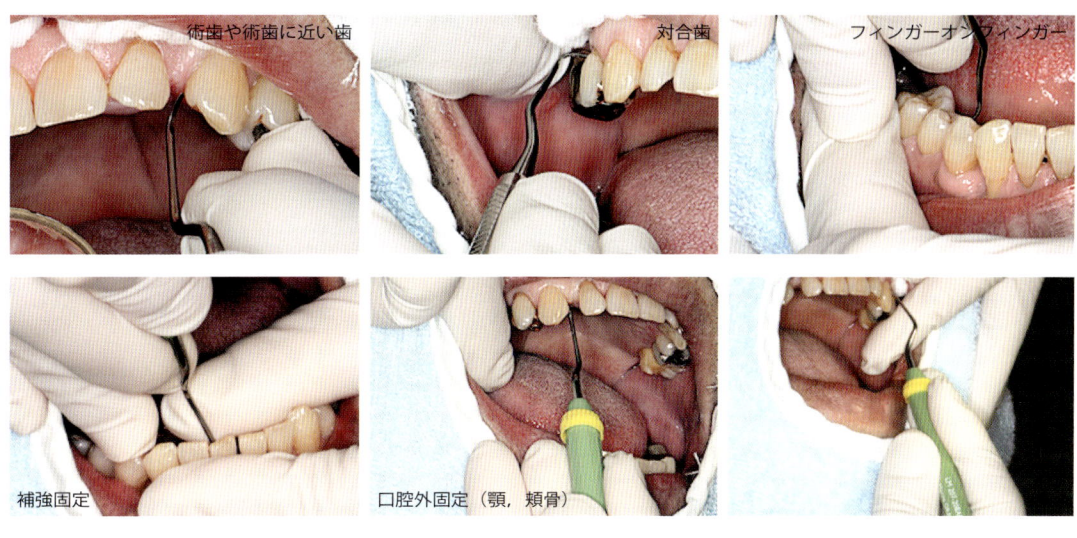

図9　レストのとり方

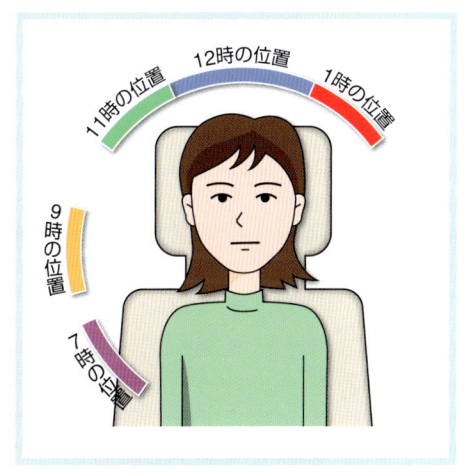

図10　ポジショニング
　　基本は，9時から12時の間の位置でポジショニングする．7時や1時の位置で行うと直視しやすいときもある

ルートプレーニング終了の目安

その日のルートプレーニング終了の目安は，何回ストロークしたかではなく，
①キュレットが根面に当たる手指の感覚とプローブによる根面の触知の比較
②キュレット操作音の変化
③キュレットにより掻き出された残渣をワッテに順番にふき取り直接観察
などから総合判断する（図11）．

苦手な部位や深いポケットでキュレットの到達が困難な場合に，残石がないか確認するには，X線写真を撮影したり，同僚や経験のある歯科衛生士に確認をしてもらう．また，次回来院時には，必ずプラークの付着状態や歯肉の変化を観察する．

キュレットの操作音の変化「ガリガリ→キュキュ」

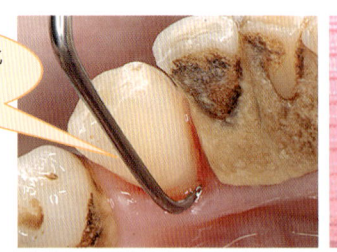

ポケット内から出てくる歯石や血液の変化をみる

はじめ　→　終わり

図11 ルートプレーニング終了の目安

ルートプレーニングの勘どころ

当院でのルートプレーニング時の留意点を紹介する．

（1）ルートプレーニングの開始時期，タイミングを見逃さない

患者が治そうという意欲をもっていてプラークコントロールが改善すると，口腔内環境が変わり歯肉にも変化が現れてくる．急がずあわてず，歯肉が治ろうとしているときがルートプレーニング開始のタイミングなので，よく観察し患者のモチベーションが下がらないように対応する．ルートプレーニングを開始したら，ブラッシング指導と併行して再評価までの期間をなるべく短く全顎を短期集中で行う．

（2）プロービング値にかかわらず，歯肉縁上・縁下を分けずに，1歯1回で

歯肉縁上あるいはポケット上部の歯石だけを先に除去すると，辺縁歯肉が引き締まり，歯肉縁下をルートプレーニングするときにキュレットが挿入しにくくなることが多く，取り残しや急性炎症の引き金になることがある．

（3）内縁上皮を傷つけずに根面だけを対象に

軟組織を除去すると，患者に痛みを与えるリスクや，根面が必要以上に露出し，知覚過敏や根面カリエスの要因となりやすい．

（4）麻酔はしない

麻酔をすると血管が収縮して出血しにくくなり，軟組織を傷つけても気がつかないことがある．麻酔をせずに行うと，痛くないように注意するので動作が丁寧になり，根面の状態もより細かく把握できる．ただし，患者によって痛みの感覚には個人差があるので，術前によく説明し，痛みを強く感じる方，恐がりである場合や麻酔を希望される場合，治療にマイナスイメージをもたせたくない場合などでは，麻酔を行うようにしている．

（5）常に患者の表情や態度を確認

ルートプレーニングが上手く行えているかどうかは，術中の患者の様子をみれば一目瞭然．手に力

が入らず脱力し，痛みを感じずにリラックスできていることがわかる．眠っていることが多い（図12）．

また，時間の配分も考えて行う．

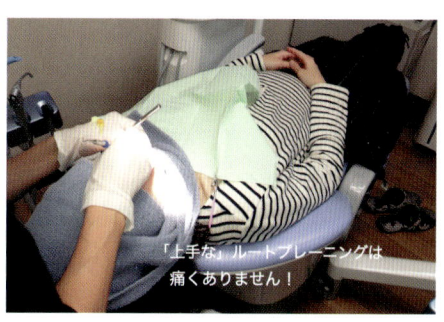

図12 ルートプレーニングの間，脱力して指の力が抜け，眠っている

練習してみよう

最後に，ルートプレーニングと歯石と根面探知の練習方法を紹介する．

抜去歯を用いて歯石の感触，キュレットの切れ味，歯石を除去したあとの根面の感触などを実感するとよい（図13）．

ただし抜去歯は乾燥しているので，歯根表面がツルツルになる感覚になる．実際のルートプレーニングでは，生体内にある歯根表面は汚染されたセメント質であることに留意が必要．ツルツル感とスムーズ感の違いに気をつけて体感してみてほしい．

また，石膏模型を使っての練習では，レストの取り方，刃先を意識した挿入，ストロークなどを行う（図14）．超音波スケーラーでも同様に練習してほしい（図15）．

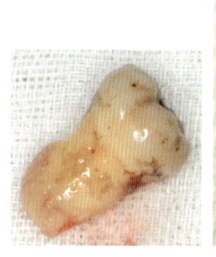

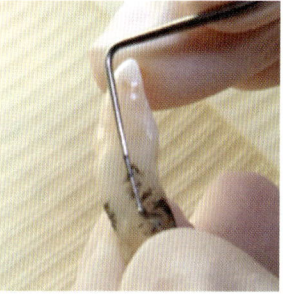

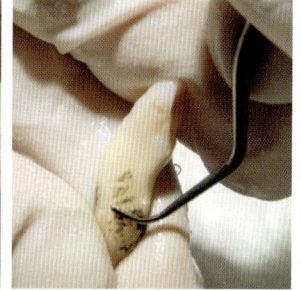

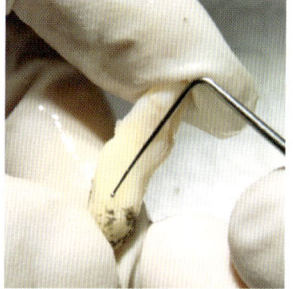

図13 抜去歯を使用してスムーズな根面を理解する

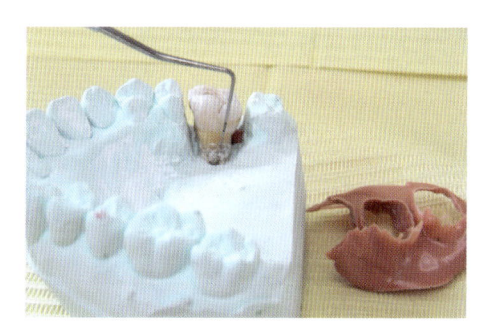

図14 石膏模型での実習（歯石の探知，根面の把握，ストローク，レストなど）

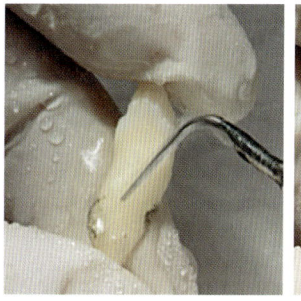

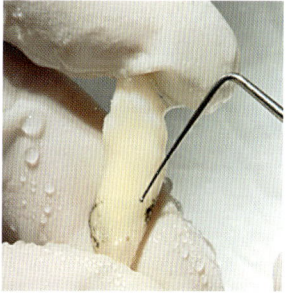

図15 超音波スケーラーでの実習（チップの当て方，パワーの選択，スウィーピングストローク，根面の状態）

Chapter 3

歯周基本治療で"治す"

Chapter 3　歯周基本治療で"治す"

◆長期経過にみる歯周基本治療の治癒
　移動した歯の回復（Case01, Case02）
　挺出して安定（Case03, Case04）
　斜めの骨ラインで安定（Case05〜Case07）

◆歯周基本治療のメリットを活かす
　残存する骨組織を掻爬しない（Case08, Case09）
　自然移動を妨げず，引き出す（Case10〜Case13）
　歯肉退縮のクリーピングに有利（Case14〜Case16）
　意図的にクリーピングを導く（Case17, Case18）

◆歯周基本治療をベースとした重度歯周病症例
　咬合性外傷（Case19〜Case23）
　根分岐部病変（Case24〜Case28）

◆歯周基本治療への期待
　外科・補綴治療の前準備（Case29）
　自家歯牙移植（Case30, Case31）
　長い上皮性付着が結合組織性付着に変化？（Case32）

Chapter 3 歯周基本治療で"治す"

長期経過にみる歯周基本治療の治癒

移動した歯の回復①

Case 01 1994年10月初診．40歳，女性

　以前にはなかった上顎前歯部の正中離開を，数カ月前から自覚．下顎前歯部に歯肉腫脹と動揺を自覚したため近医を受診．固定の処置を受けたところ，同部に急性発作を生じ増悪したため当院に転医．下顎前歯の固定を外したところ $\overline{2}$ は脱落．その一方で，通法どおりブラッシング，スケーリング，ルートプレーニングを行ったところ，上顎の正中離開はすみやかに閉鎖した．
　2013年現在まで，1年に2～3度のメインテナンスが継続されており，安定した状態が続いている．

初診時

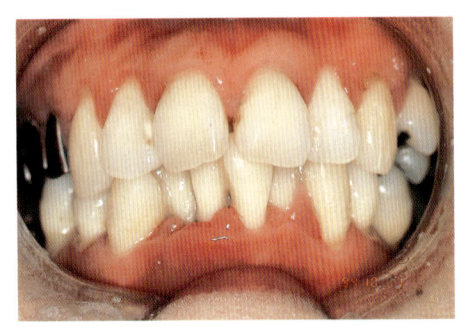

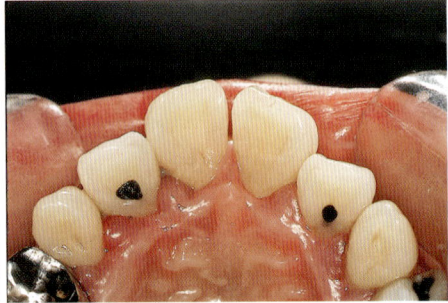

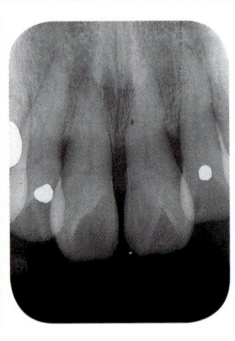

1-1～1-3　1994年10月．下顎前歯歯肉腫脹，疼痛を主訴に来院．上顎前歯には正中離開がみられた

歯周基本治療

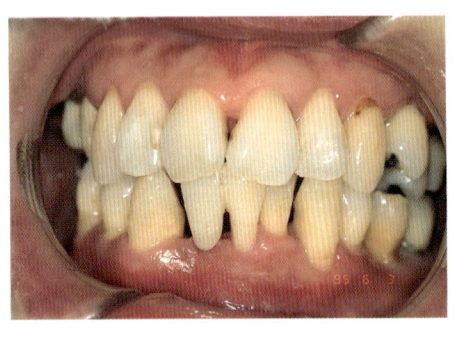

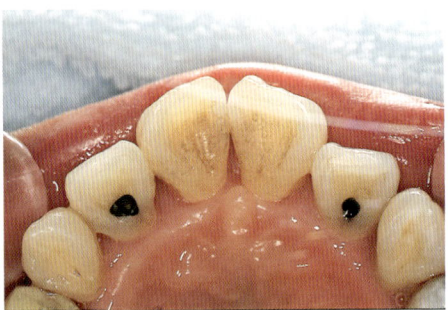

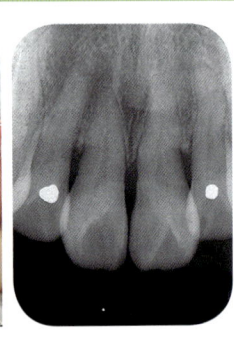

1-4～1-6　1995年6月．歯周基本治療後，正中離開はすみやかに閉鎖した

■ 歯周病進行による正中離開の閉鎖

　歯周病による病的歯牙移動のなかで最も頻繁にみられるのが，上顎前歯の正中離開ではないだろうか．前歯は正常な過蓋であれば下顎前歯が上顎前歯の舌側から突き上げる形になるため，その傾向が現れやすいと思われる．その反面，臼歯部のVirtical Stopが確保されていて移動を邪魔するものがなければ，歯周治療初心者であっても，狙って治すことは可能である．奏効すれば，患者さん自身でも目で見てわかりやすい成果となって，次のモチベーションにつなげやすい．

長期経過にみる歯周基本治療の治癒

移動した歯の回復②

Case 02　1994年4月初診．51歳，女性

炎症が表面に現れにくい線維性歯肉．プロービング値（PD）＞7～8 mm．複数歯にわたって歯間離開を起こしている．炎症で亢進した内圧による病的歯牙移動と考えられるが，歯周治療の結果，すみやかに閉鎖した．歯周ポケットも2～3 mmに減少し，X線写真上でも安定している．

初診時

2-1，2-2　1994年4月．数歯にわたる歯間離開

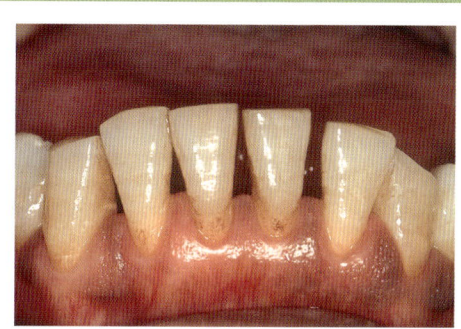

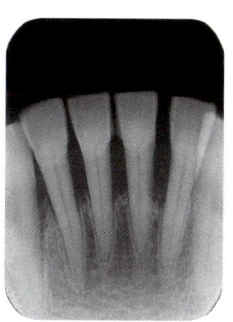

歯周基本治療→メインテナンス

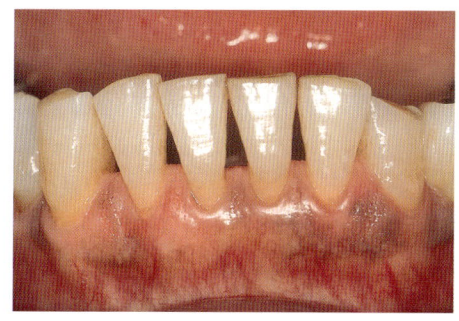

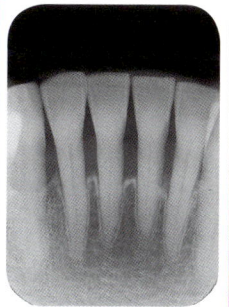

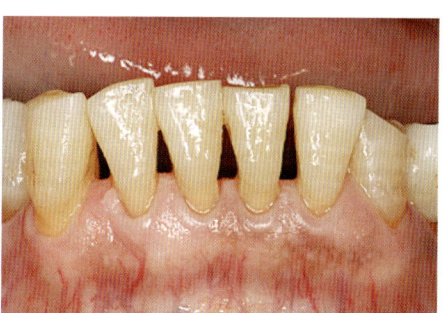

2-3，2-4　2003年4月．歯周治療後，離開は閉鎖した

2-5　2012年11月

■ 自然移動と歯周治療

炎症によるアタッチメントロスが生じたとき，歯はそこから逃れるように自然移動しようとする．対合歯や隣在歯があることでそれが阻止されると炎症は広がるが，阻止されないときは移動した歯は位置異常となる．適切な歯周治療によって歯周ポケット内の炎症が抑制されると異常な位置に移動を起こした歯は元に戻ろうとする．

Chapter 3 歯周基本治療で"治す"

長期経過にみる歯周基本治療の治癒

挺出して安定①

Case 03 1995年4月初診．53歳，男性

4|は著しく動揺し，デンタルX線写真ではすり鉢状（4壁性）骨欠損を呈していた．咬合性外傷の除去のために相当量の歯質の削除が必要で，抜髄を余儀なくされた．それに伴って挺出（直上に向かって移動）し骨欠損は解消された．しかしながら，その代償として歯冠歯根比は著しく悪くなった．二次性咬合性外傷を避けるため，スーパーボンドにて最小限度の固定を行った．メインテナンス14年継続中，時折スーパーボンドが外れる以外は，大きな問題は生じておらず良好に経過している．

初診時→歯周基本治療

3-1 1995年4月．4|は保存が危ぶまれる根尖までの骨吸収

3-2 1996年4月．根管治療後，直上方向へ挺出し骨欠損が解消された

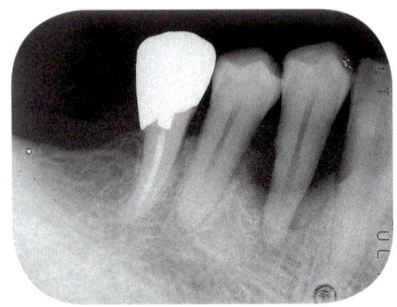

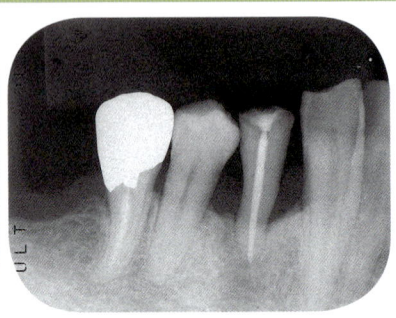

メインテナンス

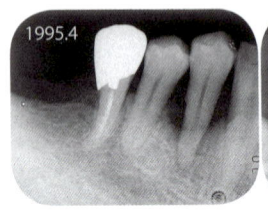

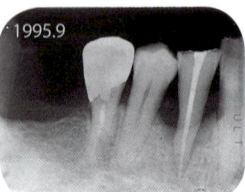

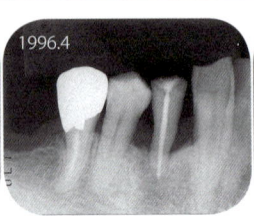

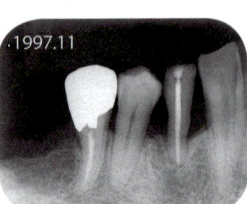

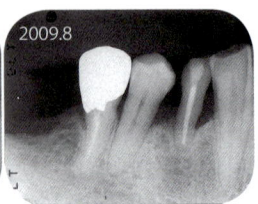

3-3～3-7 1995年4月～2009年8月．根管治療後，自然移動．歯冠歯根比が著しく悪いものの骨欠損は平坦化．歯冠歯根比が著しく悪いため動揺が大きく，二次性咬合性外傷を引き起こすと考えられることから，固定が必要であった．スーパーボンドで固定し，外れると来院する．現在14年経過．骨欠損は安定している

■ 自然移動と歯髄処置の是否

戦略的な歯牙移動の目的で，非可逆的処置である歯の削合，特に歯髄処置を行うことは，対リスク効果を慎重に検討すべきである．本症例では咬合性外傷が大きな原因とわかっており，また，歯の存続がかなり厳しい状況であったため抜髄を行った．しかし，斜めの骨レベルを残したままで良好なメインテナンスが継続される場合も多いことから，無髄歯や修復歯とは異なり，こと健全歯では，適応症を十分に検討し，骨レベルを揃えるためだけに安易に健全歯を削合することは避けたい．

長期経過にみる歯周基本治療の治癒

挺出して安定②

Case 04　1994年12月初診．40歳，女性

「5 近心に垂直性骨欠損がみられる．二次カリエスのためインレーを除去し，根管治療を進めるうちに大きく遠心に移動し，その結果，骨欠損は平坦化された．インレー除去によって移動が自由になって炎症から離れていったものと考える．この後MTMにて近心に移動してから連結固定．メインテナンスが15年継続している．

初診時→歯周基本治療

4-1
1994年12月．二次カリエスとなっていた「5 インレーを除去

4-2
1995年11月．「5 が遠心へ自然移動し，近心の骨欠損は修復された

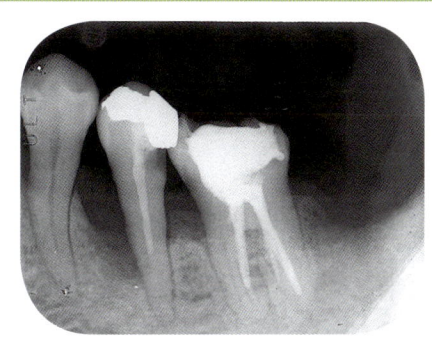

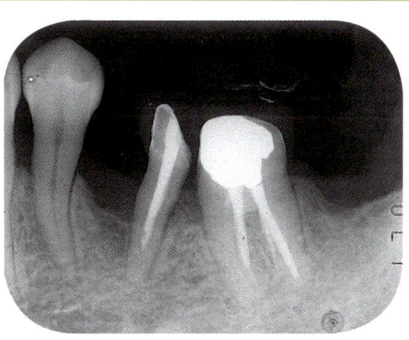

補綴治療→メインテナンス

4-3，4-4
1996年3月→2009年10月

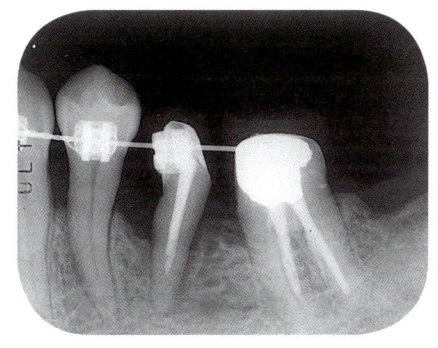

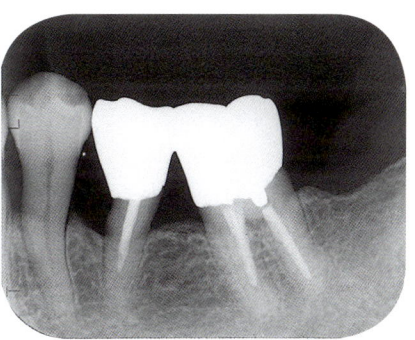

■ 自然移動による治癒

炎症による骨欠損が生じたとき，歯はそこから離れるように自然移動する傾向にある．隣在歯や対合歯のコンタクトにより自然移動が阻止されると炎症は拡大し，削除して解放すれば歯牙移動によって骨欠損は解消される．

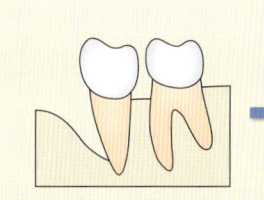

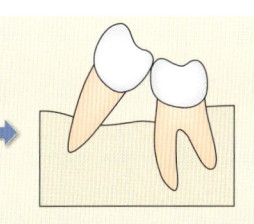

歯は右図のように骨欠損から排除されるように移動したことがうかがわれる

長期経過にみる歯周基本治療の治癒

斜めの骨ラインで安定①

Case 05　2001年10月初診．27歳，女性

歯肉腫脹と疼痛を主訴に来院．臼歯部に歯間離開がみられる．
徹底したブラッシング指導で歯肉が変化したことを見計らって，麻酔なしで歯肉縁上縁下を一気にルートプレーニング．咬合調整は行っていない．

初診時

5-1，5-2
2001年10月．7̄6̄|間に歯間離開

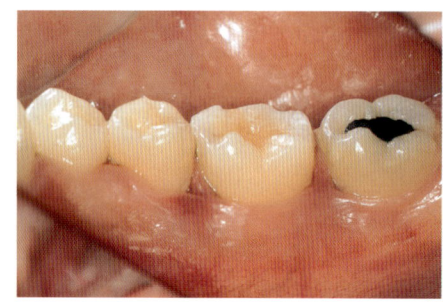

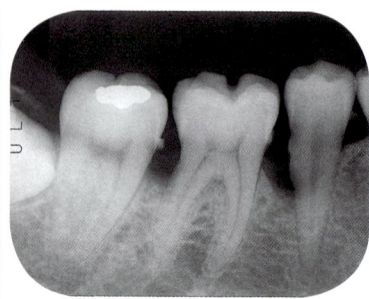

歯周基本治療

5-3
ブラッシング指導3週間後，腫脹が消退

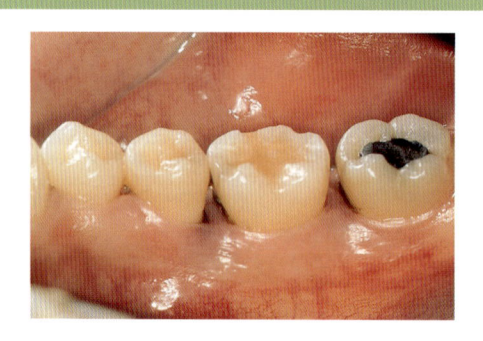

■ 歯周治療の目標

「炎症→アタッチメントロス→歯の挺出→咬合性外傷→炎症の増悪」という過程のなかでは，原因除去としての咬合調整は有効な場合が多い．また歯の骨欠損から離れる方向への自然移動を利用することによって，斜めであった骨欠損を平坦化することは，メインテナンスが行いやすくなることから有効である．しかし本症例のように骨欠損が平坦でなくても骨が安定し続けることも十分にありうるので，「垂直性骨欠損を水平にすることが歯周治療のゴール」であるとはいえない．

歯間離開が閉じたのは急性炎症が始まってからあまり時間が経っていなかった時期であり，元あった位置に歯が戻ったということだと思われる．骨欠損があるからといって，必ずしも自然移動のため

メインテナンス

5-4, 5-5
2002年4月→2003年10月. 歯間離開が閉鎖した

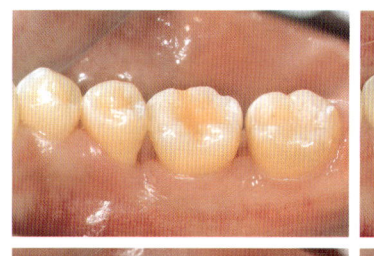

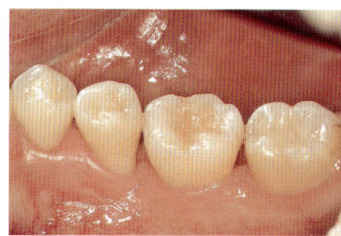

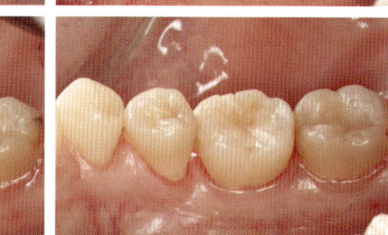

5-6, 5-7
2005年10月→2009年8月. 7 6 5 間の歯間乳頭がクリーピングして, 自然な形で安定している

X線写真, プロービングチャートでの変化

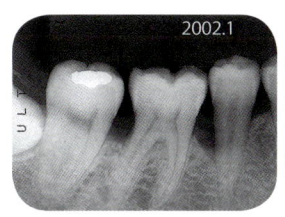

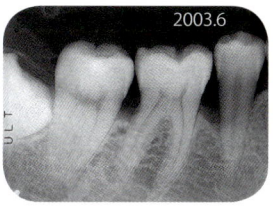

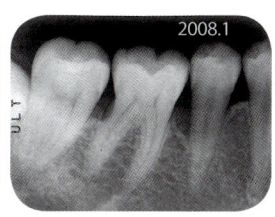

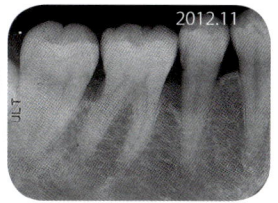

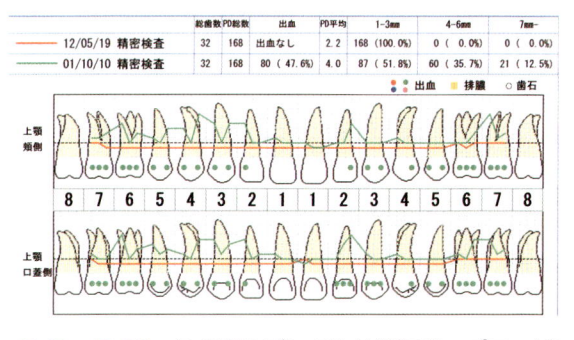

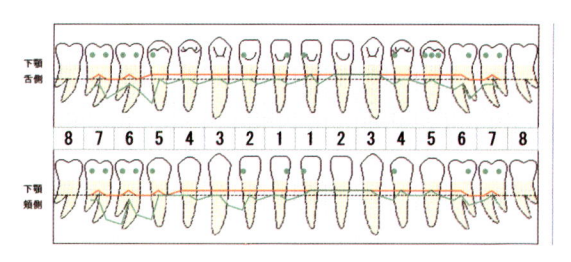

5-8 ～ 5-12　その間のデンタルX線写真, プロービングチャートの変化

の咬合調整が必要というわけではないことがうかがわれる.

また, いわゆるブラックトライアングルにクリーピングが生じたことは, 外科処置を行っていないため必要な組織を掻爬していないがゆえであり, 非外科的ルートプレーニングの最大の効果といえる.

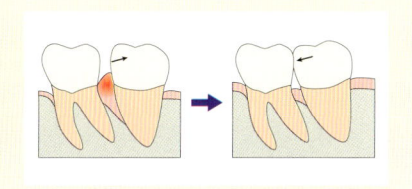

7 は移動を阻止する対合歯があったにもかかわらず, 遠心に移動していた. 炎症の消退によってそれが元の位置に戻った

歯周基本治療で 治る！ 歯周基本治療で 治す！ | 87

Chapter 3 歯周基本治療で"治す"

長期経過にみる歯周基本治療の治癒

斜めの骨ラインで安定②

Case 06 2002年9月初診．56歳，女性

主訴は，歯肉出血，腫脹，疼痛．
　咬合調整は行っていないので，歯の位置は変わっておらず，遠心の骨レベルが水平になったわけでもないが，メインテナンス中に付着が不安定になったり炎症が再燃することはなく，歯周組織の状態としては安定している．X線写真上では歯槽骨頂線がだんだん太くなり，年々安定を増しているようにみえる．

初診時

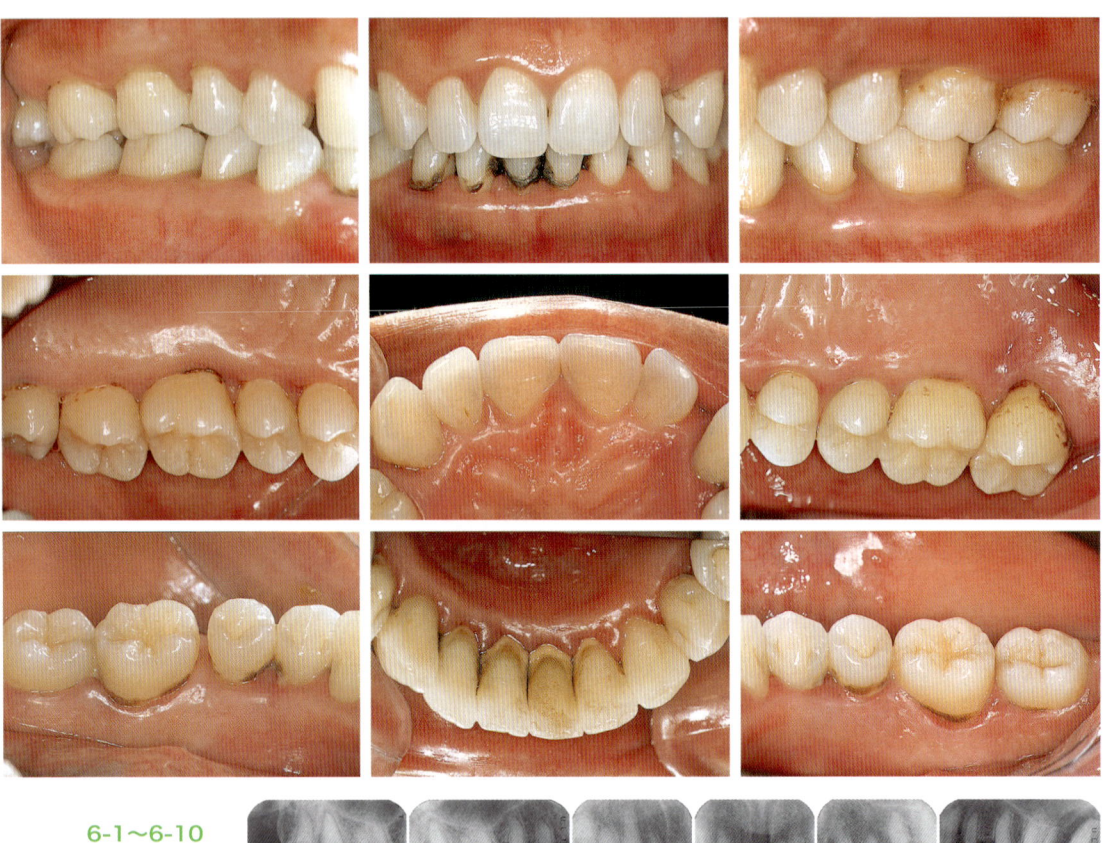

6-1～6-10

2002年9月．全顎的に骨吸収が大きいが，特に |4 5 遠心の垂直性骨欠損に注目．
|7 は根尖にいたる骨吸収で保存不可能．左側に持続的な力の関与がうかがえた．片咀嚼も一因と思われる

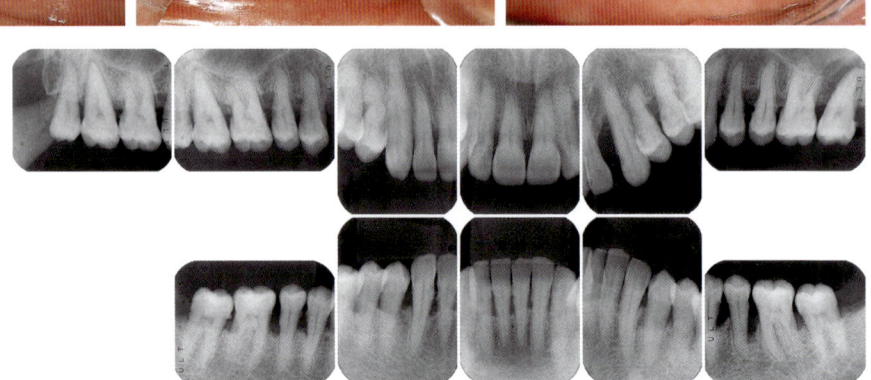

歯周基本治療→メインテナンス

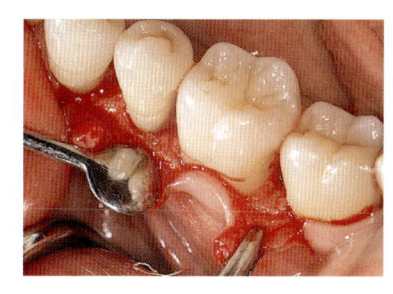

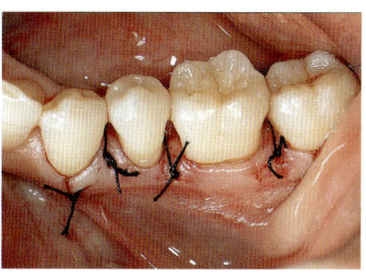

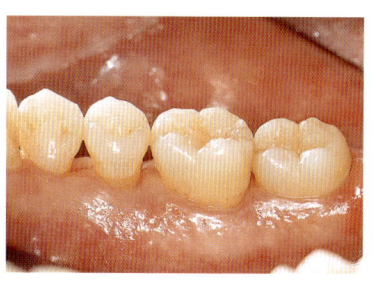

6-11〜6-13 2002年12月．4 5 は生活歯であり，咬合調整は行っておらず，歯冠の形態は変えていない．術中にスケーラーを折る事故を起こしたため，フラップを開けて除去．頬側に皮質骨が確認できる

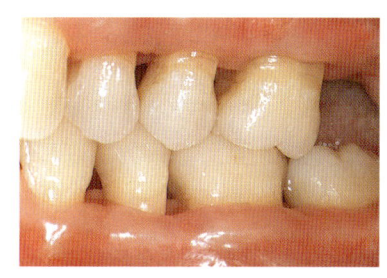

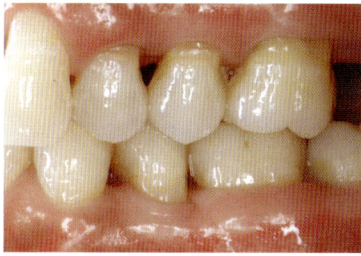

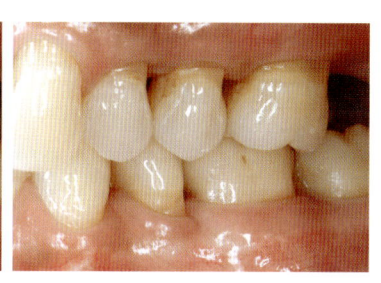

6-14〜6-16 側方面観の変化．歯頸部楔状欠損が徐々に進行しつつある反面，付着歯肉はその幅や厚みを増しながら安定している．2003年4月→2005年2月→2007年2月

6-17，6-18
2012年11月

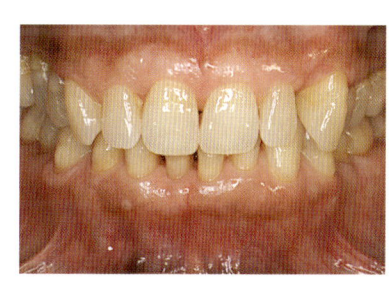

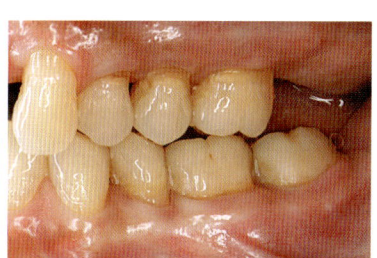

X線写真，プロービングチャートでの変化

6-19〜6-24

2003年9月には，歯槽骨頂線が明瞭になりプロービングデプスも安定．メインテナンスに移行した．6カ月ごとのメインテナンスが継続中．

「456」間の歯槽骨頂線は斜めのままながら安定し，年々厚みを増している．プロービングデプスも2mmで安定している

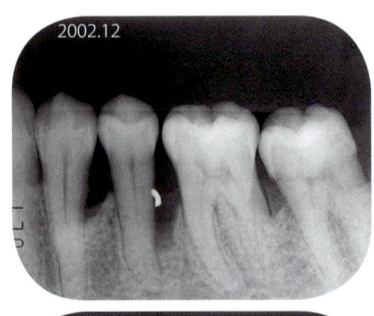

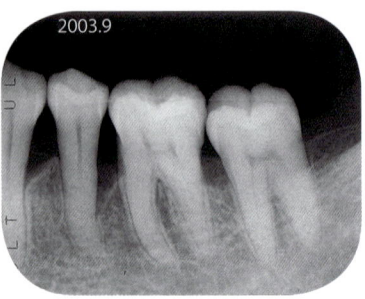

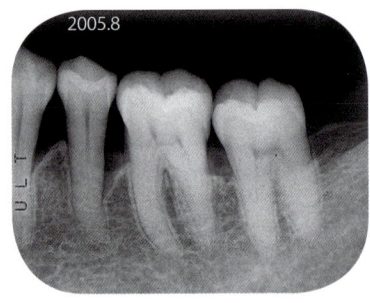

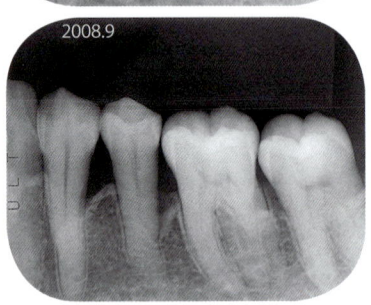

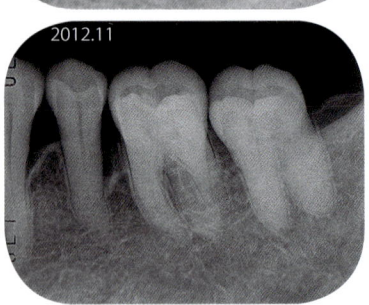

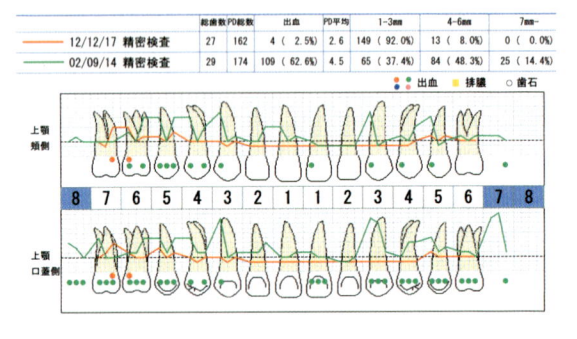

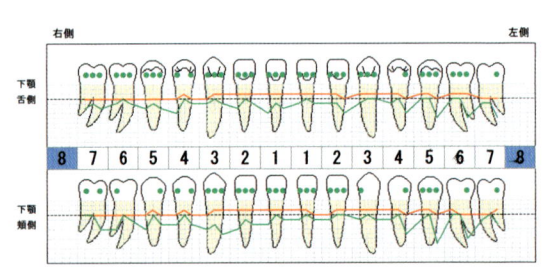

■ 垂直性骨欠損の治癒のかたち

　根管治療が必要なときや不良補綴物がある場合は，それを撤去することで自然移動を誘導し垂直性骨欠損を改善することは容易である．しかし，「骨欠損のレベルが斜めのまま安定する」ことが可能であることも考慮すれば，「骨レベルを揃える」ためだけの理由で，有髄歯を抜髄してまで咬合調整を行う必要があるかどうかは一考の余地がある．

　これは，メインテナンスの際の評価基準の一つといえ，歯周組織再生療法の適用か否かの判断材料にもなる．

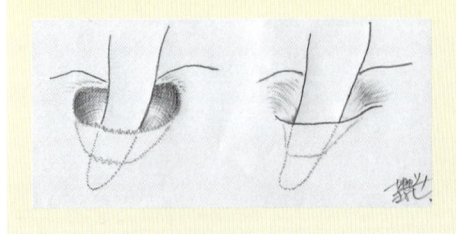

左：歯根周囲の骨がすり鉢状に吸収
右：皮質骨が回復し安定している
（画：富山県開業・川上清志氏）

長期経過にみる歯周基本治療の治癒

斜めの骨ラインで安定③

Case 07　1997年1月初診．67歳，女性

2006年1月に再初診．主訴は，[1]の動揺．

以前通院時のX線写真と比べてみると，ずいぶん歯周病が進行したことがわかる．咬合関係に加え，介護等家庭の事情でクレンチングが始まったことが問診でわかった．ブラッシング，スケーリング，咬合調整，自己暗示療法を試みた．骨のレベルは水平にはならず，斜めのままで安定している．

再初診時

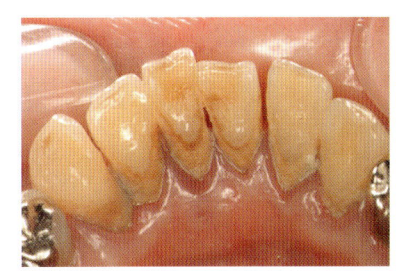

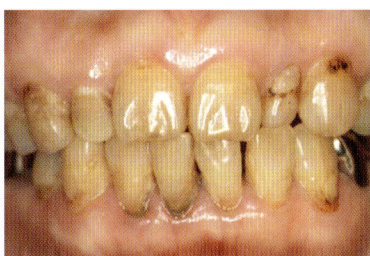

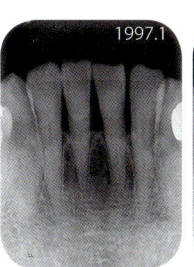

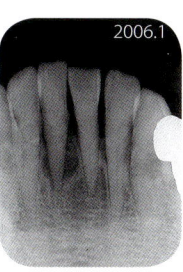

7-1〜7-4　2006年1月．著明な歯石に加え，クロスバイトとなっていることから，ジグリングフォースが加わっていることがわかる

歯周基本治療→メインテナンス

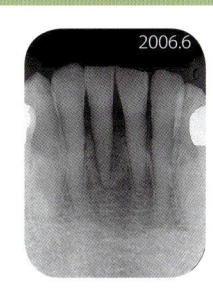

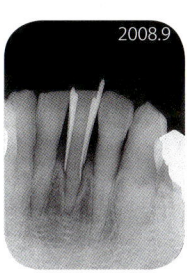

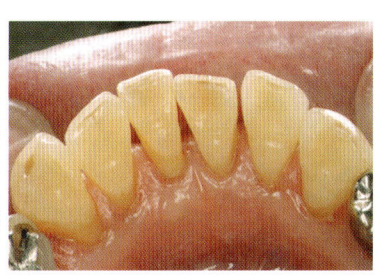

7-5〜7-7　2006年6月→2008年9月

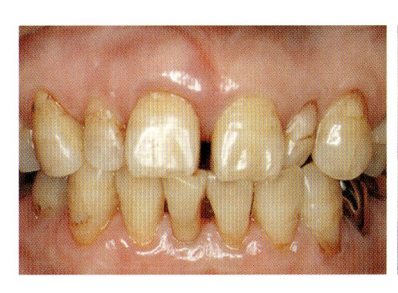

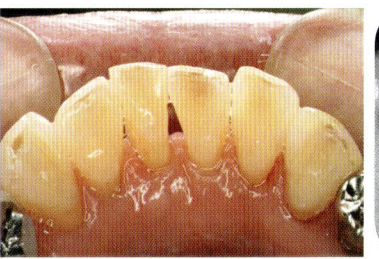

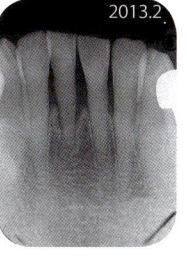

7-8〜7-10　2013年2月．プローブは入らなくなったものの，舌側の骨の薄い部分の治癒の形は，長い上皮性付着の獲得であろう

Chapter 3 歯周基本治療で"治す"

歯周基本治療のメリットを活かす

残存する骨組織を掻爬しない①

Case 08 2009年12月初診．46歳，女性

主訴は 1| の動揺．根尖を越えたようにみえる広汎な骨吸収像がみられる．
急性炎症のある初診時にはX線写真に写らないことがあるが，即時の抜歯かどうかの判断には一考を要することがわかる．

初診時

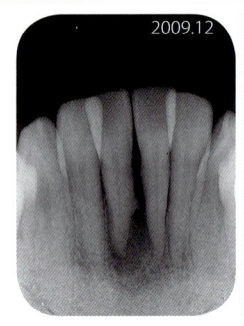

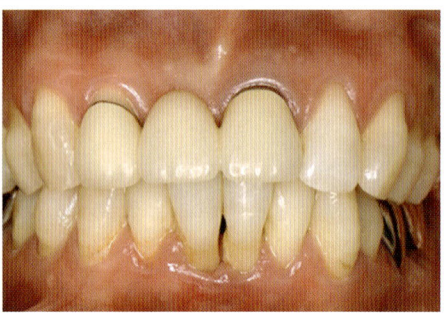

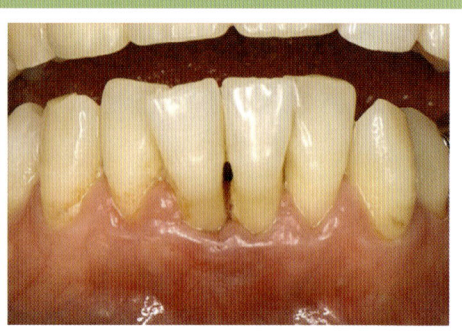

8-1 ～ 8-3　2009年12月．1| が他部位と異なる点は，対合にメタルボンドブリッジが装着されていること．アンテリアガイダンスに問題があり，咬合性外傷と診断．プラークコントロール，SRP，上顎舌側の咬合調整で対応

歯周基本治療→メインテナンス

8-4 ～ 8-7
すでに骨が喪失したかにみえていた根尖部にもX線不透過像が回復

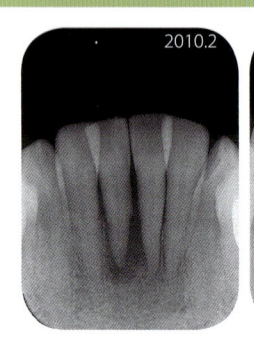

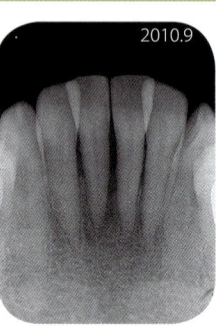

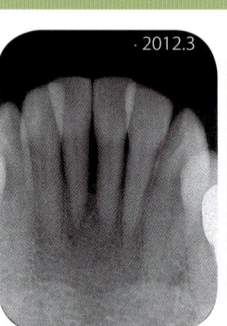

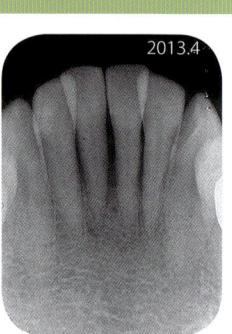

■ 急性炎症時のX線写真

急性炎症を抱えた初診時には，X線写真上で根尖を越えて骨が存在しないかのように見えていても，それが必ずしも正確に歯周組織の実態を表しているわけではないことがあり，処置の選択には注意を要する．初診の段階では，抜歯との診断を確定すべきではない．保存の可否が微妙な症例においては特に，根尖を越えるX線透過像の部位にわずかに残っている（かもしれない）骨の基質を保存することが重要である．

歯周基本治療のメリットを活かす

残存する骨組織を掻爬しない②

Case 09　2008年9月初診．37歳，男性

　全顎的に著しい歯肉の発赤，腫脹があり，X線写真で著しい骨吸収が認められる．特に，下顎前歯は根尖を越えたX線透過像がみられる．複数の医療機関を受診したが，いずれも治療不可能とのことで，公立病院歯科からの紹介により来院した．
　侵襲性歯周炎の既往があると思われる重度慢性歯周炎と診断．
　本症例の初診時のX線像では，下顎前歯部の骨吸収像が根尖を越えているように見えたが，抜歯か保存かの判定は，初診時には保留した．後がないとの危機感をもった患者自身のモチベーションが高いことに加えて，治療に対する歯周組織の反応はよく，炎症は比較的早期に消退し，歯肉やX線像にそれが現れたことで，ルートプレーニング開始の合図となった．
　3｜のみ歯根形態の特殊性もあり歯周外科治療を行った．

初診時

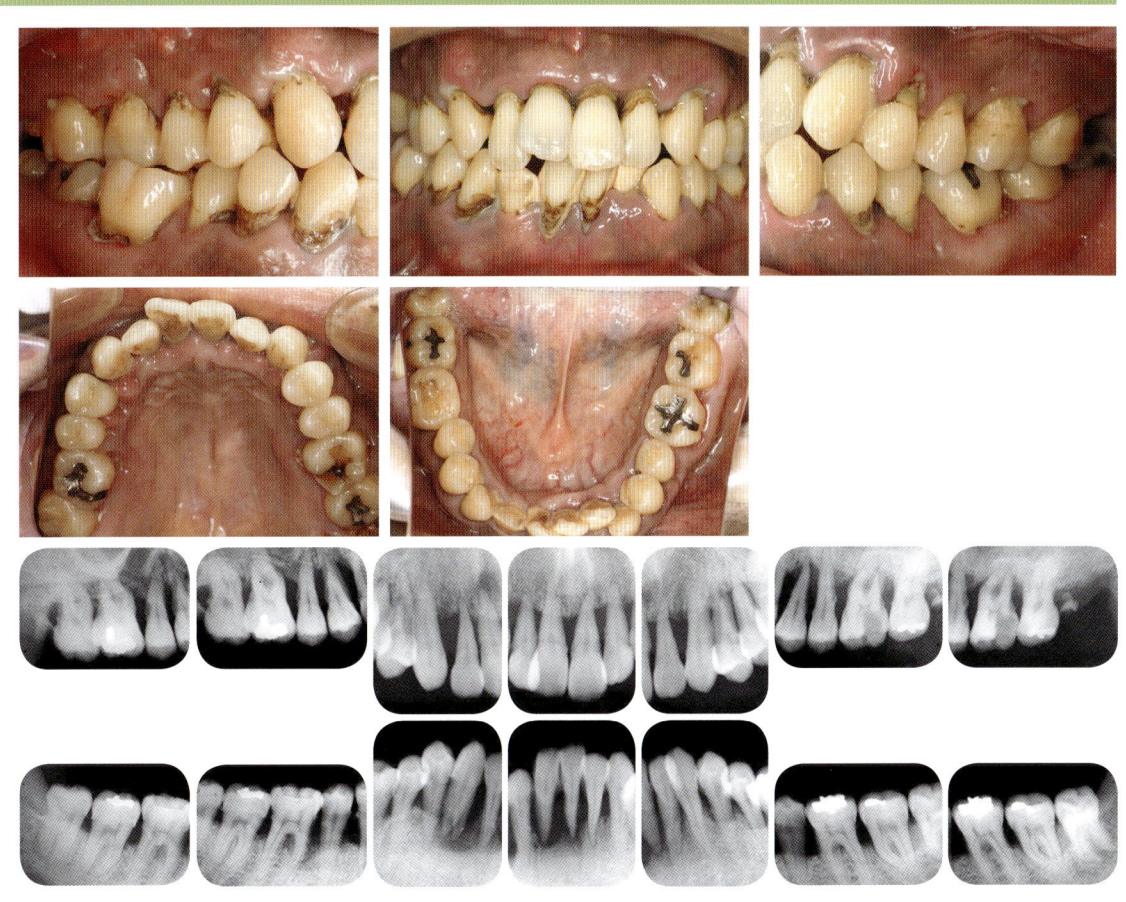

9-1～9-6　2008年9月

歯周基本治療

9-7
2008年9月．ブラッシングの徹底．歯肉の炎症が著しいものの，患者さん本人のモチベーションは高く，ブラッシングに熱心に取り組んでくれた

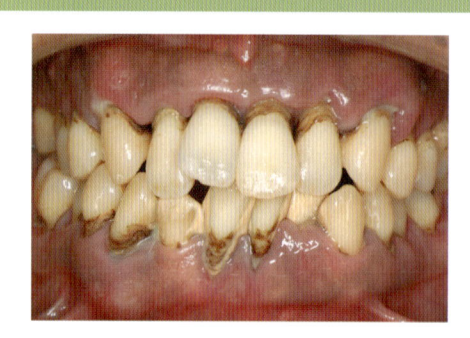

9-8，9-9
2008年10月．1| のみルートプレーニングを行い，歯肉の性状に変化がみられた．1|1 は，保存の可否を決定しておらず，この段階では，ブラッシングの強化と経過観察を行っている

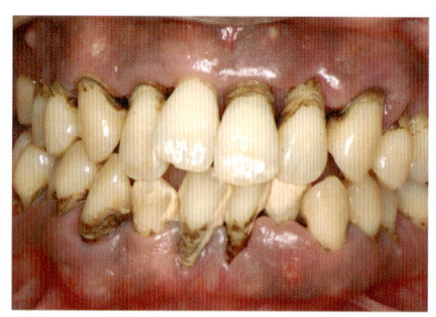

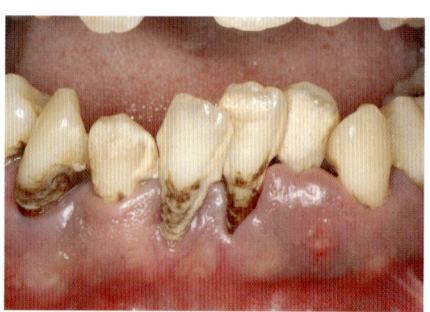

9-10
2008年11月．3 2|2 3 のルートプレーニングを終えた

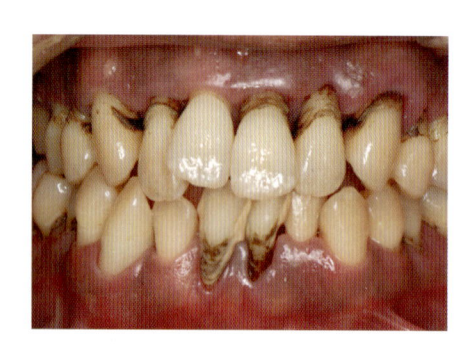

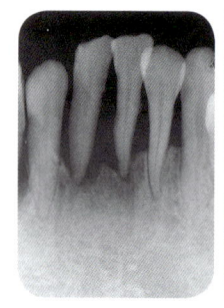

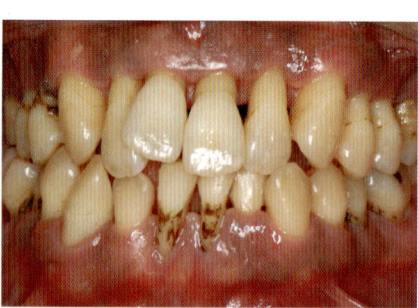

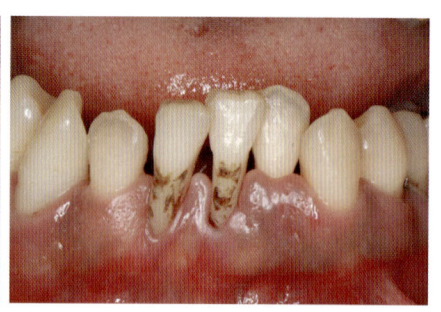

9-11〜9-13 2008年12月．炎症が十分に消退し，X線写真でもわずかながら変化が現れた．1|1 を保存可能と診断．このときにはじめて 1|1 のルートプレーニングを開始．ここまでは固定を行わなかったが，ルートプレーニングを行うために，スーパーボンドで固定

歯周外科治療

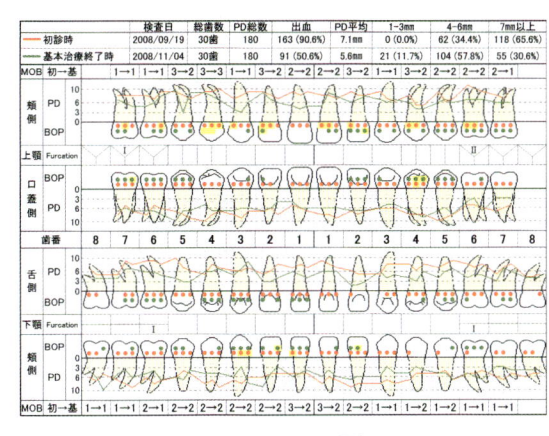

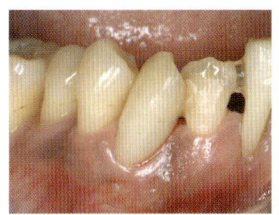

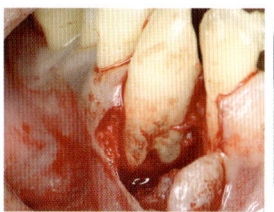

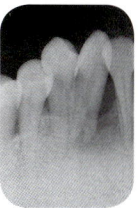

9-14〜9-17　2009 年 6 月．3 に 5 mm の歯周ポケットが残り，歯周外科を行う．犬歯ながら，根尖には分岐があることが確認された

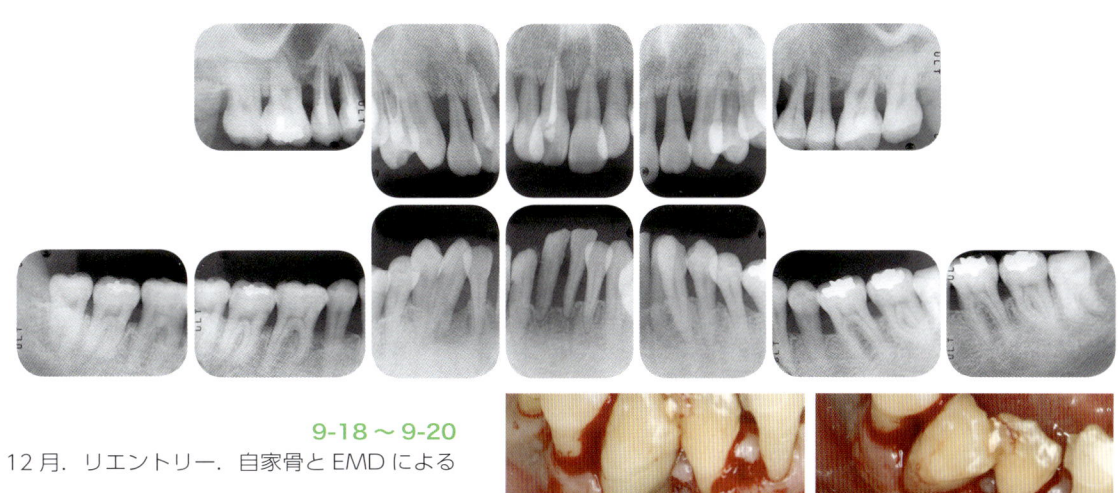

9-18〜9-20
2009 年 12 月．リエントリー．自家骨と EMD による再生療法

メインテナンス

9-21〜9-23
2010 年 4 月．歯槽骨頂線が安定し，プロービング値はすべての部位で 3 mm 以下と安定している．MTM の適用も検討したが，効果に疑問も残るため断念した

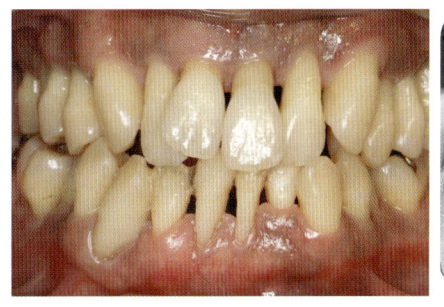

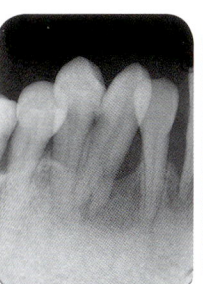

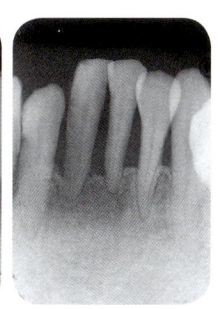

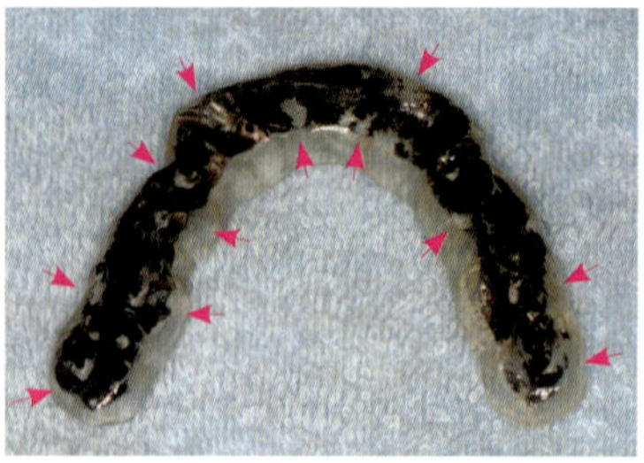

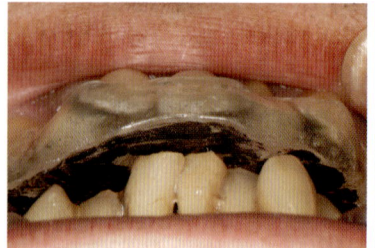

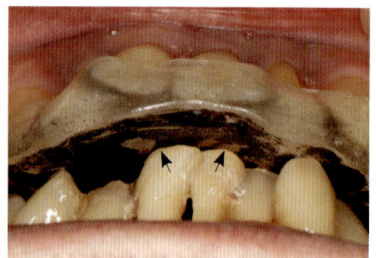

Chapter 3 歯周基本治療で"治す"

9-24 夜間就寝時クレンチングを自覚しているためナイトガードを使用．ナイトガードには下顎の咬頭相当部にくっきりファセットが残る（▶）

9-25, 9-26 1|1 切端部を咬合調整（▶）

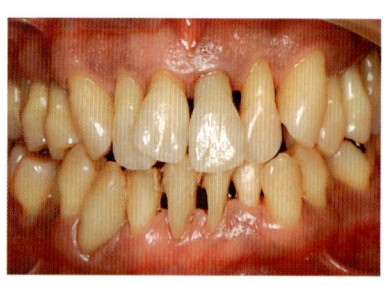

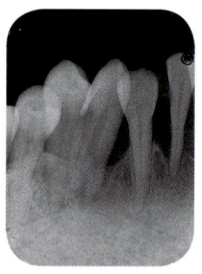

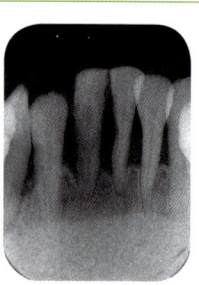

9-27～9-29 2012年11月

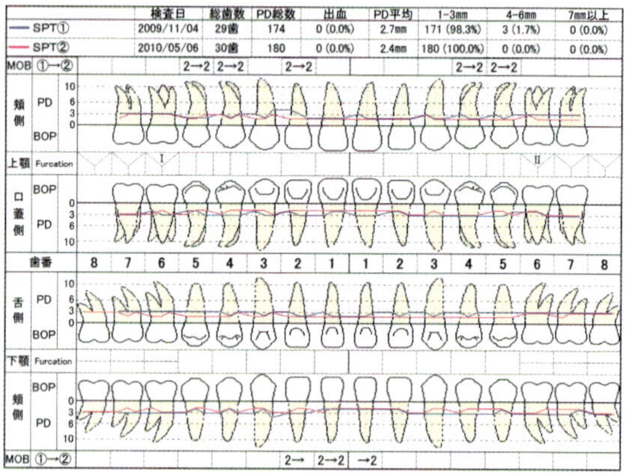

9-30 歯槽骨頂線が安定し，プロービング値はすべての部位で3 mm以下と安定しているが，残った支持骨はいずれもわずか数 mmであり，予断を許さない

■ 歯肉の性状を見極める"眼"とルートプレーニング

　抜歯か保存かの判定が非常に厳しい深い歯周ポケットを有する重度歯周病症例の治療において，ルートプレーニングに対し歯周外科が有利となる点は，明視下で根面の廓清が行えることである．しかし歯周外科を行えば，たとえそれがどんなに繊細な手技であっても，切開縫合に伴って肉芽組織のロスは免れず，ごくわずかに残っている付着を喪失するリスクがある．その点，フラップを開けないルートプレーニングは，骨の基質の温存が歯の保存の可否を分けることになる症例においては，非常に有効な手段となる．

　こうした重度歯周病症例の治療を成功に導くために必要不可欠なことは，①炎症が抑制されて歯周組織の性状に変化が見られるまでの，患者自身のプラークコントロールとモチベーションの持続，②ルートプレーニングの開始時期，③根面や内縁上皮を傷つけない繊細な手技と，根面の滑沢化を確認できる術者の触感のトレーニング，の3点といえる．

歯周基本治療のメリットを活かす

自然移動を妨げず，引き出す①

Case 10　2001年3月初診．53歳，女性

全顎的に歯肉出血，腫脹，動揺が著しい．
7|6 の連結部を切断すると，|7 は脱落．6|6 は根管治療が必要なためクラウンを除去．|7 はカリエスが深く歯髄処置を必要とした．ブラッシング指導，SRP を並行して行い，良好なモチベーションのもとで炎症は消退．再評価後に歯周外科を行った．根管治療やルートプレーニングに際して臼歯部の補綴物を撤去したことで自然移動が誘導され，骨のレベリングを図ることができた．現在まで安定した状態が続いている．

初診時

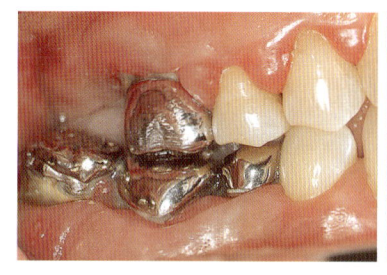

10-1 〜 10-4　2001 年 3 月．
7|7 欠損のため 7|7 に対合歯はない．
|7 は，|6 と連結されているため移動できず，根尖まで骨吸収が認められた．
|7 は，遠心へ自然挺出することで炎症から逃れ，歯周ポケットの形成はない

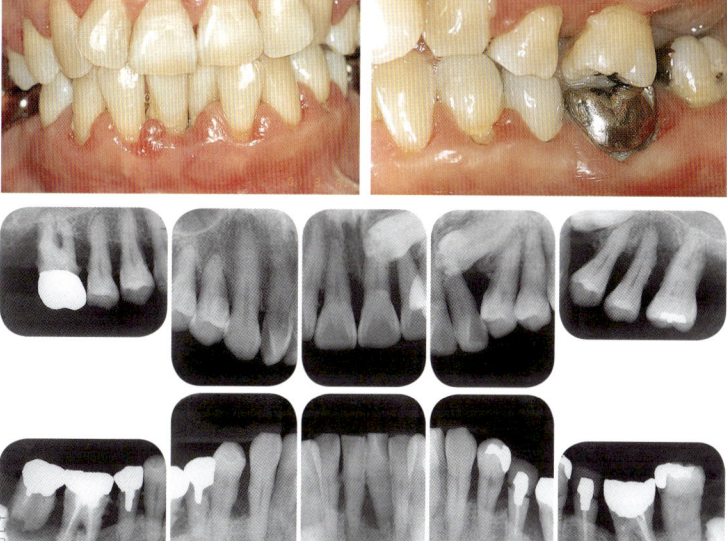

歯周基本治療

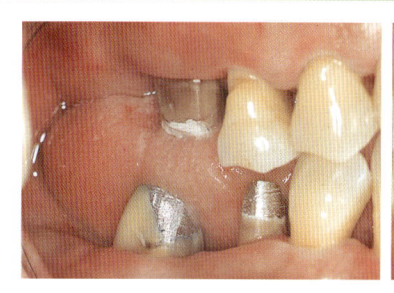

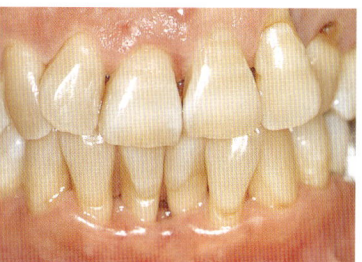

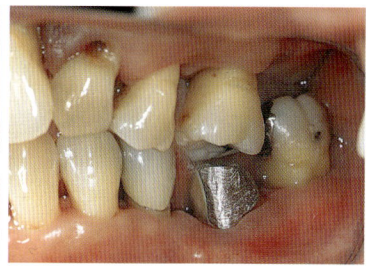

10-5 〜 10-7　2001 年 5 月．自然移動中．良好なモチベーションのもとで炎症は消退．SRP の後，再評価．歯周外科を行った．根管治療やルートプレーニングに際して臼歯部の補綴物を除去したことで自然移動が誘導され，骨のレベリングを図ることができた

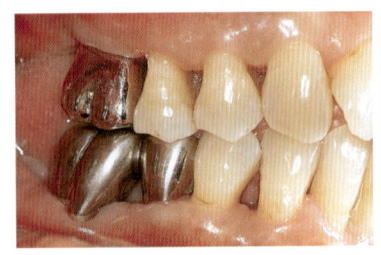

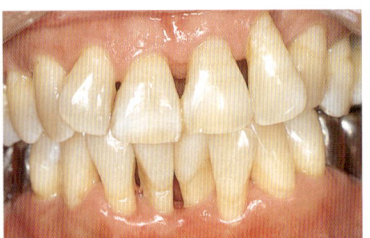

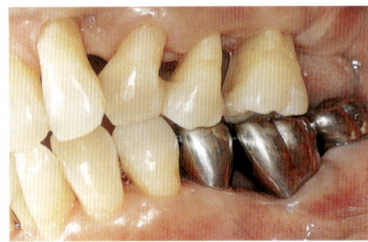

10-8～10-10　2002年1月，メインテナンスに移行．以降，4カ月ごとのメインテナンスを継続

メインテナンス

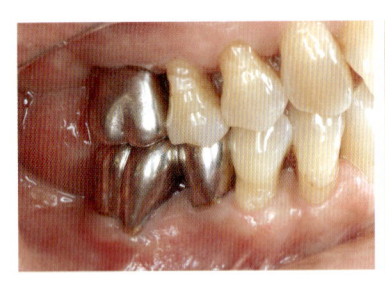

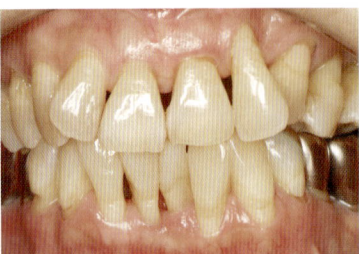

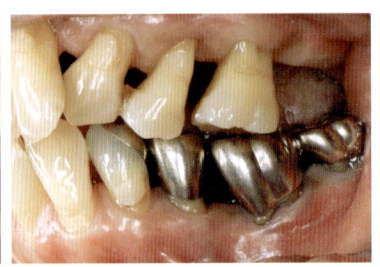

10-11～10-13　2009年8月．全顎的に安定して推移している

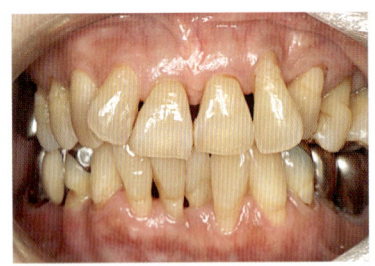

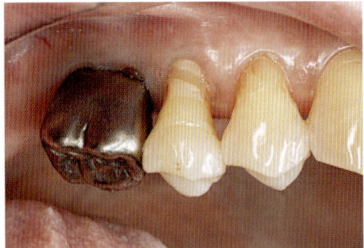

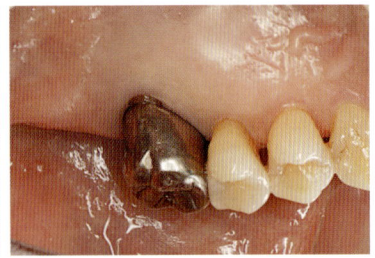

10-14～10-16　2012年11月

プロービングチャートでの変化

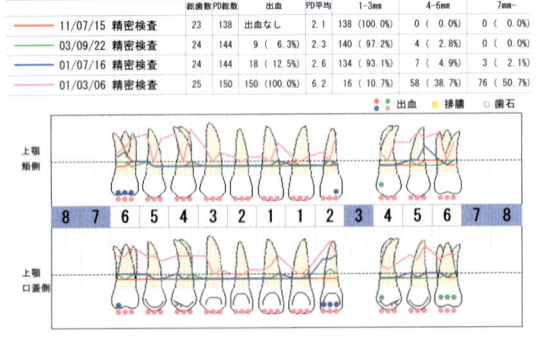

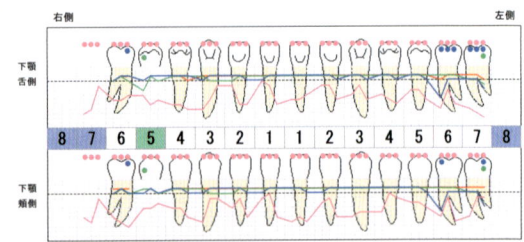

10-17　初診～メインテナンスのプロービングチャート

X線写真での変化

10-18 〜 10-21
下顎右側臼歯部のX線写真上での変化

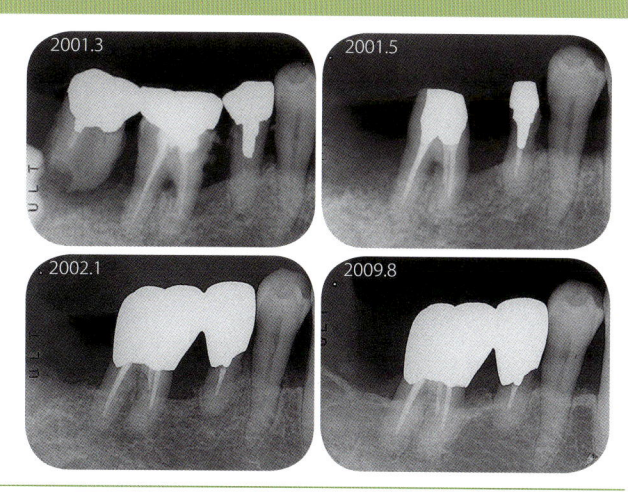

10-22 〜 10-25
下顎左側臼歯部のX線写真上での変化

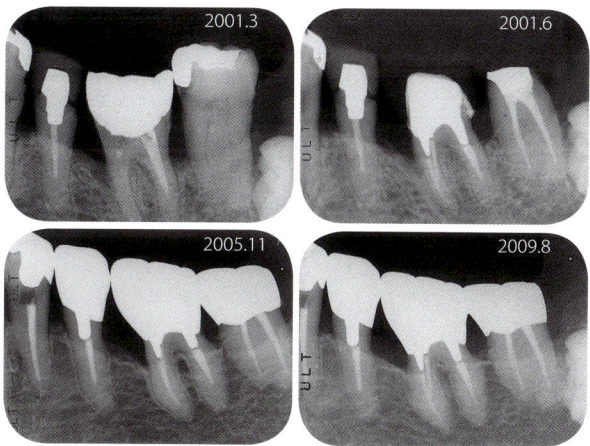

10-26 〜 10-28
2009年8月．対照的に，|5 および上下顎前歯部は，生活歯だったため削合はせず，自然移動を起こしていないため骨レベルが揃わないまま安定した

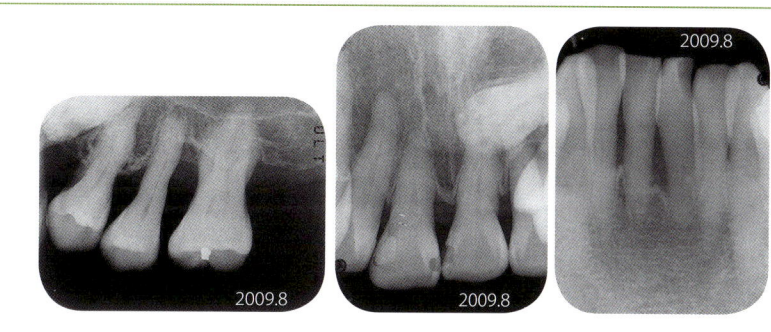

■ 垂直性骨欠損の治療のかたち

　二次カリエスや根管治療が必要な失活歯の場合，歯周基本治療と並行し，早期に不適合な補綴物を除去することで，当該歯は骨欠損から逃れるように移動し，骨のレベルが揃うことになって，その結果として垂直性骨欠損を改善することができる．
　一方で，それとは対照的に，|5 は生活歯だったために削合は行わなかった．そのため，自然移動は起こらず骨レベルは揃わないものの，長期に安定している．つまり，必ずしも骨レベルの平坦化が治癒の形態のすべてではないことを示唆するものと考えられる．

Chapter 3 歯周基本治療で"治す"

歯周基本治療のメリットを活かす

自然移動を妨げず，引き出す②

Case 11　2004年12月初診．58歳，女性

　全顎のクリーニングを希望して来院．
　歯周治療と補綴処置は，それぞれアメリカの専門医によるものであり，当初は補綴物には手をつけないでほしい，との要望だった．しかしながら数カ月後に6⏋の急性発作にて再来院した．対合歯の根分岐部病変ともに局所的な歯周炎であることから，咬合性外傷と診断し補綴物を撤去した．近心根は歯根1/2程度まで骨吸収を起こしているが，遠心根は問題がないため，遠心根のみテンポラリークラウンで咬合させ，近心根のみ自然移動させることで遠心根とのレベリングを図った．
　近心には，詳細にみれば1～3壁性骨欠損が混在していると思われる．プラークリテンションファクターであるクラウンのマージン不適合と咬合性外傷が相まって共同破壊を起こしたと考えられた．咬合性外傷の除去で誘導できる自然移動は垂直性骨欠損の治療に有効だが，生活歯やブリッジの支台歯には，適応を慎重に検討する必要がある．再生療法との比較も視野に入れたい．

初診時

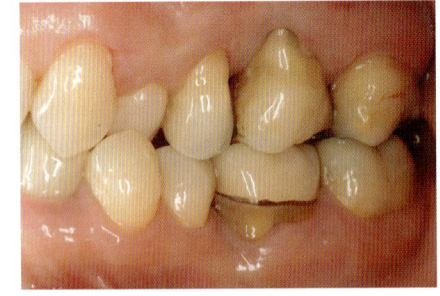

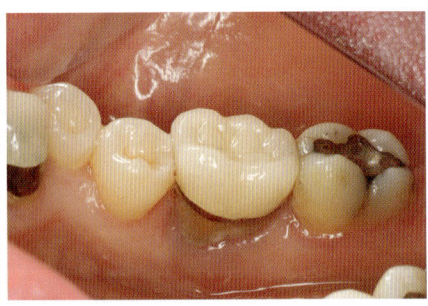

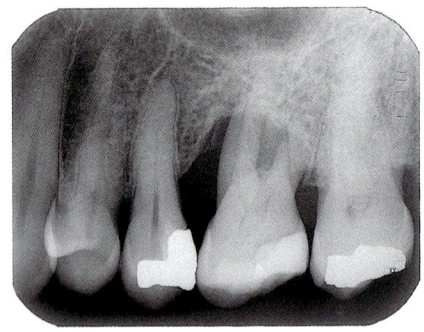

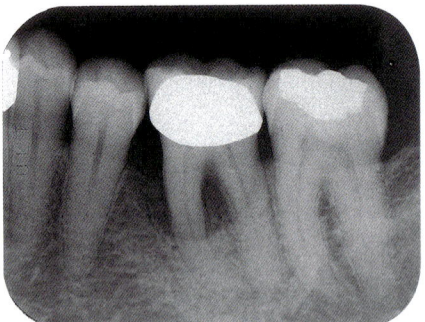

11-1〜11-4
2004年12月．6⏋の咬合性外傷と考えられる．当初は患者の希望で手をつけずにいたが，2005年9月，急性発作を起こして再来院した

歯周基本治療→補綴治療

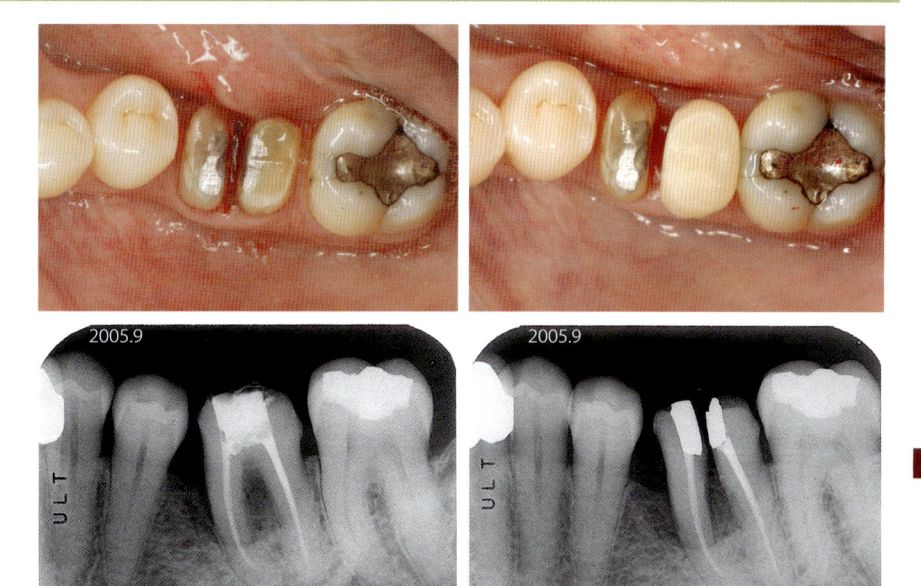

11-5～11-9 2005年9月→2006年4月．上行性歯髄炎の診断で歯髄処置のうえ歯根分割．遠心根は問題がなく移動は不要のため暫間被覆冠を仮着．近心根はフリーにして自然移動を図る

メインテナンス

11-10, 11-11 2009年12月．術後4年，骨レベルは平坦．日米を往復しながら両国の歯科医院でメインテナンスリコールが継続されている

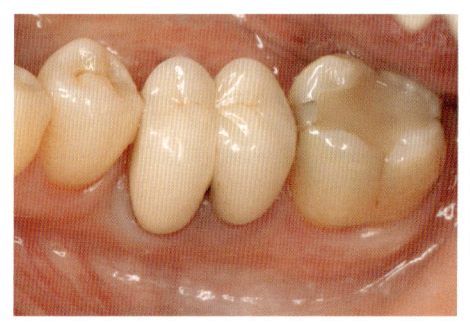

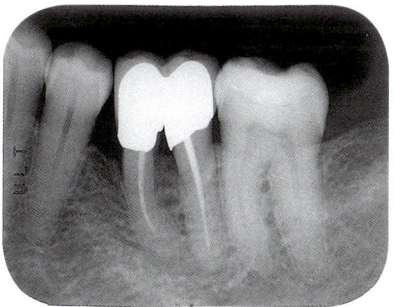

■ 自然移動を意図的に引き出す

　対合歯や隣在歯の存在によって自然移動できず，歯周ポケット内部に炎症が広がりつつあった歯は，対合歯や隣在歯のコンタクトをなくし自然移動が自由になれば，結果として骨欠損が解消される．
　齲蝕や不適合な補綴物があったとき，また咬合性外傷となっているとき，それを早期に除去することで自然移動が自由になって骨レベルが揃えられる．骨レベルが揃えられるところまで移動したら自然移動は停止する．その後，補綴の必要があり歯軸の方向が不都合であればMTMを行うこととなる．歯冠歯根比は悪くなるので，二次性咬合性外傷が懸念される場合は，連結固定の方法と範囲を検討する．
　自然移動を意図的に引き出すことは，歯周治療において大きな武器となる．

■ 動揺歯の固定

　歯周治療後に，歯が元あった位置，あるいは元とは違う位置に移動して組織が治癒する現象の観察から，安易な固定は極力避けたいところである．しかし動揺が著しいためにブラッシングやSRPが困難であるときはその限りではない．また，メインテナンス移行後は二次性咬合性外傷の抑制のため固定は必要であることはいうまでもない．それによって歯周組織はより安定する．

歯周基本治療のメリットを活かす

自然移動を妨げず，引き出す③

Case 12 2004年2月初診．42歳，女性

　主訴は全顎的に著しい歯肉出血と，動揺による摂食困難．

　下顎前歯部に注目すると，著しい歯列不正ではあるが，①問診から，もともと歯列不正ではあったが，特にここ数年で悪化したとのこと．短期間での急激な変化の後では，早く適切な処置ができれば回復したあとの変化も大きいであろうこと，②下顎両側犬歯は骨植がよく安定していて，問題は4前歯のみであること，③浮腫性の歯肉であり，炎症をコントロールすることができれば大きな変化が期待できること．しかも頬舌的な歯列不正が大きく，口唇と舌の筋圧の中立帯に歯が誘導されるはずであること，④模型上の測定では4前歯中の1歯を抜歯してスリーインサイザルにすれば，犬歯間のスペースに収まりそうなこと，⑤内縁上皮を搔爬することなく歯面のみを廓清することができれば，歯を動かすために必要な歯周組織は失わず，歯の自然移動をより引き出すことができるであろうこと，が考えられた．

　それらを踏まえたうえで，初診に近い段階で，患者さんご本人に「歯周病がコントロールできればこの歯並びを自然移動で治すことができる」と予告した．そして，それは患者さん本人と担当歯科衛生士のモチベーションとなった．治療計画として，プラークコントロール指導を主体とする歯周基本治療のなかで，歯周組織の反応をみながら歯の位置を誘導することとした．

初診時

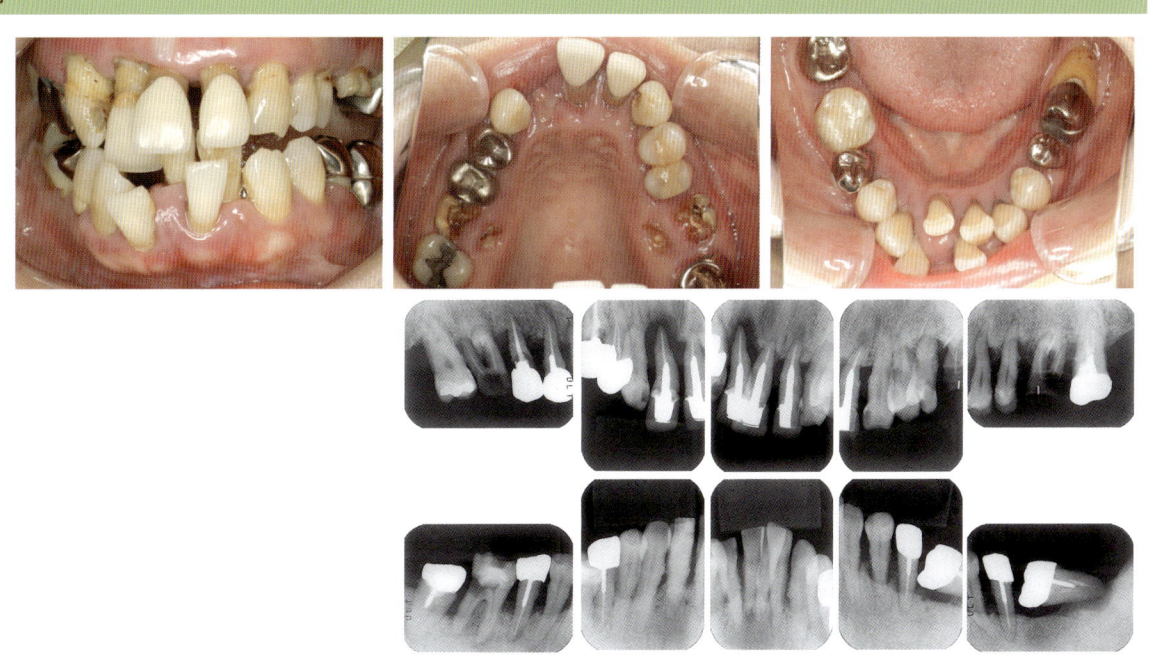

12-1～12-4 2004年2月．初診時（咬合面観は初診より1週後）．$\frac{6\,5\,2\,1\,|\,1\,2\,6}{7}$ はすでに保存不可能（ $\underline{2}$ は初診時に脱落）．それ以外の残存歯も大半はプロービング値が深く骨吸収も大きい．挺出や歯間離開等の病的歯牙移動が著しく咬頭嵌合位が定まらず，前方側方運動は困難．咬合崩壊を伴う重度慢性歯周炎と診断した

歯周基本治療

12-5, 12-6
2004年2月．炎症が強い．SRPは行わずブラッシングを徹底させて浮腫の消退を待つ

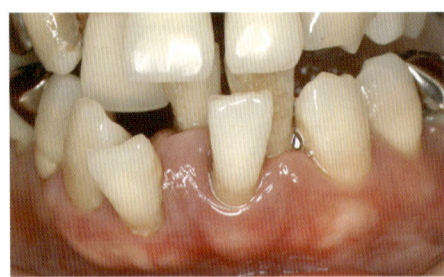

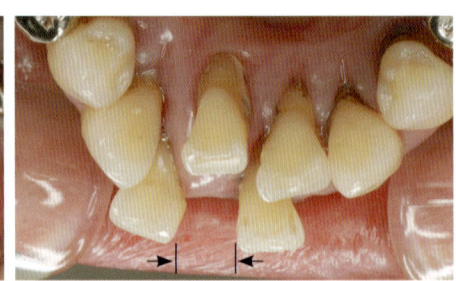

12-7
2004年4月．初診より2カ月．プラークコントロールによって浮腫が消退．この段階で ¦1 の抜歯とルートプレーニングを開始．
　歯石の沈着は強固で，1歯に1時間程度を要した．また，炎症の消退とともに，歯の自然移動を誘導するために，毎回プラスティックストリップスで歯の重なる部分を削除した

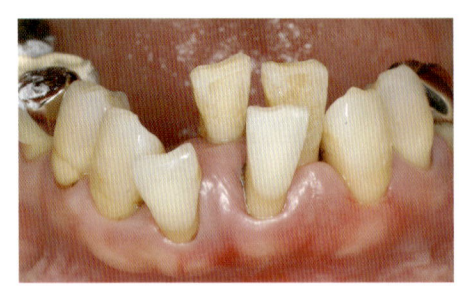

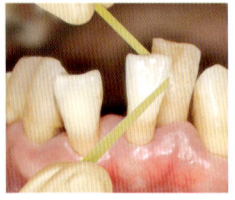

12-8 プラスティックストリップスによるストリッピング

12-9, 12-10
2004年6月．初診から4カ月．プラークコントロールが定着．¦1 を抜歯後1週間．炎症が消退し（歯面が乾いたようにみえる），歯肉縁下にあった歯石がみえてきた．すでに歯間のスペースが閉じ始めた

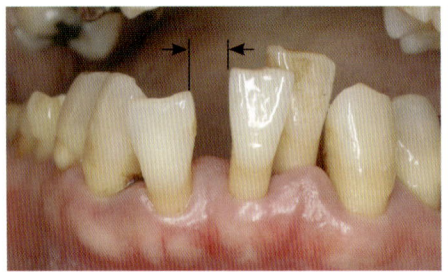

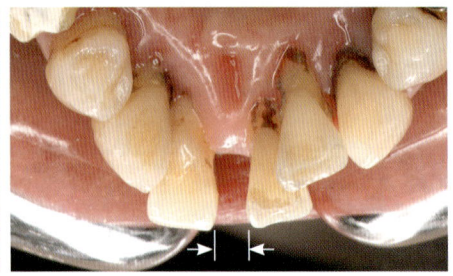

12-11, 12-12
2004年7月．¦123 の根面が滑沢になり，歯肉が引き締まってきた．3¦2 のルートプレーニングを行う．¦1 は舌側に，¦2 は唇側に移動しようとしているので，その動きを助け誘導するため，¦12 間のエナメル質をプラスティックストリップスでわずかに削ってスペースを作っておく．それに向かって歯が移動すると考えた

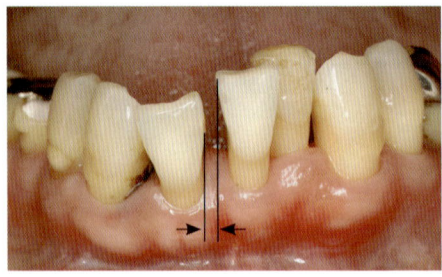

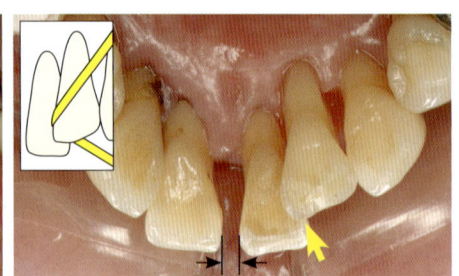

---

104 ｜ 歯周基本治療で 治る！ 歯周基本治療で 治す！

Case 12

12-13, 12-14
2004年8月．2|1の間のスペースがさらに小さくなってきた．前回作っておいた|1 2|間のスペースが閉じてコンタクトしていることを確認したら，再度プラスティックストリップスでスペースを作り誘導する

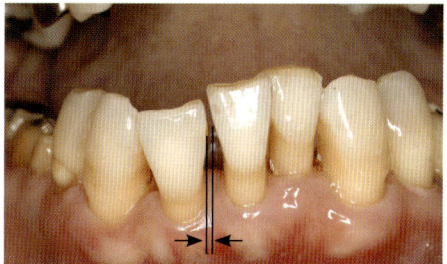

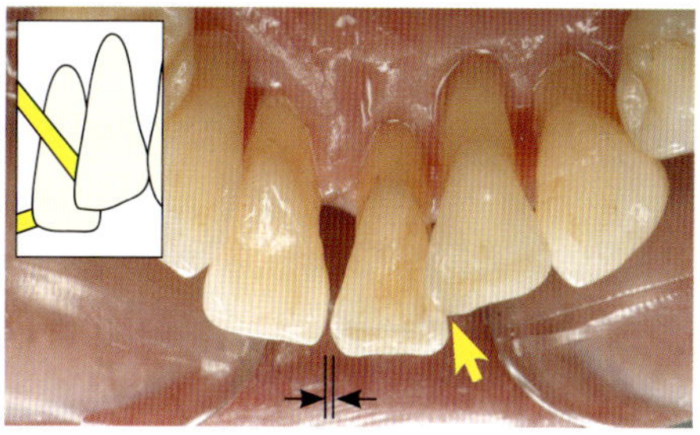

12-15, 12-16
2004年9月．プラークコントロールをさらに強化し，プラークが再度付着せず歯面が滑沢になっていることを確認する．歯の移動は緩徐になってきたため，プラスティックストリップスによる削除は少量のみにとどめる

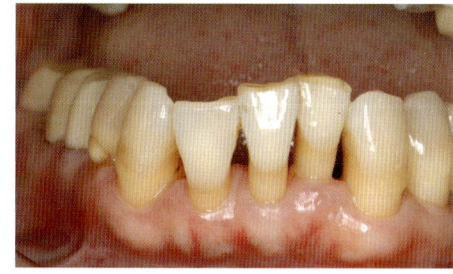

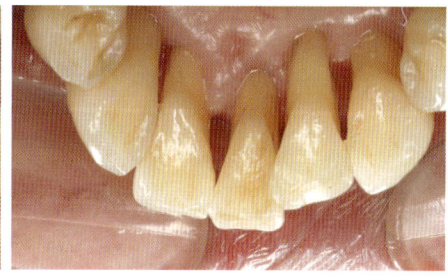

12-17, 12-18
2004年11月．歯間離開が閉じてコンタクトし，歯周組織は安定した．自然移動はここで完了と判断

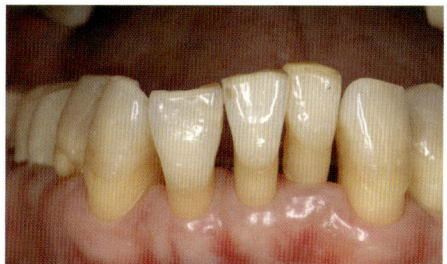

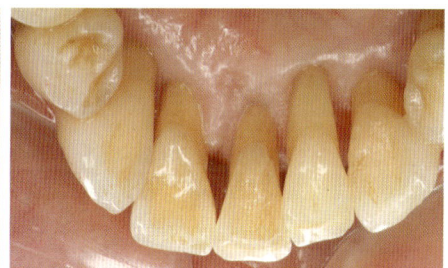

12-19
　残存歯の健康が回復し，|3|の歯周外科を終えて保存可能な歯は確定された．
　上顎は，経過のなかでのトラブルへの対応も視野に入れ可撤式義歯で対応．
　また下顎の片側遊離端欠損部は，インプラントで対応した．

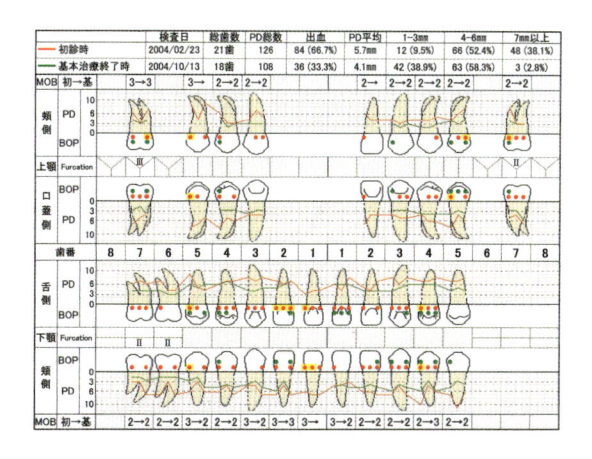

歯周基本治療で 治る！ 歯周基本治療で 治す！ | 105

補綴治療

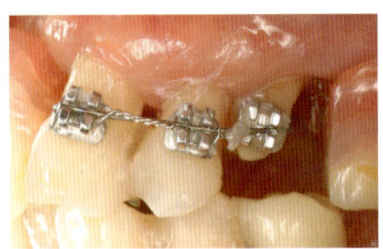

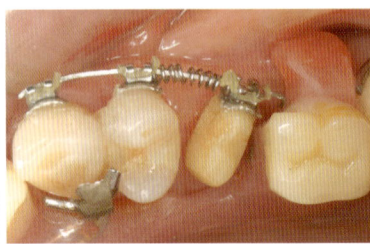

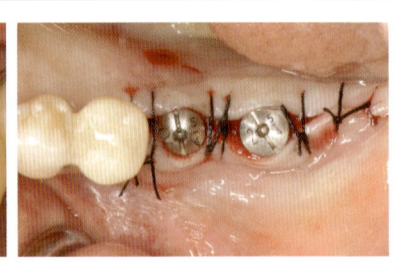

12-20～12-22　2005年3月．4|5 の歯根近接を解消するため，|5 を MTM にて遠心移動．左下臼歯部遊離端欠損部にはインプラントを埋入

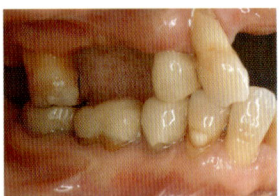

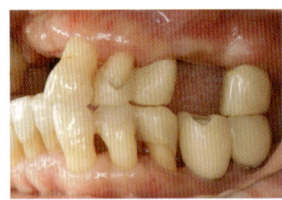

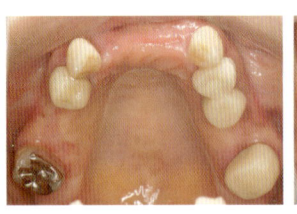

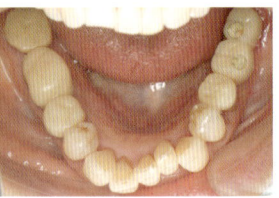

12-23～12-26　2005年10月．プロビジョナルレストレーションにて，下顎位，ガイド等を調整

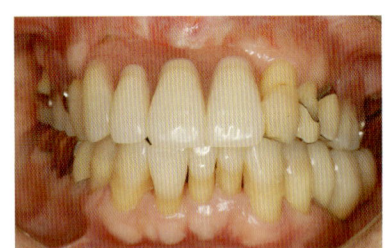

12-27～12-32　2006年1月．最終補綴時．上顎はミリングを施したパーシャルデンチャー

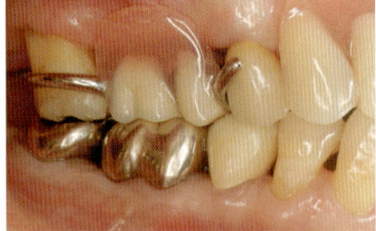

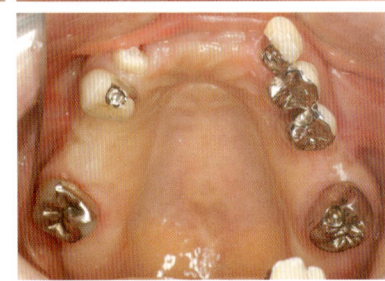

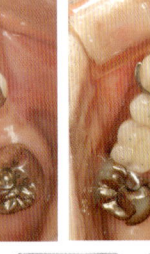

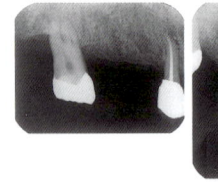

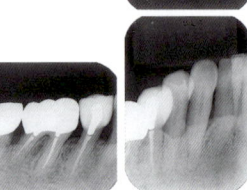

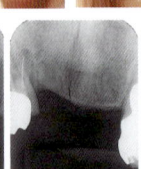

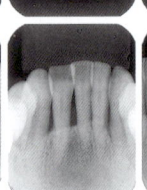

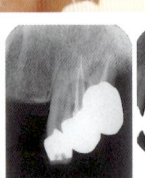

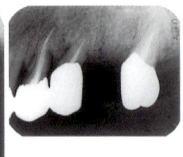

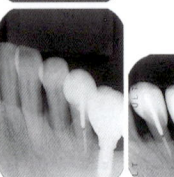

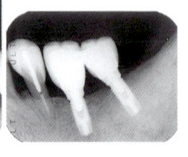

メインテナンス

12-33 〜 12-36
2009年9月．良好なプラークコントロールのもとに歯周組織は安定している

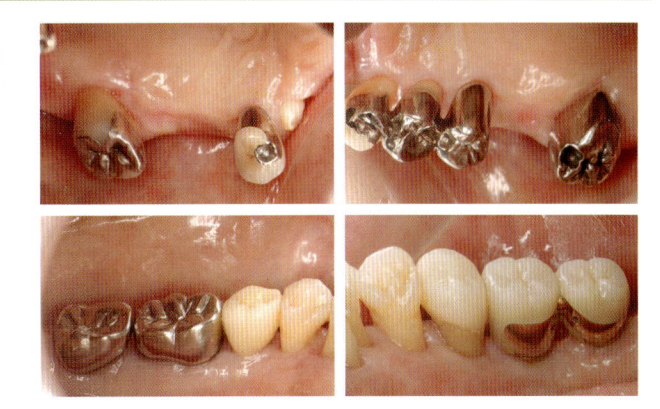

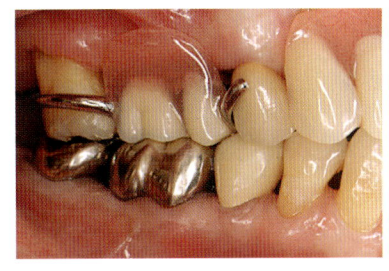

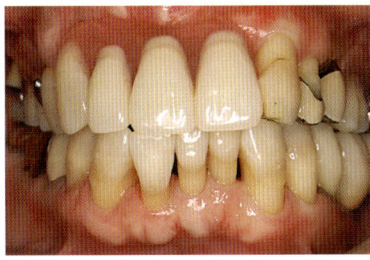

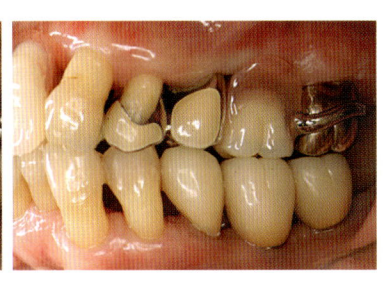

12-37 〜 12-39 2009年9月

12-40
メインテナンス時

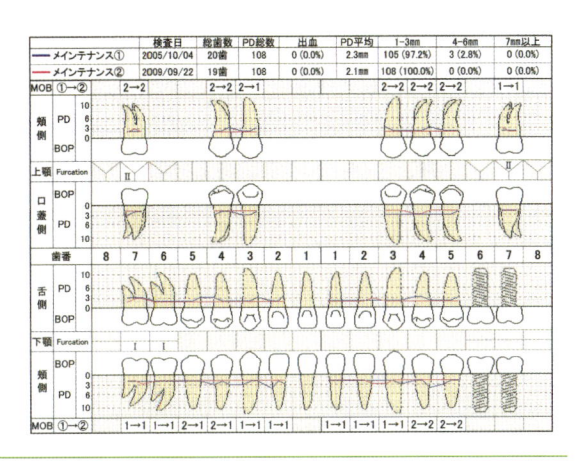

■ 重度歯周病への対応としての歯周基本治療

　術後5年と，まだ短期の経過ながら，残存歯はすべて良好に安定している．重度歯周病症例であっても，歯周基本治療を確実に行うことで歯周組織を安定させることができる．また，経過観察のなかから治癒のしかたや，それに伴う歯の移動，歯周組織の変化を経験していくことで，それらの傾向を先読みすることも可能となる．
　なお，本症例は，日本歯周病学会第52回春季学術大会（2009年5月15日，16日，岡山）でのポスター発表を再構成したものである．

Chapter 3 歯周基本治療で"治す"

歯周基本治療のメリットを活かす

自然移動を妨げず，引き出す④

Case 13　2005年1月初診．57歳，男性

　患者は，全顎的に著しい歯肉からの出血と，歯の動揺による摂食困難を主訴に来院された．前医では，「1歯も保存できる見込みはない．すべて抜歯して総義歯もしくは全顎インプラントによる再構成のいずれか」と宣告されたとのこと．

　筆者は「62|6 は保存不可能と思われ抜歯となるものの，それ以外はすべて保存が可能であること．そのためには患者さんご本人の協力がどうしても必要であること．すなわち，歯肉縁下のプラークは私たちが責任をもって除去するので，歯肉縁上のプラークはご自分の責任として毎日除去してもらわなければならないこと．その方法は継続して指導させていただくこと」を伝え，理解をいただいた．

　歯周基本治療の間は，動揺が大きいことと浮腫が強いため，患者にはやわらかい歯ブラシを選択していただいた．この段階ではまだ固定はしていない．

　約2カ月半で歯肉に変化がみられたため，動揺歯を指で押さえながらルートプレーニングを開始した．14回のアポイントで全周のルートプレーニングを終えた．

初診時

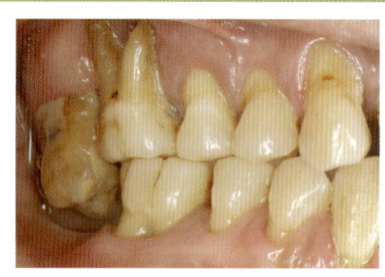

13-1 〜 13-6

2005年1月．主訴は，全顎的に著しい歯肉からの出血と，歯の動揺による摂食困難．全顎にわたってプラークコントロール不良でアタッチメントロスが大きい．数カ月前に |4 が脱落したとのこと．他の歯もどうなるのかと不安で歯磨きができず，いっそう悪くなる，という悪循環に陥っている．重度慢性歯周炎と診断

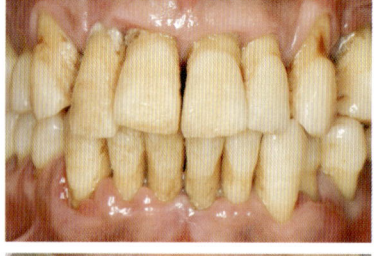

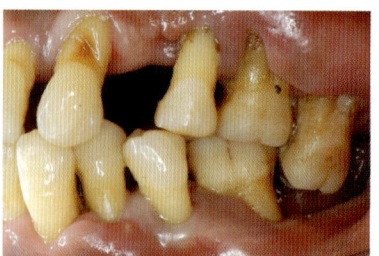

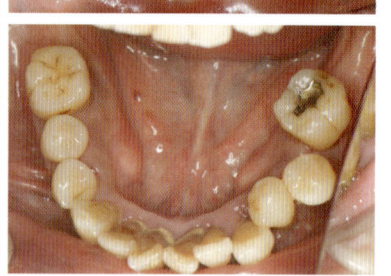

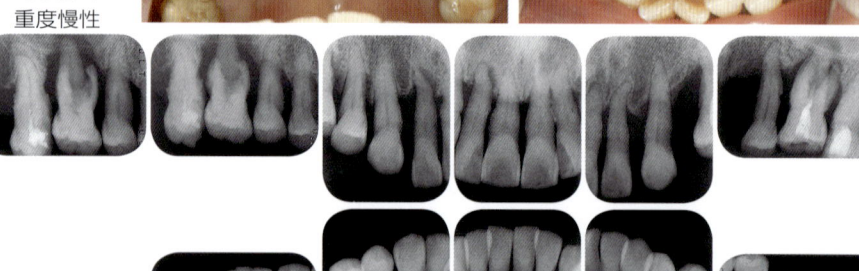

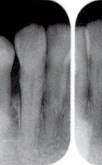

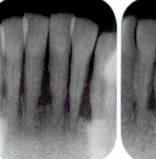

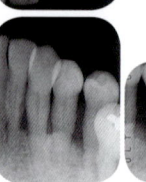

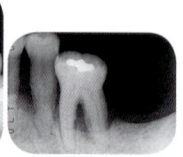

歯周基本治療

13-7
2005年2月．全歯面に歯石とプラークがべっとりと付着．歯肉の浮腫も著しく，歯ブラシで触れるだけで歯が動くほど動揺も大きい．やわらかい歯ブラシを用い時間をかけてのブラッシングを指導

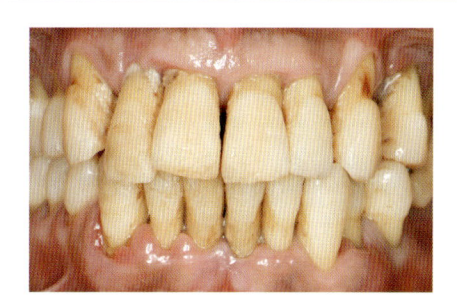

13-8
2005年3月．歯肉の浮腫は少し変化してきたものの，まだ十分とはいえず，歯肉の「湿った」感じが残っている．SRPはまだ開始せず，ブラッシングの強化を図る

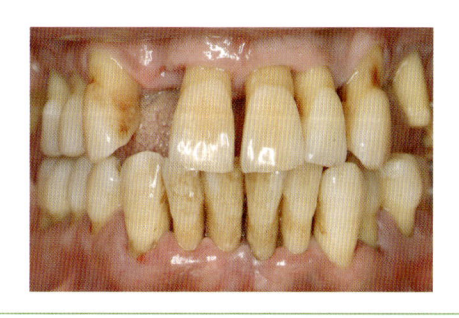

13-9
2005年4月．歯肉が「乾いた」ように変化した．炎症が消退し始めたこのタイミングでSRPを開始する

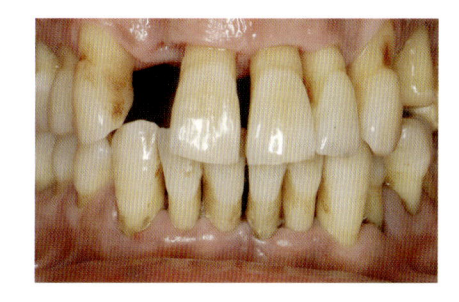

13-10
2005年5月．歯肉縁上・縁下のSRPを終え，歯肉が安定し始め，動揺が小さくなってきた

13-11
2005年6月．歯肉がさらに安定して引き締まり，動揺はほとんどなくなってきた．これより矯正治療を開始

13-12
初診～歯周基本治療終了時のプロービングチャート

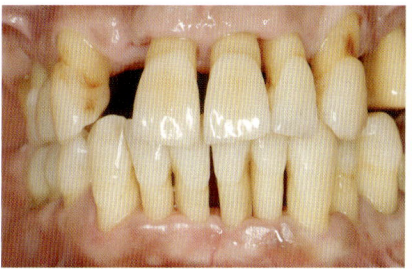

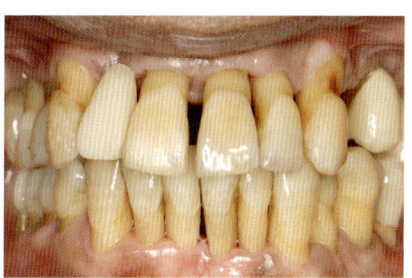

補綴治療

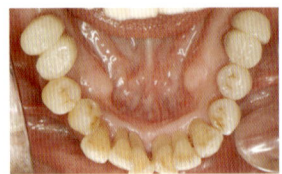

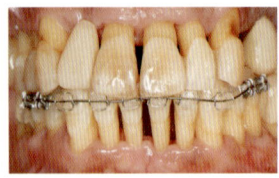

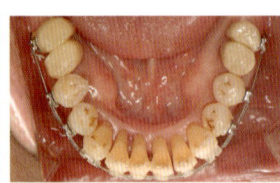

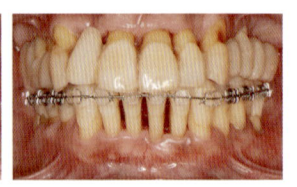

13-13〜13-16 2005年12月．下顎は，根分岐部病変Ⅲ度の大臼歯を歯根分割．自然移動による挺出の後，MTMにて歯根近接を改善．上顎は咬合調整にて対応した

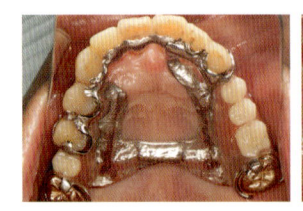

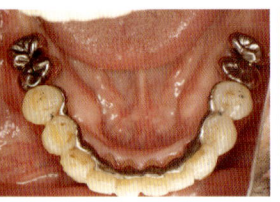

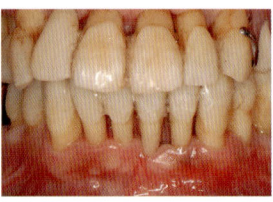

13-17〜13-19 2006年3月．最終補綴時．MTMの保定と動揺歯の固定を兼ねて接着．メインテナンスに入る

メインテナンス

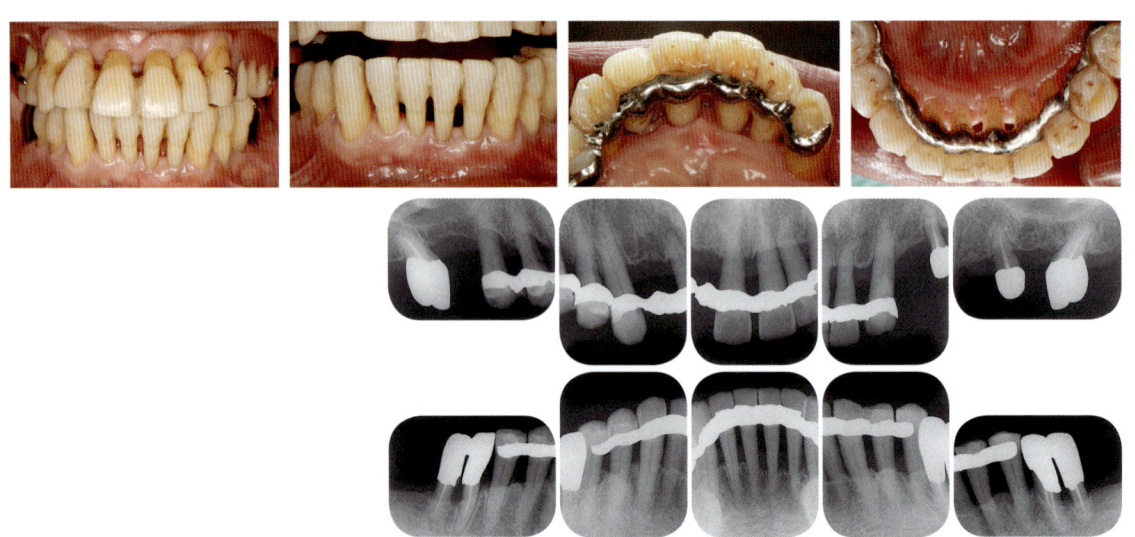

13-20〜13-25 2010年3月．メインテナンスに入り4年経過．歯周組織がますます安定し，デンタルX線写真で歯槽頂線がより鮮明になっている．固定による機能の結果，頬舌側の皮質骨が安定していることがわかる

X線写真での変化

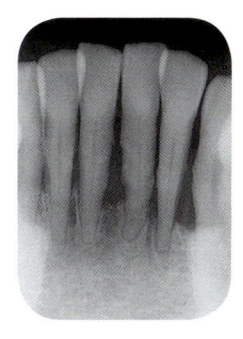

13-26
2005年1月．歯冠歯根比が著しく悪いため動揺度が大きい

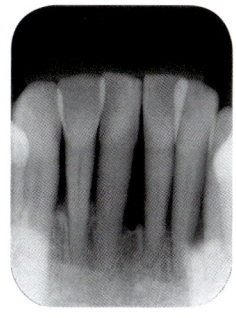

13-27
2005年6月

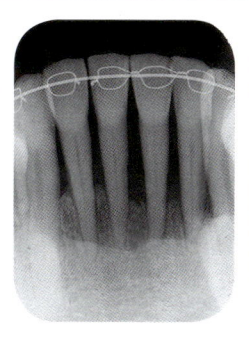

13-28
2005年12月

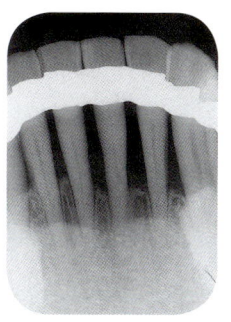

13-29
2006年3月．歯周治療とMTMの保定を兼ねて接着により固定．歯槽頂線が現れて歯槽硬線が安定．頰舌的な厚みはない

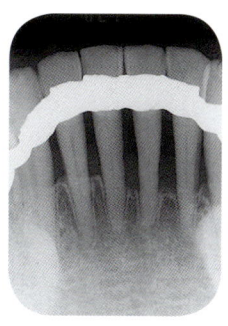

13-30
2010年3月．メインテナンスに入り4年．X線不透過像が亢進．機能することで頰舌側の皮質骨の厚みが増している

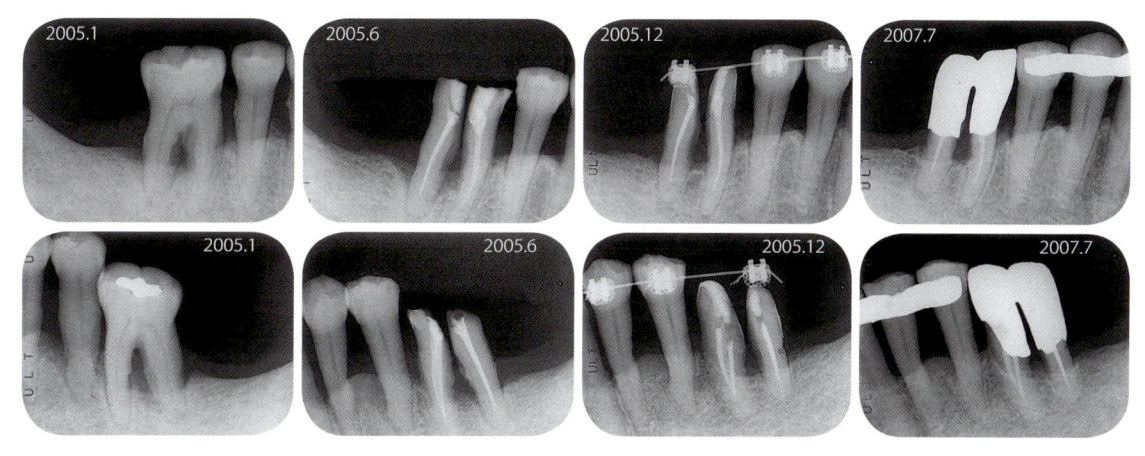

13-31〜13-38
6|6 の治療経過．根分岐部病変Ⅲ度であった 6|6 に対し，根管治療の後，歯根分割．遠心根の垂直性骨欠損を自然挺出にて改善を図る．その後，遠心根を遠心移動して歯根近接を改善し，連結冠にて保定

歯周基本治療のメリットを活かす

歯肉退縮のクリーピングに有利①

Case 14　1996年2月初診．49歳，女性

　歯肉腫脹と疼痛を主訴として来院．アタッチメントロスはなく，いわゆる歯周炎ではなく重度の歯肉炎であった．5カ月後，ようやく腫脹が消退した．歯頸部には黒い歯根が透けて見え，歯周組織が薄いことがわかる．プロビジョナルレストレーションを経て補綴したが，セットからわずか数週間後には歯肉退縮が生じ，それがだんだん明確になってきていた．その後来院が途絶えた．
　4年後に再来院．歯肉退縮を起こしていた部位には辺縁歯肉がクリーピングし，さらにそれが付着歯肉に変化していた．

初診時→歯周基本治療

14-1
1996年2月．歯肉腫脹と疼痛が主訴

14-2
1996年7月．初診から5カ月．ブラッシングにより歯肉腫脹が改善．歯肉が引き締まったことによりマージンが露出

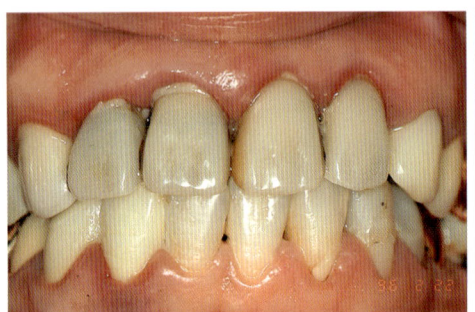

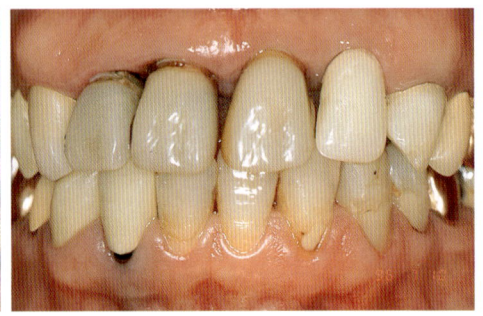

14-3
1998年2月．補綴処置から数週間後．歯肉が退縮し，マージンが露出

14-4
1999年9月．さらに歯肉が退縮．この後，来院が途絶える

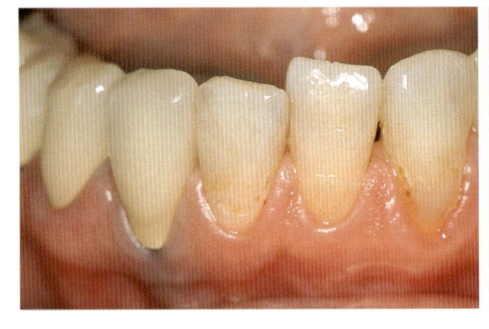

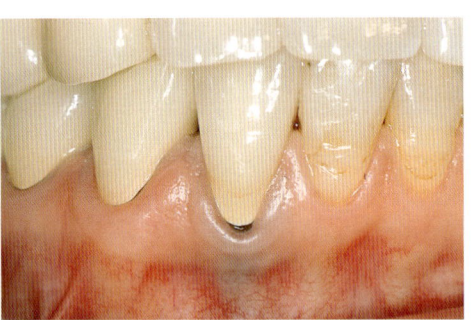

メインテナンス

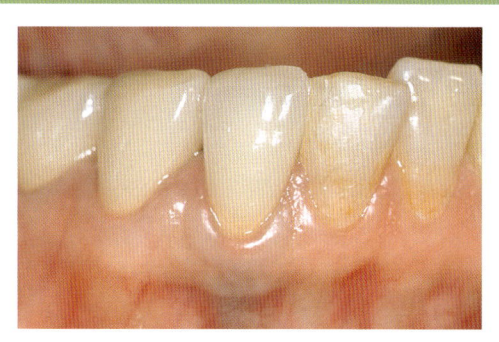

14-5　2003年2月．退縮していた歯肉がクリーピング．歯肉退縮を気にした患者がブラッシング方法を変え「以前ほど強い歯磨きをしないように心がけた」とのことだった

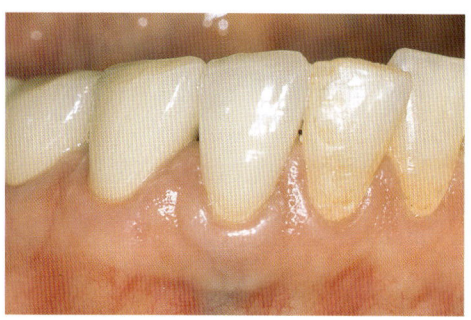

14-6　2006年6月．初診から10年．歯肉退縮は再発しておらず，歯肉の状態は安定

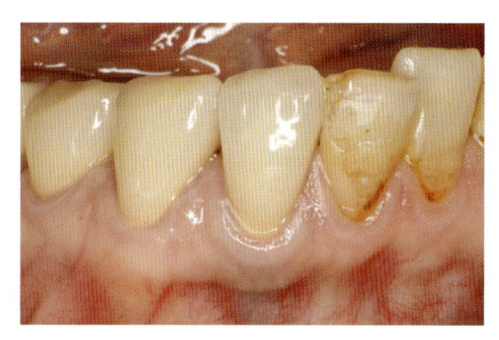

14-7　2007年8月

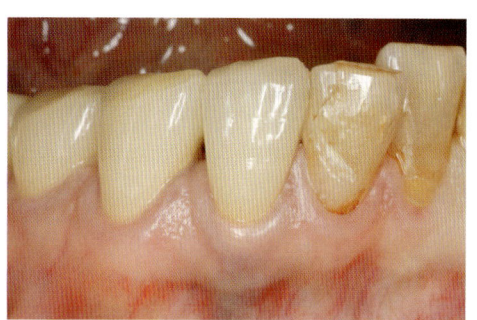

14-8　2009年11月．安定した状態を保っている

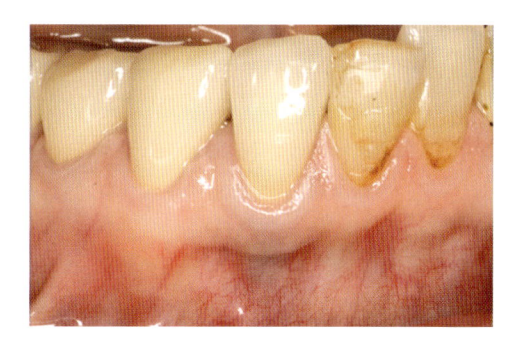

14-9　2012年4月

■ 歯肉退縮部のクリーピング

歯周組織にかかる適度な力が，適切になったブラッシング圧と相まって歯周組織に良い変化をもたらし，歯肉退縮はクリーピングを起こし回復する可能性がある．

歯周基本治療のメリットを活かす
歯肉退縮のクリーピングに有利②

Case 15　2002年12月初診．37歳，女性

　主訴は，2̄3̄部歯肉退縮と疼痛．
　歯肉退縮にはいくつかの原因が考えられるが，個々の症例において原因を考えてそれを除去しなければならない．

初診時

15-1，15-2　2002年12月．2̄3̄部の歯肉疼痛と歯肉退縮が主訴

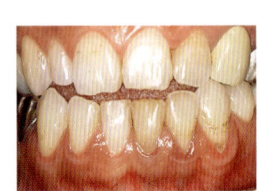

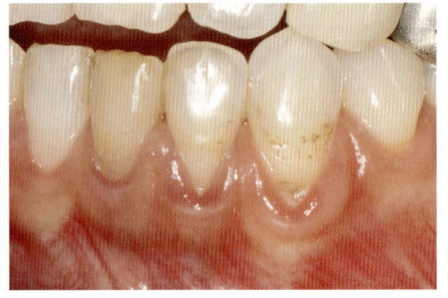

歯周基本治療→メインテナンス

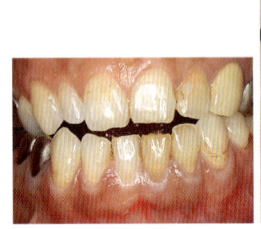

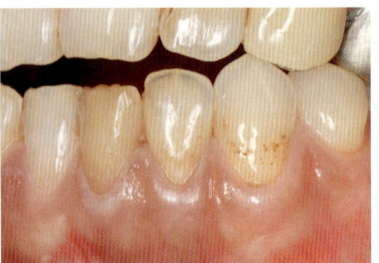

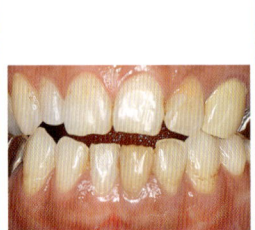

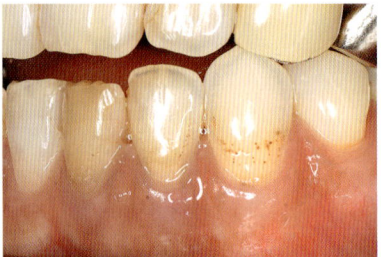

15-3～15-6　オープンバイトのため，咬合の要素が原因ではない．硬い歯ブラシによる強い横磨きが原因と考えられた．付着歯肉が多く存在することから，ブラッシング法の改善で回復が可能なことを患者に予告のうえ，指導を行った．2006年10月には，退縮していた歯肉がせり上がり，付着歯肉が回復した

■不適切なブラッシングが原因の歯肉退縮と回復

　歯周治療の動的治療期間には，歯周炎を抑制するためにいかにプラークを除去できるかが問われるが，歯周炎が抑制された後のメインテナンスにおいては，それがオーバーブラッシング（磨き過ぎ）となって歯肉退縮を起こすことがある．
　ブラッシングが原因とみられる歯肉退縮であれば，歯ブラシを柔らかいものに換え，強い横磨きを縦磨きに変えることで回復が可能となる．

歯周基本治療のメリットを活かす

歯肉退縮のクリーピングに有利③

Case 16　1999年7月初診．52歳，男性

主訴は，③遠心の裂傷のような歯肉退縮．咬合性外傷によるアタッチメントロスを併発している可能性もあり，それも考慮するべきである．

初診時

16-1
1999年7月．下顎舌側および上顎頬側の骨隆起，エナメル質の咬耗等，ブラキシズムを疑う所見は多く，特に犬歯は咬合性外傷が顕著と考えられた．
　まずは咬合性外傷の除去を目的に犬歯切端を咬合調整

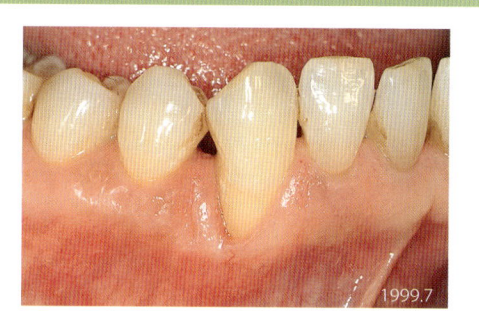

歯周基本治療→メインテナンス

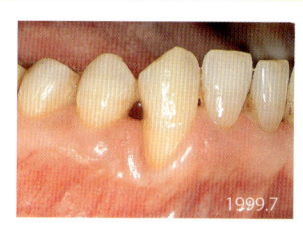

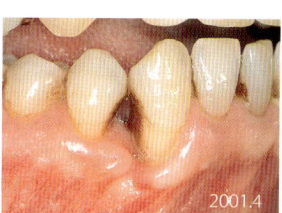

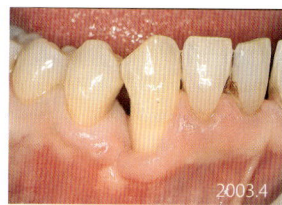

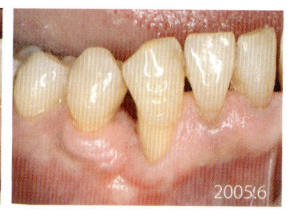

16-2〜16-5
付着歯肉の多くが失われている．クレンチングによる咬合性外傷と，硬い歯ブラシによる強い横磨きが原因と考えられた．柔らかめの歯ブラシによる縦磨きを指導．フェストゥーン様の歯肉が経年的に厚みを増し抵抗力のある付着歯肉へと変化した

16-6，16-7
2012年10月．初診から10年後の現在に至るまで安定している

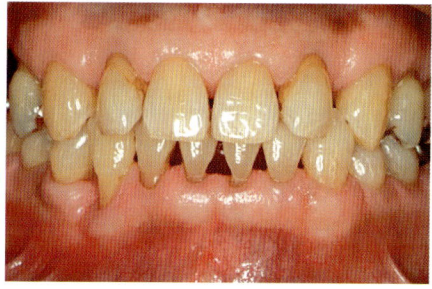

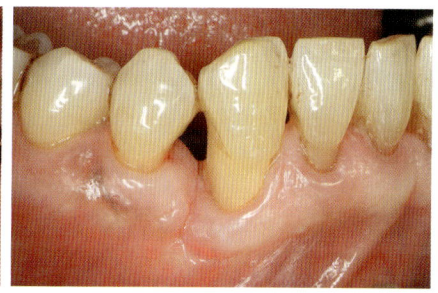

歯周基本治療のメリットを活かす

意図的にクリーピングを導く①

Case 17　2004年4月初診．34歳，女性

上顎前歯の色調と歯間空隙，いわゆるブラックトライアングルが主訴．1｜は保存修復やホワイトニングのみでは解決できず，やや適合が甘く軽度な炎症がみられる｜1とともに歯冠補綴を行った．唇側のみやや深めのマージン設定とし，歯肉縁下・隣接面のカントゥアを調整することで歯肉のクリーピングを誘導した．

初診時

17-1
2004年4月

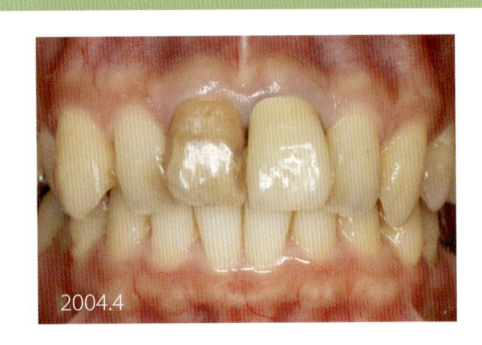

歯周基本治療→補綴治療→メインテナンス

17-2, 17-3

2004年7月．唇側はマージンを深めに設定しややオーバーカントゥアに，隣接面はスムーズに移行しクリーピングの余地を残すようにややレスカントゥアにする．隣接面のブラックトライアングルについては，クリーピングが起こることを予告してある．歯肉退縮の原因となる横磨きはしないよう，歯の長軸方向への縦磨きを指導．2006年6月．ブラックトライアングルは閉鎖

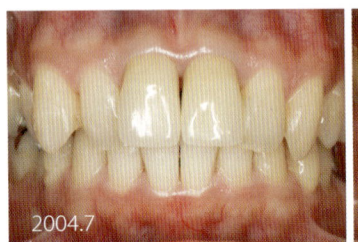

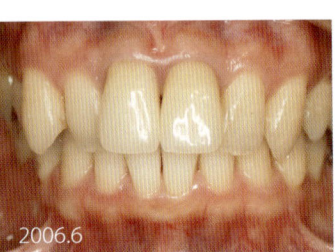

17-4
2010年6月．現在も安定している

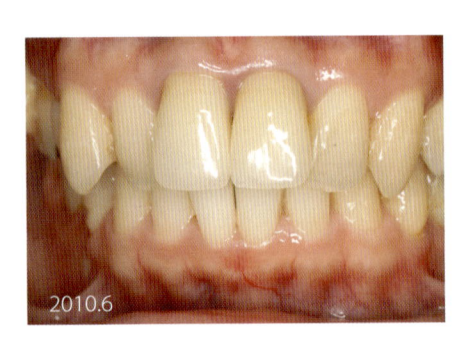

歯周基本治療のメリットを活かす

意図的にクリーピングを導く②

Case 18　2003年4月初診．54歳，女性

上下顎前歯の歯冠補綴を希望．

旧補綴物の不適合による二次カリエスと歯頸ラインの不揃いのため，審美的に問題を生じている．

歯肉に厚みとボリュームがあったため，いわゆるオベイトポンティック基底面で歯肉を圧迫しカントゥアを調整することで隣接面にクリーピングを誘導した．

初診時

18-1
2003年4月．前歯部に審美的な問題が生じている

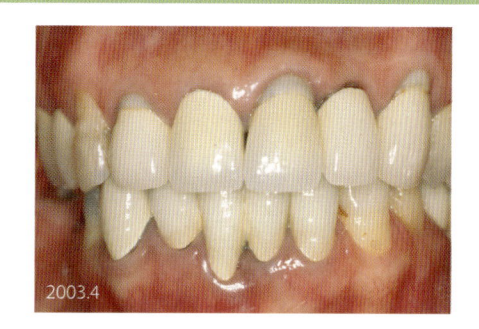

歯周基本治療→補綴治療→メインテナンス

18-2，18-3
2005年10月．新製ブリッジ装着時．スムーズな形態のポンティック基底部が歯肉を押すように，ポンティックの形態と深さを設定．
2006年6月．クリーピングが生じた

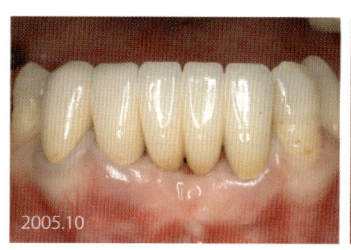

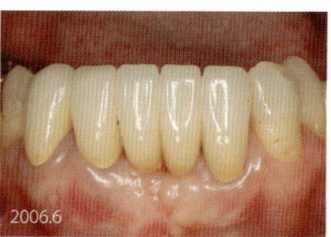

18-4
2010年9月．現在も安定している

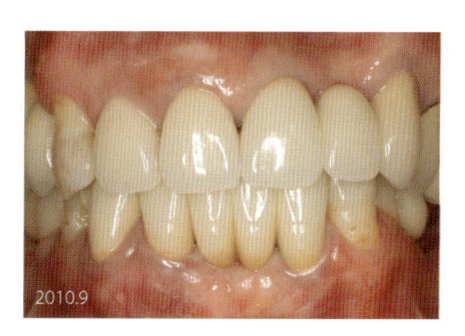

Chapter 3 歯周基本治療で"治す"

歯周基本治療をベースとした重度歯周病症例

咬合性外傷①

Case 19　2008年9月初診．46歳，女性

　総合病院内科からの紹介で来院．
　「強い炎症で食事がとれず衰弱し内科に入院，点滴栄養で2週間後回復したため退院．その原因と考えられた歯周病の治療を希望」．
　全顎的にプラークコントロールは悪くはないが，前歯部の炎症が著しく動揺大．通法どおりブラッシング指導，SRPを進めるが，前歯部にだけタッピング運動時にフレミタスをふれるため，咬合性外傷が強く関与していると診断し咬合調整をしつつ保存の可否を探ることにした．

初診時

19-1～19-6
2008年9月．前歯部の炎症が著しく，動揺も大きい

118 | 歯周基本治療で 治る！ 歯周基本治療で 治す！

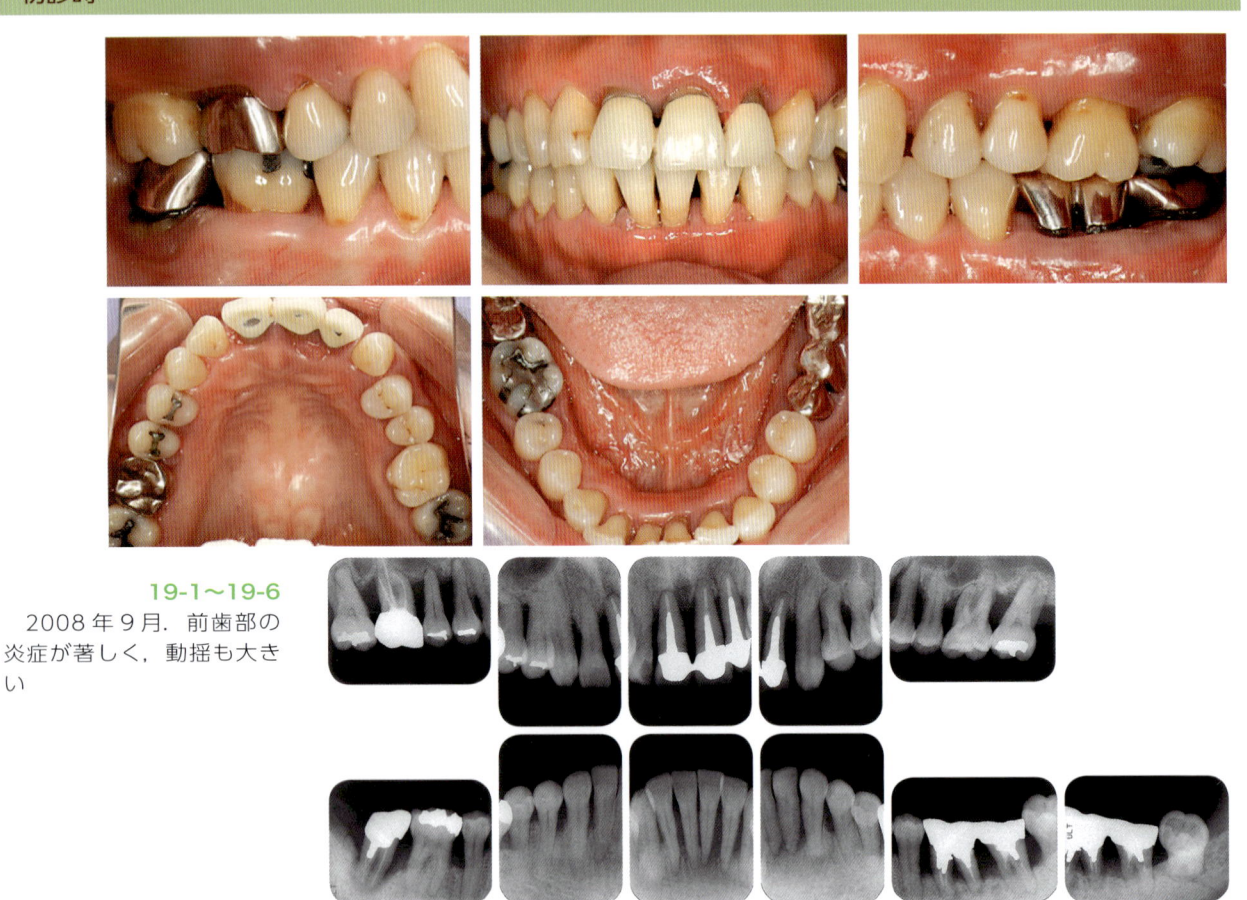

Case 19

歯周基本治療

19-7
2009年1月．上顎前歯舌側を削合しながら下顎前方運動時の動揺がなくなるように咬合調整する．
初診から3カ月後，ブラッシングの強化と咬合調整のみで炎症が消退した．ここでSRPを開始する

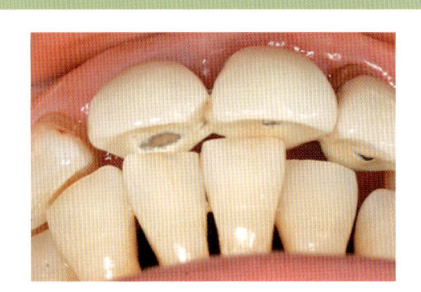

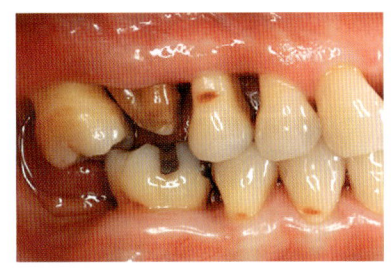

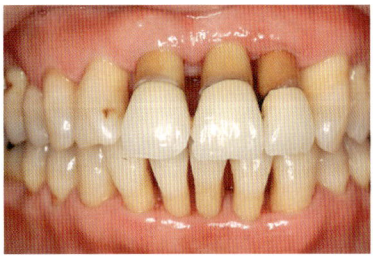

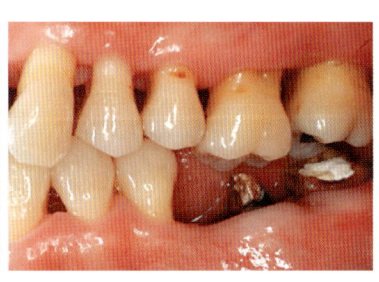

19-8～19-11
2009年5月．根尖を超える骨吸収とみられた上顎前歯にも変化が現れた

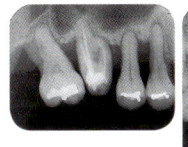

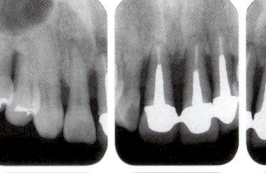

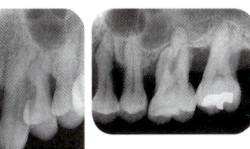

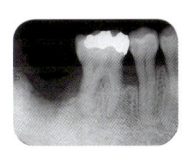

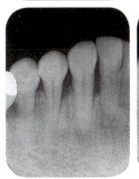

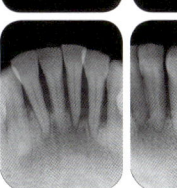

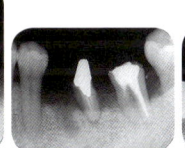

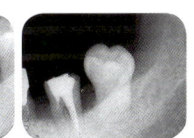

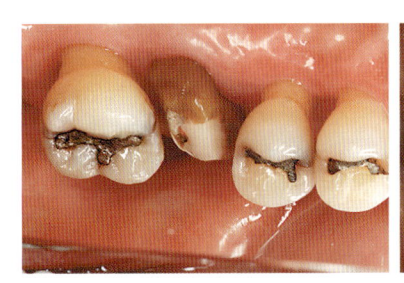

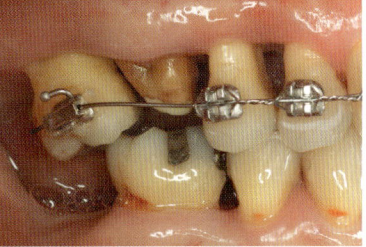

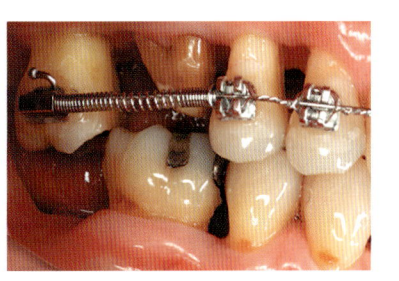

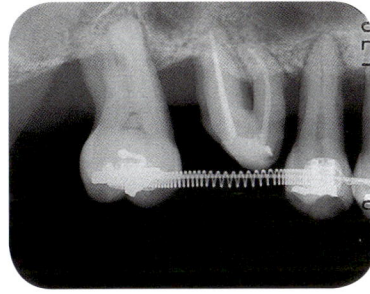

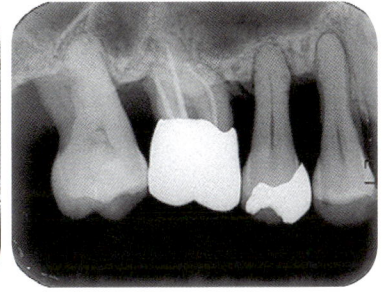

19-12～19-16 2009年7月．7┘抜歯後，7┘遠心の骨欠損から逃れるように前方下方に挺出移動．その結果，骨レベルは平坦になったものの補綴ができないために，MTMで遠心へ移動させスペースを確保して6┘の補綴を行った

歯周基本治療で 治る！ 歯周基本治療で 治す！ | 119

補綴治療

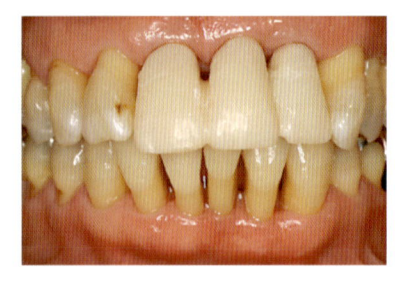

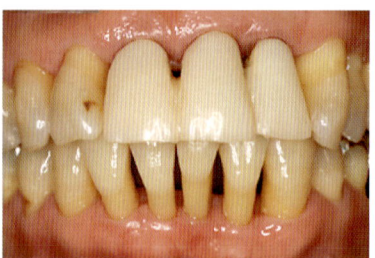

19-17, 19-18 2010年7月．前歯部のプロビジョナルの形や被蓋程度を調整し経過を観察してきたが，過度な動揺はなくなって患者本人に違和感はなく，機能的にも問題なくなり歯周組織も安定したためアンテリアガイダンスが調和したとみなし，カスタムアンテリアガイダンスを最終補綴に移行した

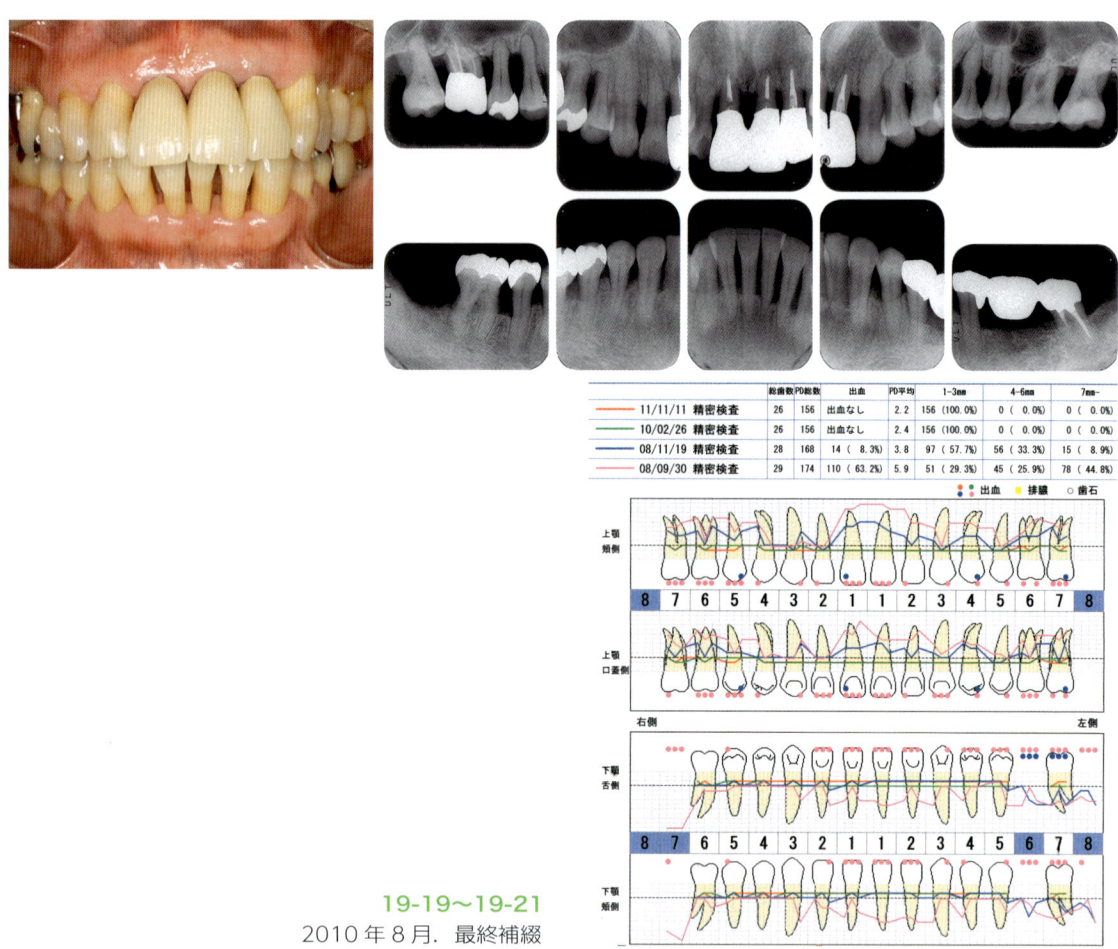

19-19〜19-21
2010年8月．最終補綴

X線写真での変化

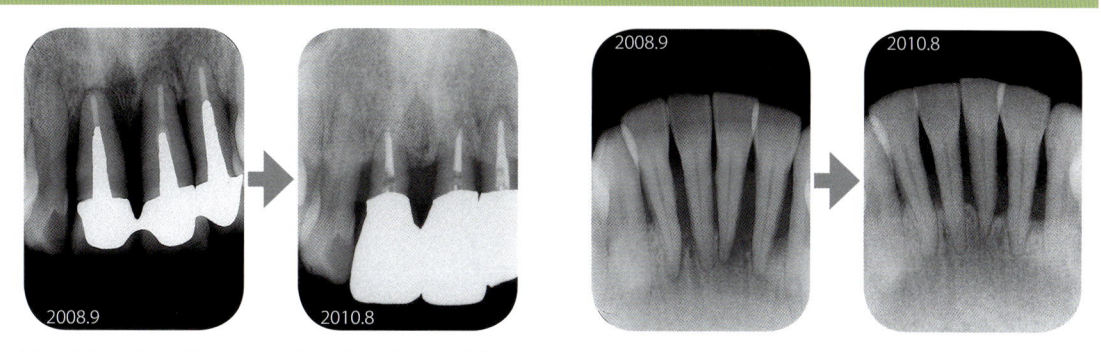

19-22〜19-25　2008年9月→2010年8月．上下顎前歯部の変化

■ 前歯部の咬合性外傷とアンテリアガイダンスの調整

①前歯に炎症が起こり骨欠損が生じたら歯は挺出する
②より強く接触するようになる
③アンテリアガイダンスが強くなり，咬合性外傷となる
④上顎前歯舌側と下顎前歯切端を調整する
⑤咬合時の違和感がなくなりフレミタスが消失し，X線写真上で安定をみたら，それが咬合性外傷のない適切なアンテリアガンダンスと考える．そのガイドをアンテリアガイドテーブルを介して補綴物の舌側面形態に反映させる

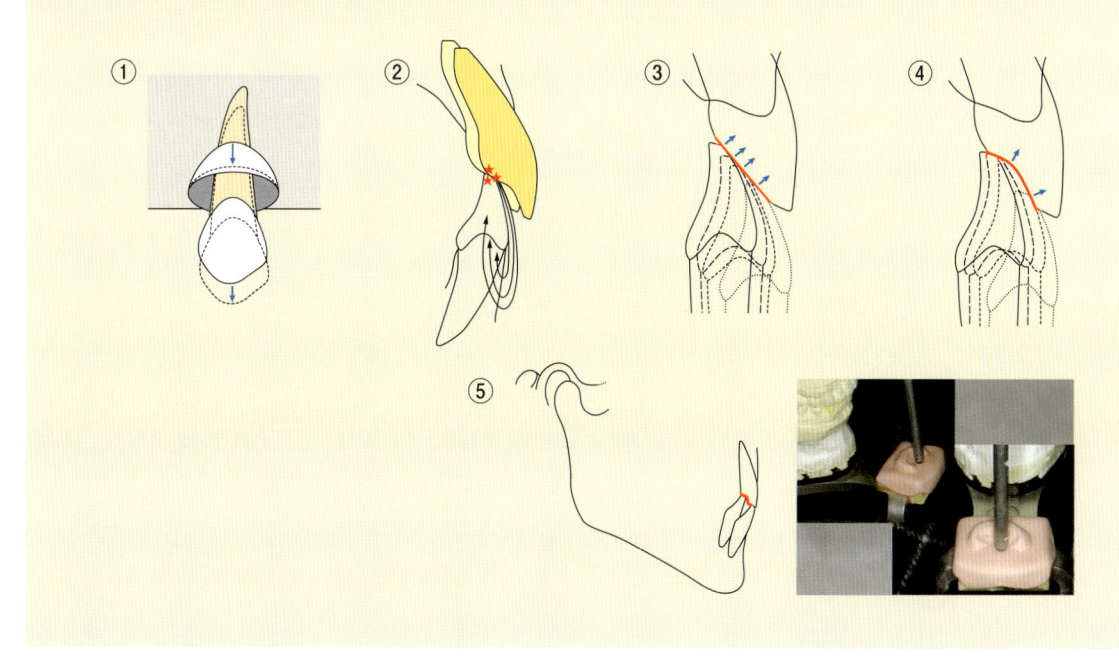

歯周基本治療をベースとした重度歯周病症例

咬合性外傷②

Case 20　1995年9月初診．46歳，女性

　主訴は歯肉腫脹，出血，疼痛．全顎にわたり水平，垂直性骨欠損がみられた．
　X線写真で，3|周囲のX線透過像が特徴的で，犬歯が被った咬合性外傷の典型例であり，この3|の保存が補綴設計と予後を決定づけるKey Toothであると考えられる．左側上下顎最後方臼歯は，術者の臨床経験の浅かった当時，保存不可能と考えて抜歯を決めた．
　患者はハキハキとした明るい性格．それまでブラッシングの習慣が十分ではない様子だったが，カウンセリングの後にはその必要性や重要性を十分に理解し，熱心に取り組んでくれた．重症例なだけに結果が出るまでには時間がかかったものの，炎症は抑制されて最終補綴に至った．4～6カ月ごとのメインテナンスも，初診から18年となる2013年まで継続されている．その間，多くの興味深い変化が次々に観察された．

初診時

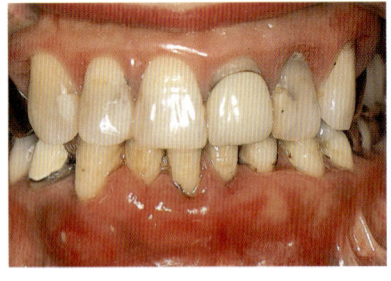

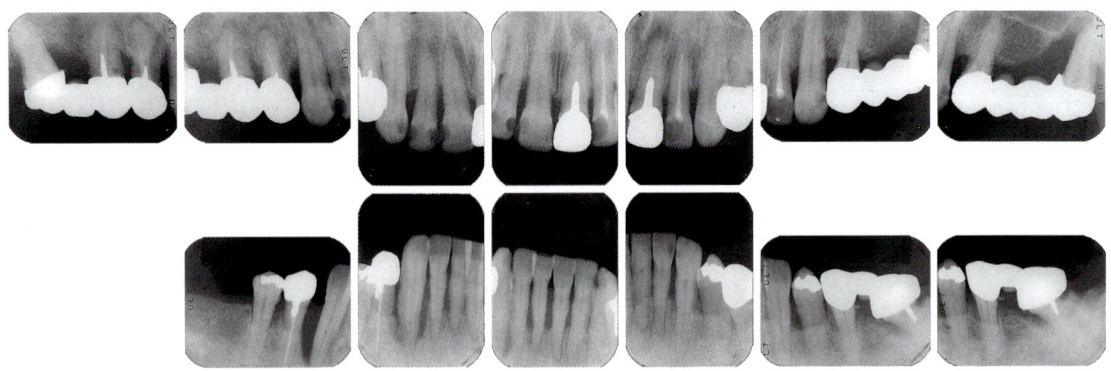

20-1, 20-2　1995年9月．根尖近くに及ぶ骨欠損と歯間離開，歯肉腫脹が著しいためブラッシングによる炎症の消退を待った

歯周基本治療

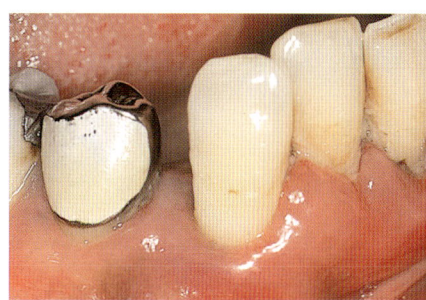

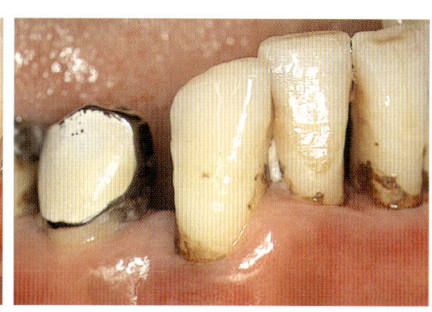

20-3, 20-4 1995年9月→1996年1月. 4カ月後, 腫脹が消退して歯肉縁下の歯石が露出してきた. ここでルートプレーニングを開始

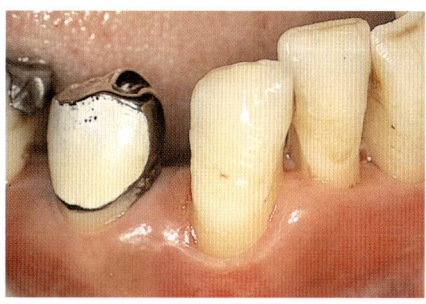

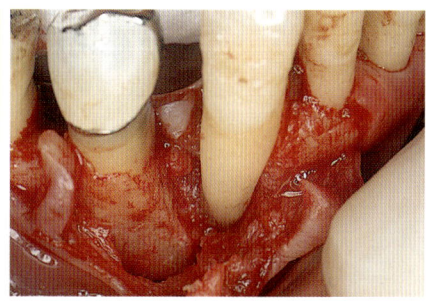

20-5, 20-6 1996年2月→1996年5月. WHOプローブにて触知するものを明視下にて廓清する目的で歯周外科を行った. 近心に小さな歯石が確認できたためこれを除去した

補綴治療

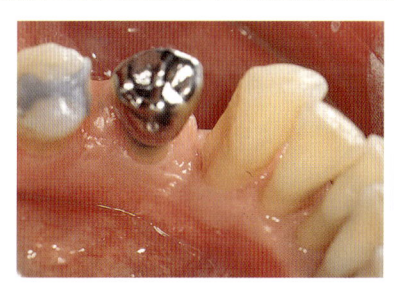

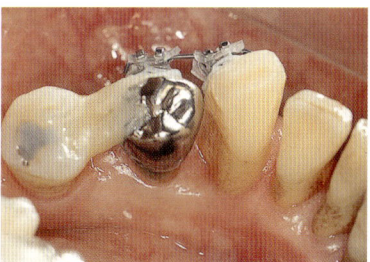

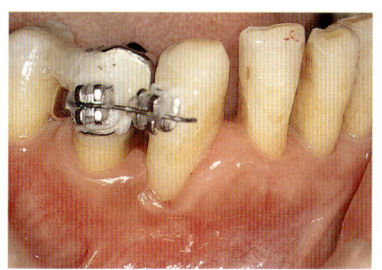

20-7～20-9 1996年8月→1997年2月. 十分な治癒を待ち, 3| を遠心へ移動

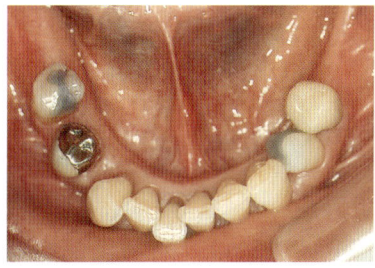

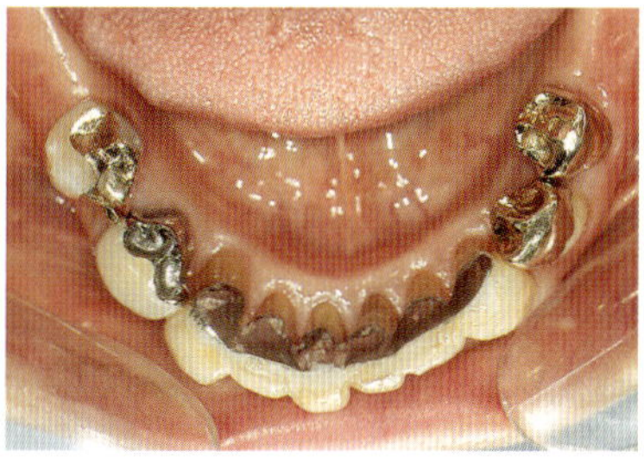

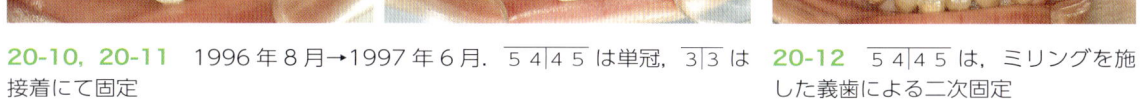

20-10, 20-11 1996年8月→1997年6月. 5 4|4 5 は単冠, 3|3 は接着にて固定

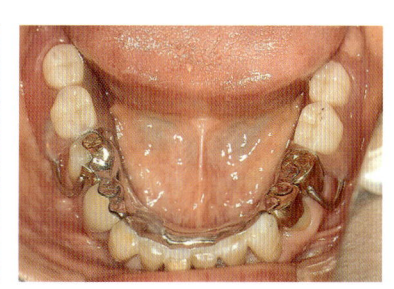

20-12 5 4|4 5 は, ミリングを施した義歯による二次固定

20-13, 20-14
1997年6月→7月．右側方は犬歯誘導となっていたが，上顎右側小臼歯の内斜面を調整することで側方ガイドを与え，犬歯への負担を少なくしてそれをもとに上顎の補綴を行った

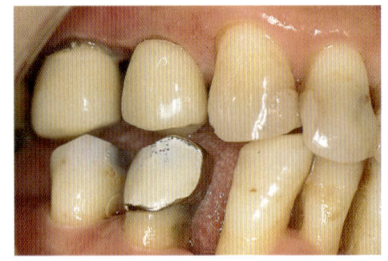

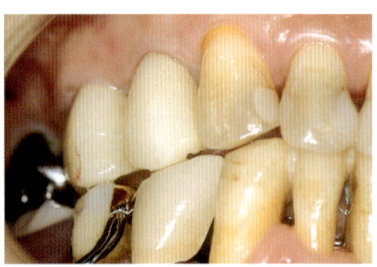

20-15, 20-16
1998年11月（義歯装着後1年6カ月）．[4 3]間に急性炎症症状とともに歯間離開を認めた．[5 4]は単冠ながら義歯にて二次固定がなされており，[3]の矯正の後戻りと考えられる．矯正治療後の保定と固定の範囲と方法が不適切だったためであろうか？　メインテナンスで経過をみることにした

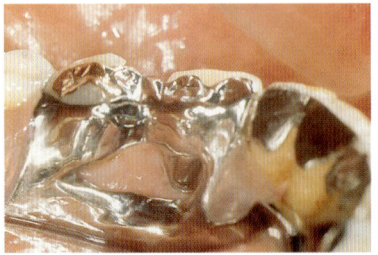

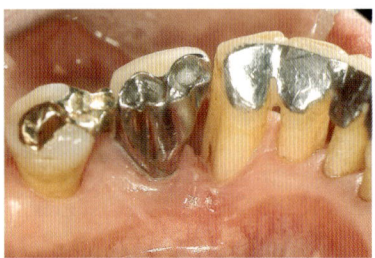

メインテナンス

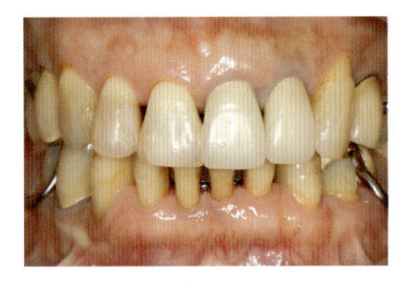

20-17〜20-19　2008年9月．4カ月に一度のメインテナンスが継続中

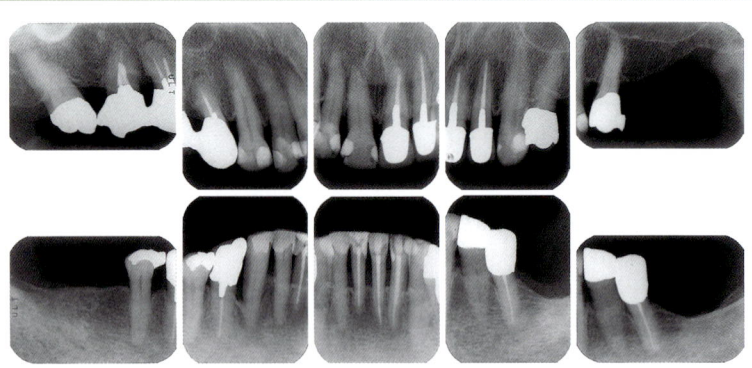

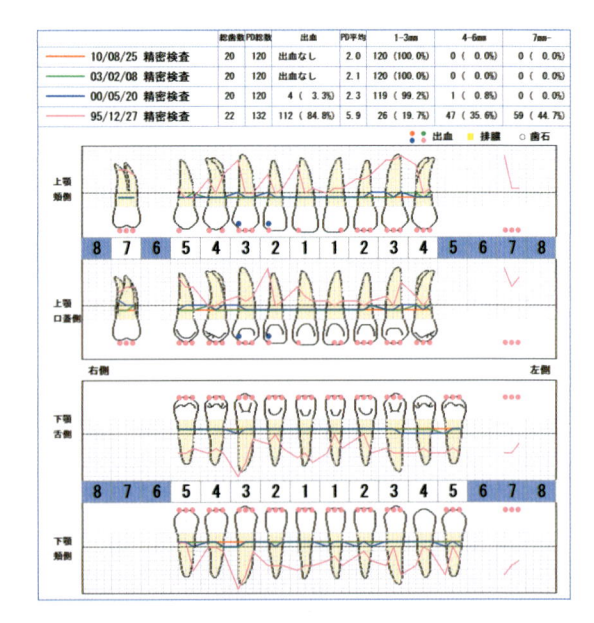

X線写真での変化

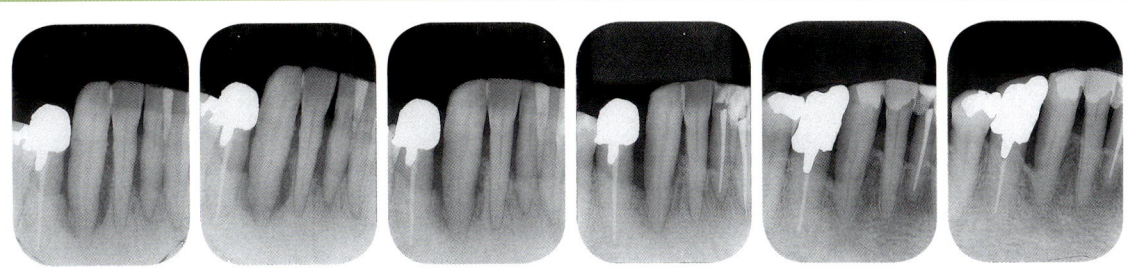

20-20〜20-25　1995年9月→12月→1996年5月→11月→2003年2月→2009年1月

歯肉の変化

20-26, 20-27
隣接面は少しクリーピングがみられるものの，歯間離開もある状況では，これ以上は望めない．しかし，付着歯肉は安定している
1998年12月→2008年10月

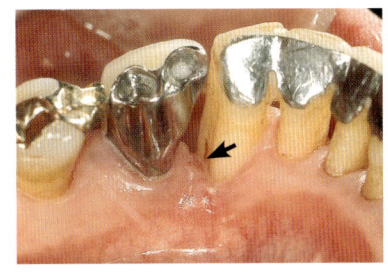

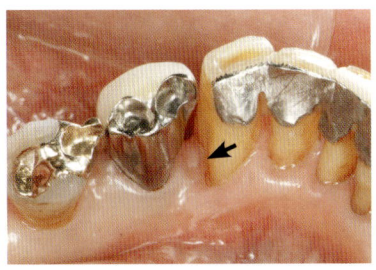

20-28〜20-31
隣接面は少しクリーピングがみられるものの，フェストゥーンが生じてそれが付着歯肉へと変化して歯周組織の安定を示している
1996年8月→1997年11月
→2000年5月→2005年10月

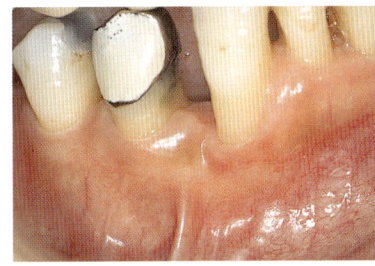

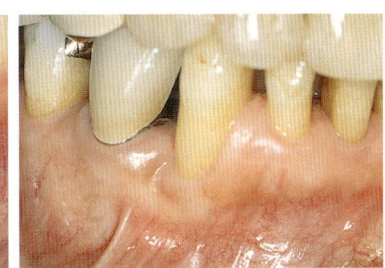

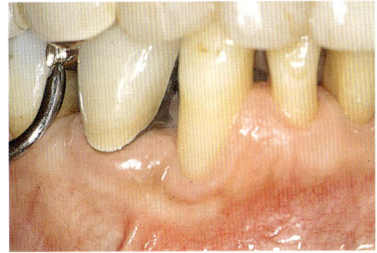

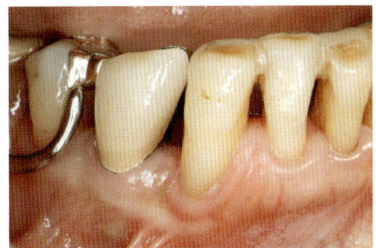

20-32, 20-33
2012年8月

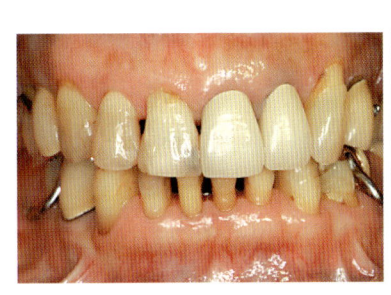

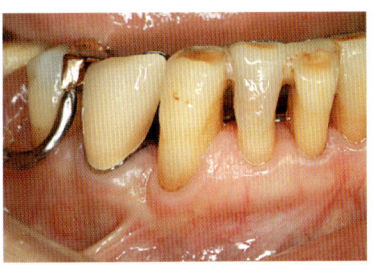

Chapter 3　歯周基本治療で"治す"

歯周基本治療をベースとした重度歯周病症例

咬合性外傷③

Case 21　2008年2月初診．34歳，女性

　主訴は，6̅ 歯肉腫脹，疼痛．
　全顎的に中程度の水平性骨吸収がみられる．6̅，3̲ の隣接面には根尖近くにまで及ぶ深い骨欠損が存在する．全顎にわたり歯のファセット，厚い歯肉，舌側の骨隆起等，力の関与と思わせる所見が散見された．
　自己観察を指導．日中のクレンチングは自覚しない．夜間就寝前に意識的に歯を合わせない自己暗示を努力しているが，食いしばっていると気づいて目が覚めることがある．自己暗示のみではクレンチングのコントロールが不十分であることがわかるのでナイトガードを使用しているが，使うだけ損傷をしてくることから，その使用は欠かせないことも自覚している．歯周ポケットの再発はなく，順調にメインテナンスが継続されている．

初診時

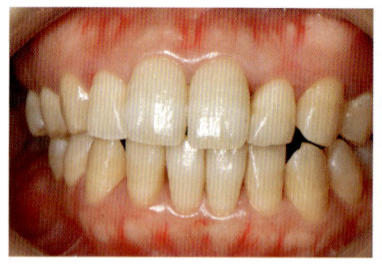

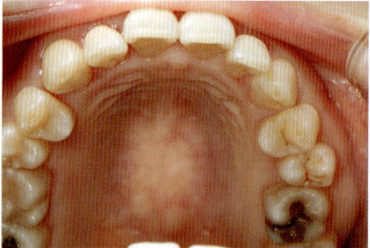

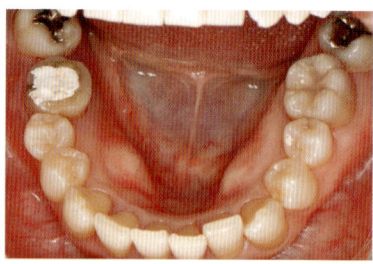

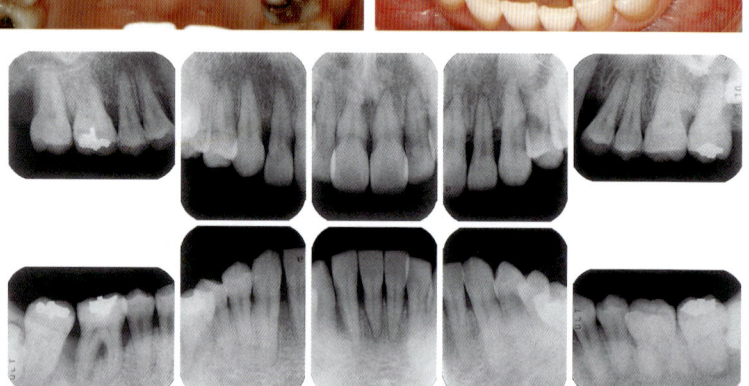

21-1〜21-4
　2008年2月．全顎的に中程度の水平性骨吸収がみられる．6̅，3̲ 隣接面には，それぞれ根尖近くにまで及ぶ深い骨欠損が存在（厚い皮質骨のため，デンタルX線写真ではわかりにくい）．6̅ は疼痛が激烈で動揺も大きく，保存不可能と考えて遠心根をヘミセクションした

歯周基本治療→歯周外科治療

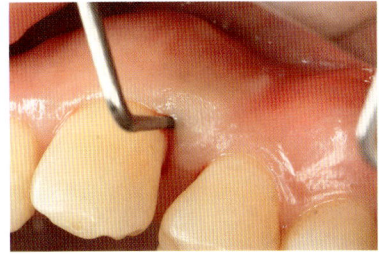

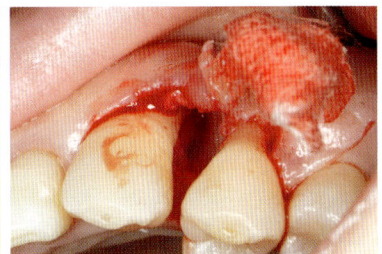

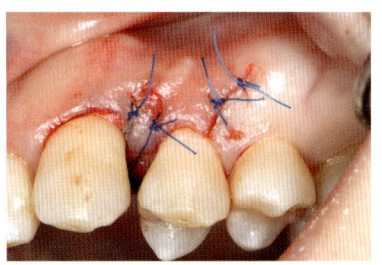

21-5〜21-7　2008年7月．|3 は初診より5カ月後の2008年7月に歯周外科を行い，再生療法を試みた

メインテナンス

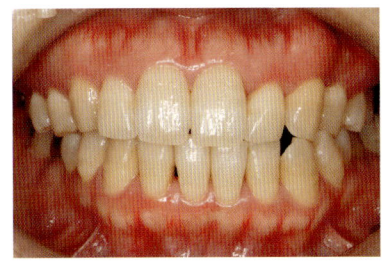

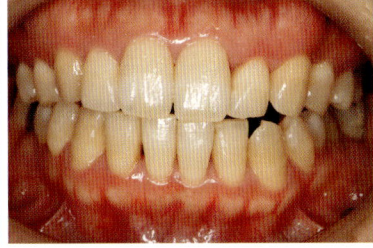

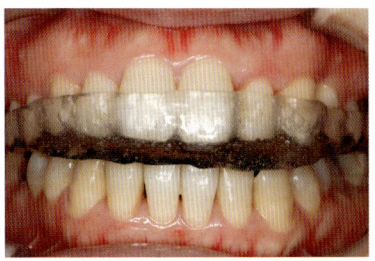

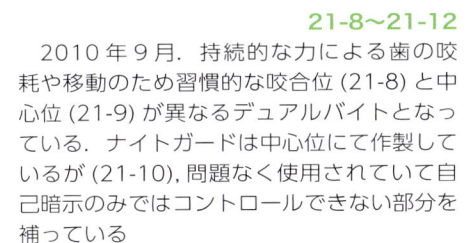

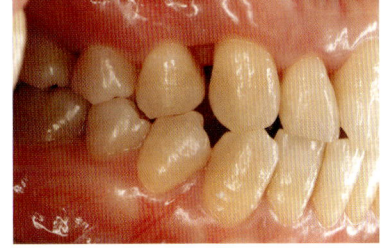

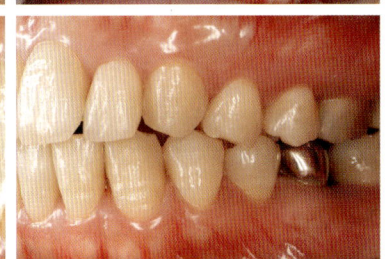

21-8〜21-12
2010年9月．持続的な力による歯の咬耗や移動のため習慣的な咬合位 (21-8) と中心位 (21-9) が異なるデュアルバイトとなっている．ナイトガードは中心位にて作製しているが (21-10)，問題なく使用されていて自己暗示のみではコントロールできない部分を補っている

21-13〜21-16
ナイトガードの考察．
2008年7月に 7| に急性発作があった時期に，咬頭を削合して挺出を図るため，くり抜いて歯と接触しないようにしている．
いずれもやや幅広くレジンが削れてきており，揺さぶるようなグラインディングと思われる．患者本人の自覚は良好でナイトガード使用は習慣づいている

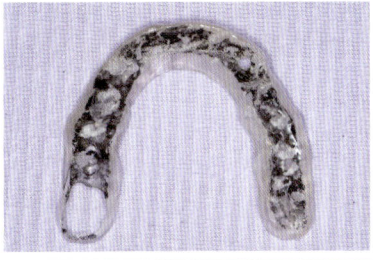

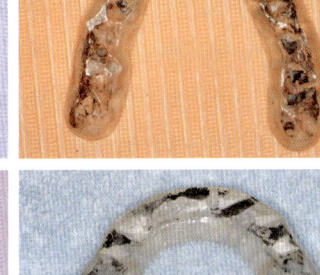

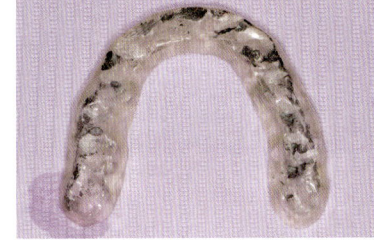

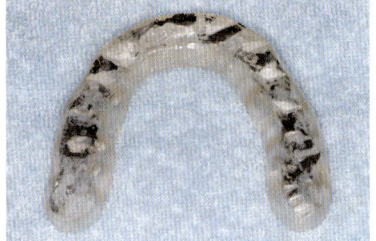

Chapter 3 歯周基本治療で"治す"

X線写真，プロービングチャートでの経過

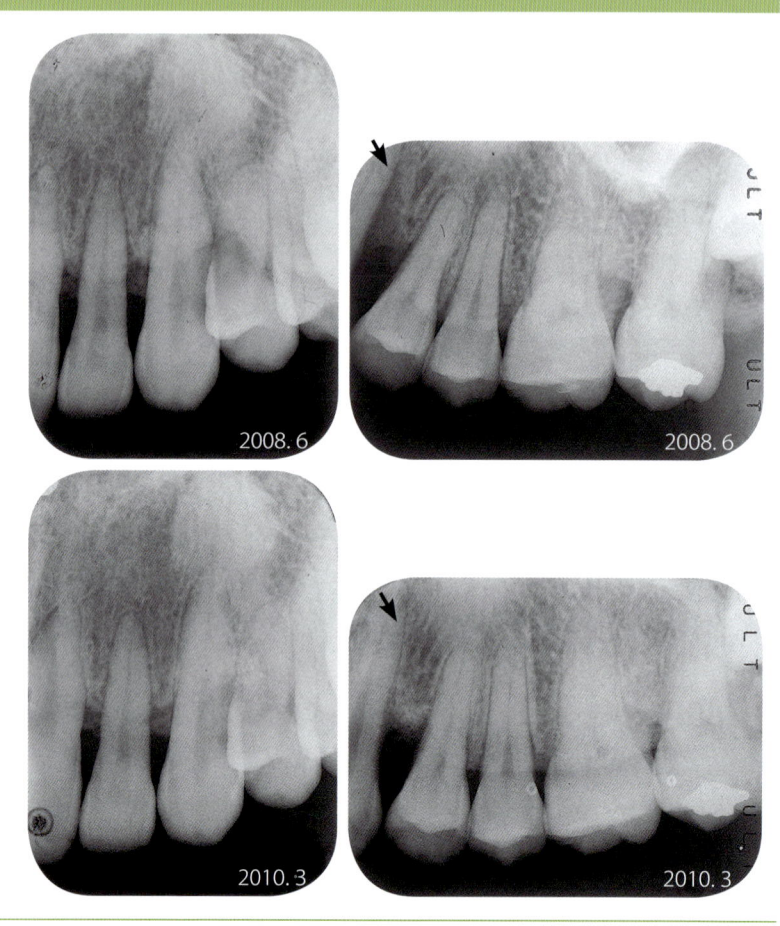

21-17〜21-20 |3 4 部（特に|3 遠心）の歯槽骨の変化に注目

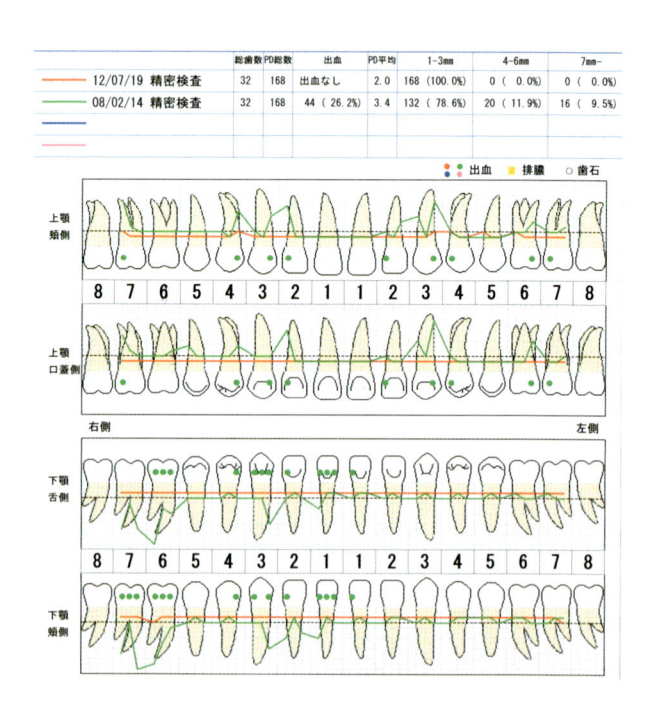

21-21 プロービングチャート上での変化

128 | 歯周基本治療で 治る！ 歯周基本治療で 治す！

歯周基本治療をベースとした重度歯周病症例

咬合性外傷④

Case 22　2007年4月初診．44歳，女性

　全顎的にプラークコントロールは良好ながら，10mmの歯周ポケットを伴う|2 3部に限局した骨欠損が存在した．問診にてブラキシズムが疑われたため，その診断を目的にナイトガードを作製し，夜間就寝時に使用してもらった．また，日中のクレンチングの自己観察の指導を行った．

　ナイトガードに現れるファセットの様相から，クレンチングタイプのブラキシズムと考えられた．また自己観察により，日中クレンチングを自覚していることがわかった．そして，そうした習癖のきっかけとして，数年前に子どもを失うという深く悲しい経験をしたことを話してくれた．それがクレンチング習慣の引き金になったと推察された．

　大きな骨欠損を有する|2 3部にもそれほど顕著なプラークや歯石はみられない．ルートプレーニングは必要だが，むしろその繰り返しによる根面の削り過ぎのほうが危惧される．また歯を削合し自然移動による骨の平坦化を図ることは，審美性（前歯部），機能（側方ガイド），欠損の範囲（量）の点から適応とは思われない．

初診時

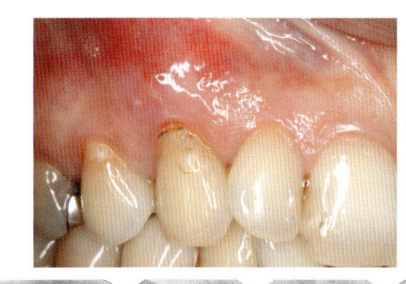

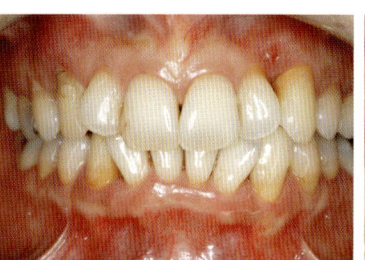

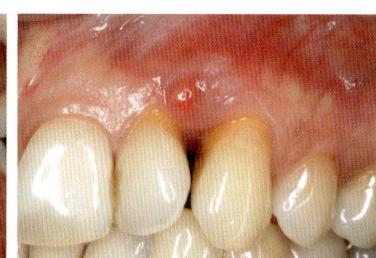

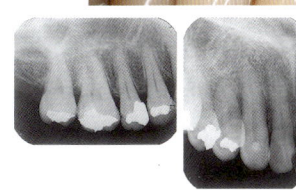

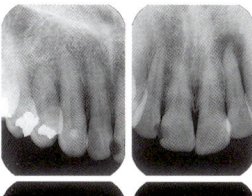

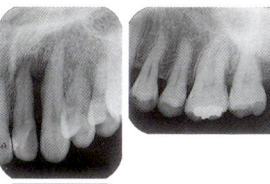

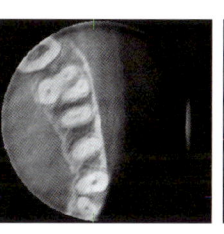

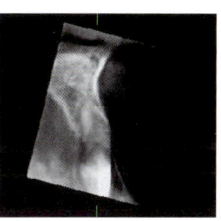

22-1〜22-6　2007年4月．|3部歯肉に顔面が腫れ上がるほどの大きな腫脹が生じ前医にて消炎処置を受けたが，再び腫脹が生じ紹介にて当院を受診．左側の腫脹はひいたが，翌週3|部歯肉が腫脹した
　全顎的には，染め出し液がほとんどつかないほど非常にプラークコントロールは良い．3|3部付近のみに著明な骨吸収像がみられる．前医から持参したCT像でも同様の状況が確認された

歯周基本治療

22-7, 22-8

2007年5月. 柔らかい歯ブラシでプラークをぬぐいとるようなブラッシングを指導し, 1カ月でフィステルが消失. 根尖病変の可能性も否定できないと考え, まだSRPは開始しない. X線写真にて小さな変化がみられ, 骨基質の存在と保存の可能性がみえてきた

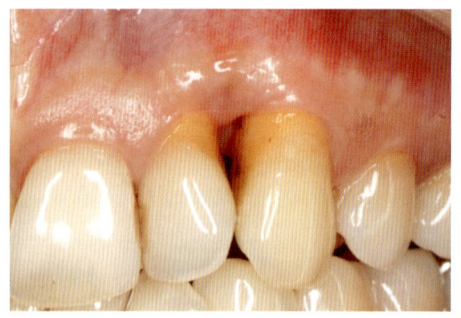

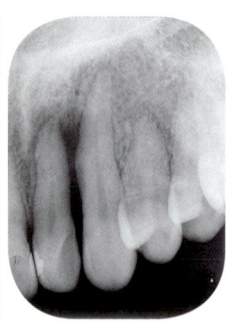

22-9, 22-10

2007年7月. 炎症の消退. この時点でSRPを開始

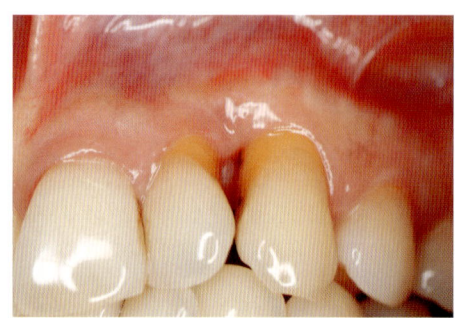

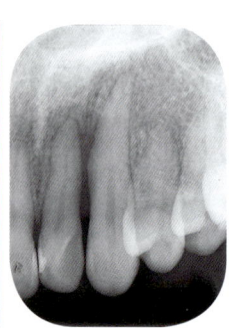

22-11

2007年4月. 問診で疑われたブラキシズムの診断のためにナイトガードを夜間就寝時に使用.
　ナイトガードには, 対合歯の咬頭頂に相当する多数の点状のファセットが観察される. |3 相当部は自然移動を阻害しないようにくり抜いてある.
　クレンチングへの対処として, 自分自身の観察と, クレンチングに気づけば歯を離す自己暗示の指導を行った. 治療協力度は高く, 自己観察にも自己暗示にも積極的に応じ, ナイトガードの使用も順調で, いずれも良好にコントロールができるようになった

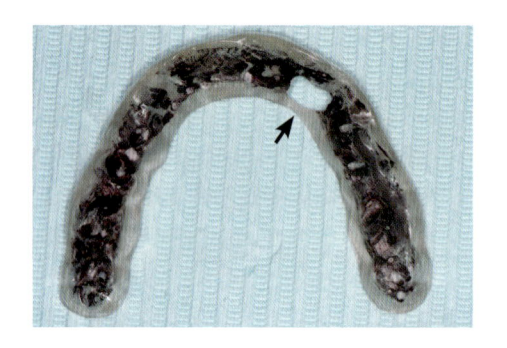

22-12

2008年3月. ナイトガード使用開始から約1年 自己暗示療法が奏功しナイトガードにファセットがつかなくなってきた. しかし, 数カ月に一度ながら, 悲しみがフラッシュバックして, そのときにクレンチングをしていることに気づき慌てて歯を離す, との由. 夜間就寝前には自己暗示を補完するためのものとして使用を継続している

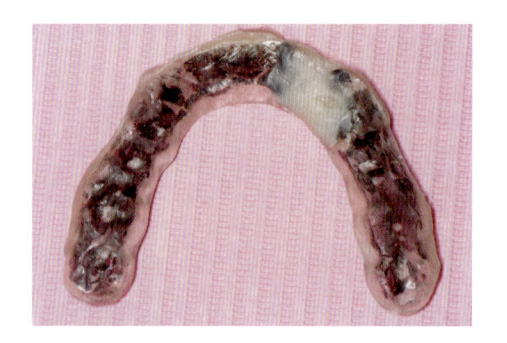

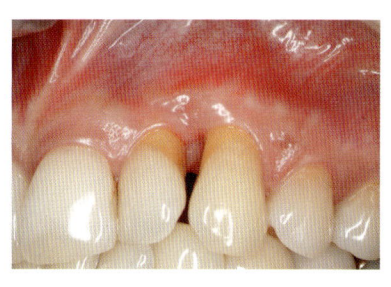

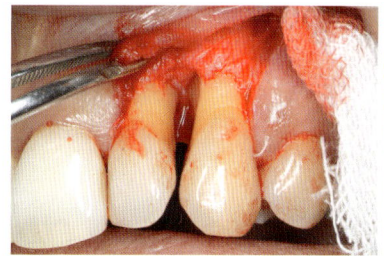

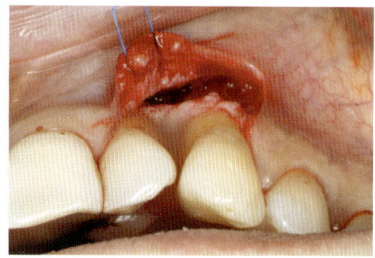

22-13 2007年8月．SRP 終了時．フラップ手術直前

22-14，22-15 欠損部の根面を明視下で確認する目的でフラップを開ける際，エムドゲインと少量の自家骨を用いて再生療法を試みた．治癒を待ち，プラークコントロール，および自己暗示のためのナイトガードの使用を確認しメインテナンスに移行する

メインテナンス

22-16
2007年9月．いったん，著しい歯肉退縮となる

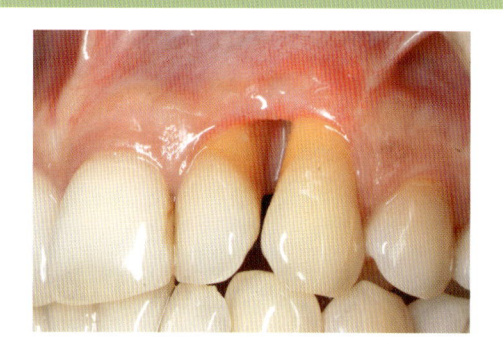

22-17
2008年6月．プラークを残さず，歯肉を引きちぎらないよう，柔らかい歯ブラシでの縦みがきを指導．徐々に歯肉がクリーピングしてくることは患者に予告してある

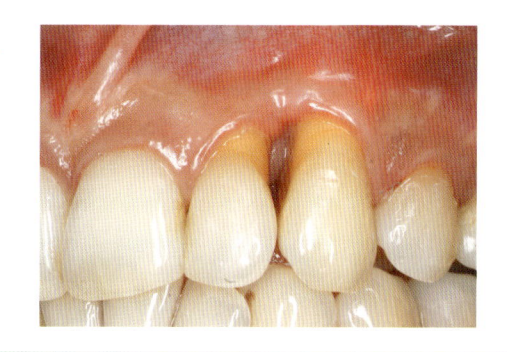

22-18
2010年6月．その後，東京へ転居されることになり，東京都港区・鷹岡歯科医院にメインテナンス継続を依頼（22-18〜22-23，22-26，22-27：資料は鷹岡竜一先生のご厚意による）

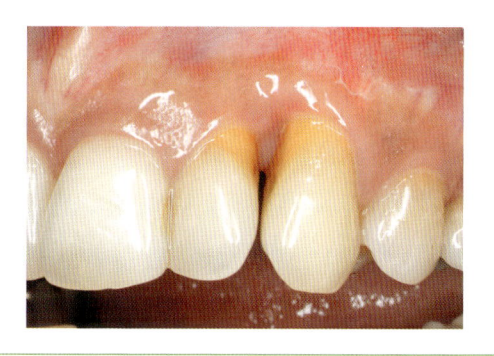

22-19〜22-21 2010年6月．3| は失活したものの，ブラキシズム・クレンチングともにコントロールは良好で，歯周組織破壊は停止し現在は安定している

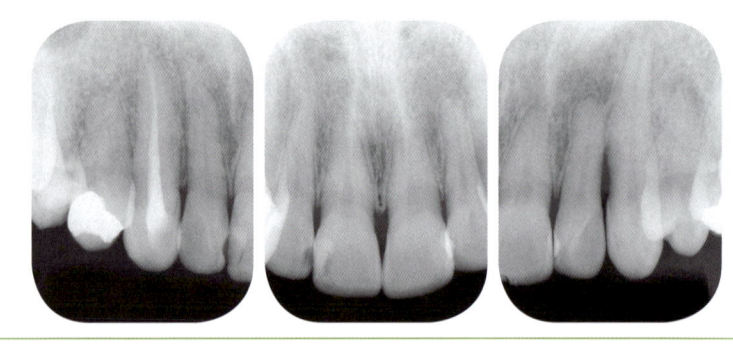

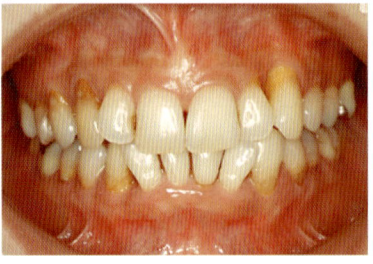

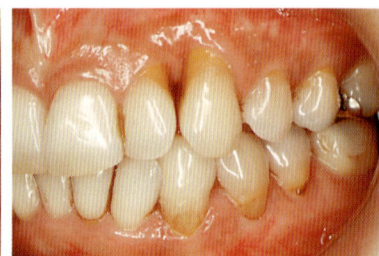

22-22，22-23 2012年7月

X線写真，プロービングチャートでの変化

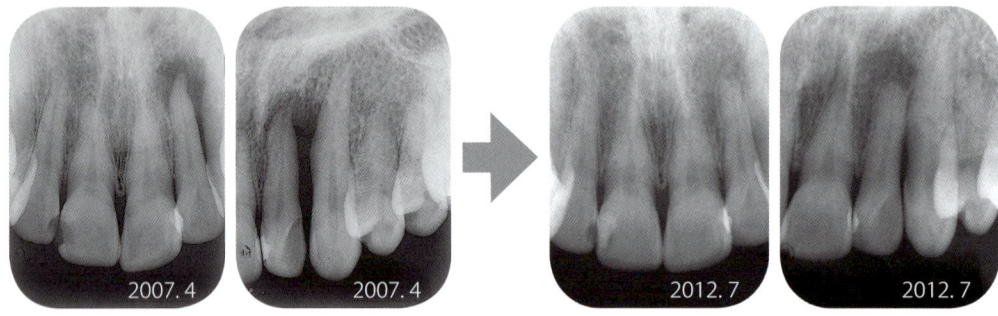

22-24〜22-28 初診〜メインテナンス時のX線写真およびプロービングチャート

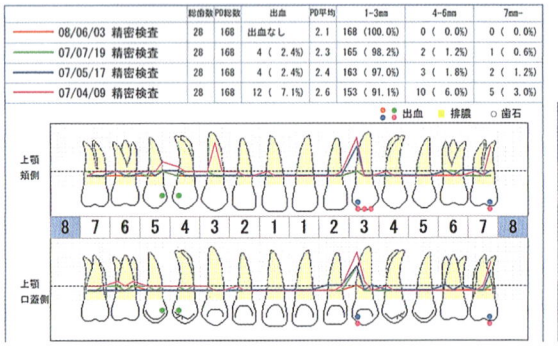

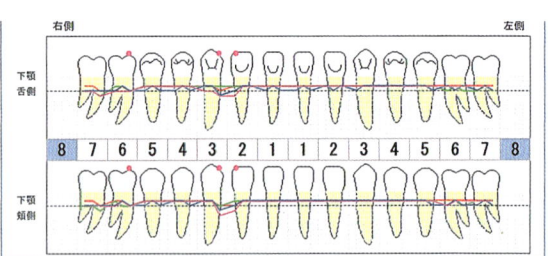

■ 力の要素が疑われる患者での初期治療とメインテナンス

　著しい咬耗，骨隆起，頻回な補綴物や修復物の脱離や破損，局所的な著しい骨欠損等の「力」の関与が疑われる場合，咬合性外傷の除去，プラークコントロールとルートプレーニングを主体とする通常の歯周基本治療とは別角度からの観察・対応の必要がある．頻度が多い反面，対処が困難なのは，日中と夜間のクレンチングとブラキシズムである．夜間のブラキシズムの原因には，情動ストレス等の精神的因子，中枢性因子，咬合因子があげられ，日中のクレンチングの原因は，さまざまな条件に伴い獲得された習癖と言われることから，両者への対応は分けて考えるのが妥当である．

歯周基本治療をベースとした重度歯周病症例

咬合性外傷⑤

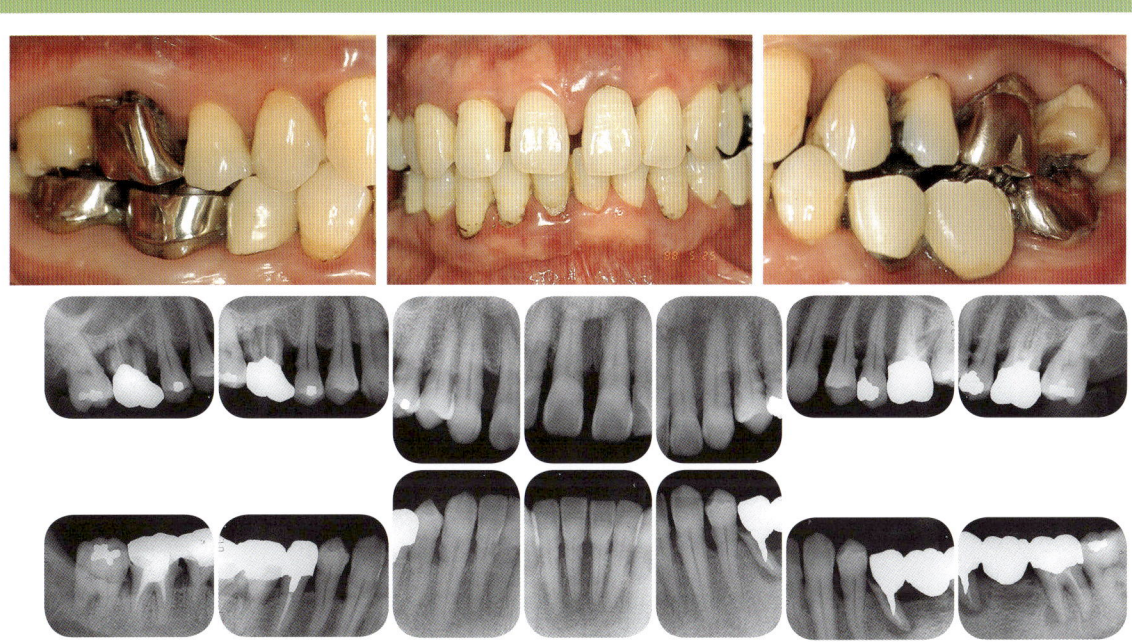

Case 23　1998年5月初診．54歳，男性

　中等度〜重度歯周病による歯冠歯根比の悪い残存歯，垂直性骨欠損，歯根破折，睡眠同伴者（妻）の指摘．

　①歯周治療に熱心に取り組む患者．6|，|5 は抜歯．② 8|8 は歯質のグレード（生活歯か失活歯か，健全歯質の量や厚み等，歯質そのものの強弱の程度）の高い生活歯ではあるもののプラークコントロールに障害となる位置に存在すること，挺出により咬頭干渉となっていることから抜歯．③ |6 根分岐部病変Ⅲ度のため根管治療後歯根分割．単冠とし連結固定．④ 7|7 根分岐部病変Ⅱ度で頬側からフルーティングを入れて清掃性に配慮．⑤非処置歯である |4 と予知性の低いと思われる |7 との連結を避けるため，|5 6 部にインプラントを植立．⑥術後メインテナンスにおいて患者の協力はとてもよく，年3回のメインテナンスが継続

　下顎右側臼歯部は歯冠歯根比の非常に悪いグレードの低い歯であるものの，後方のインプラントが咬合力を負担することで守られているのではないか．下顎左側臼歯部もグレードの低い歯質であり，対合歯も生活歯ながら歯冠歯根比の悪いグレードのやや低い歯であるため，あえて近心は補綴せず．

　メインテナンスの継続，自己観察・自己暗示にも協力的．歯質のグレードの低い歯は補綴後数年でトラブルに見舞われたものの早期発見により治療，またインプラントに守られてその後は良好に経過している．

初診時

23-1〜23-4　1998年5月．歯冠歯根比の悪い残存歯，垂直性骨欠損，歯根破折が認められる

歯周基本治療→補綴治療

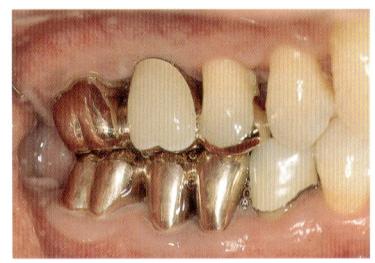

23-5〜23-8　2000年2月（補綴終了時）．メインテナンス移行

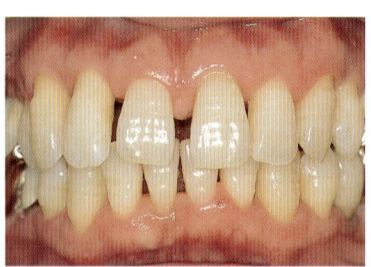

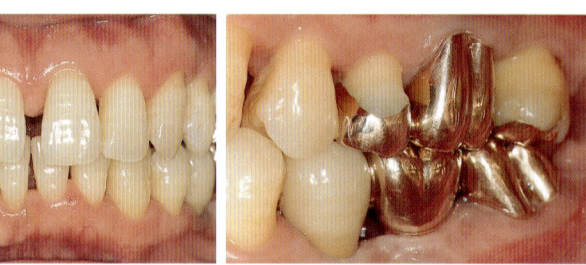

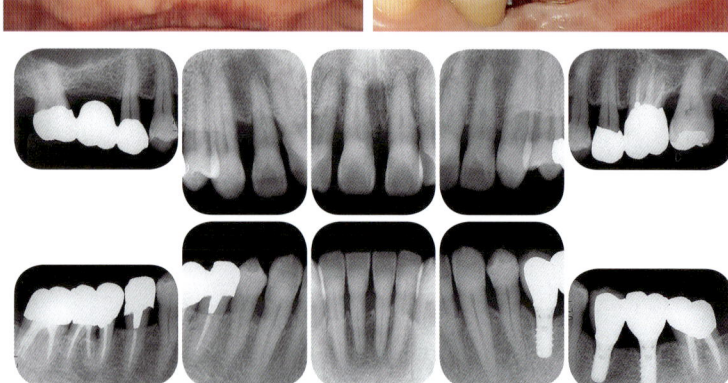

メインテナンス

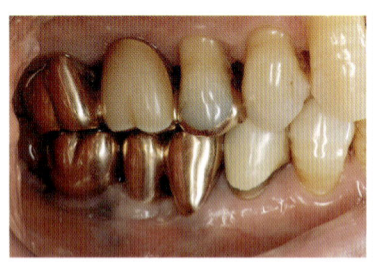

23-9〜23-12　2012年4月

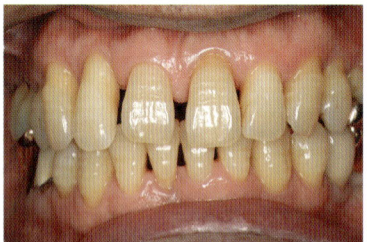

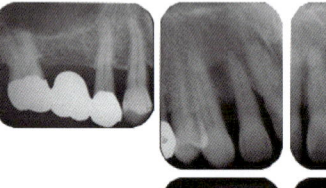

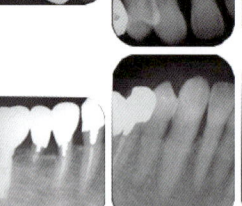

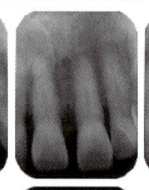

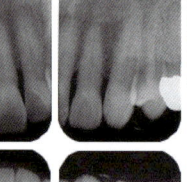

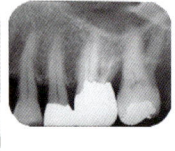

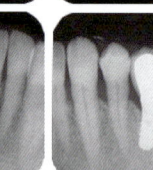

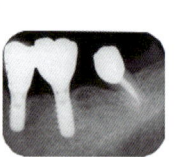

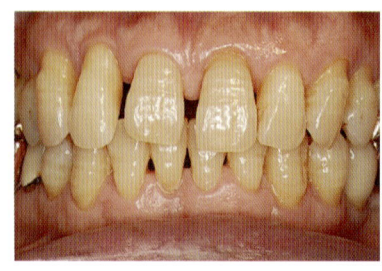

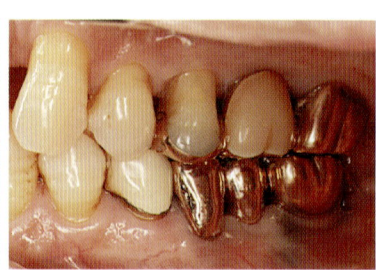

23-13，23-14　2012年10月

X線写真，プロービングチャートでの経過

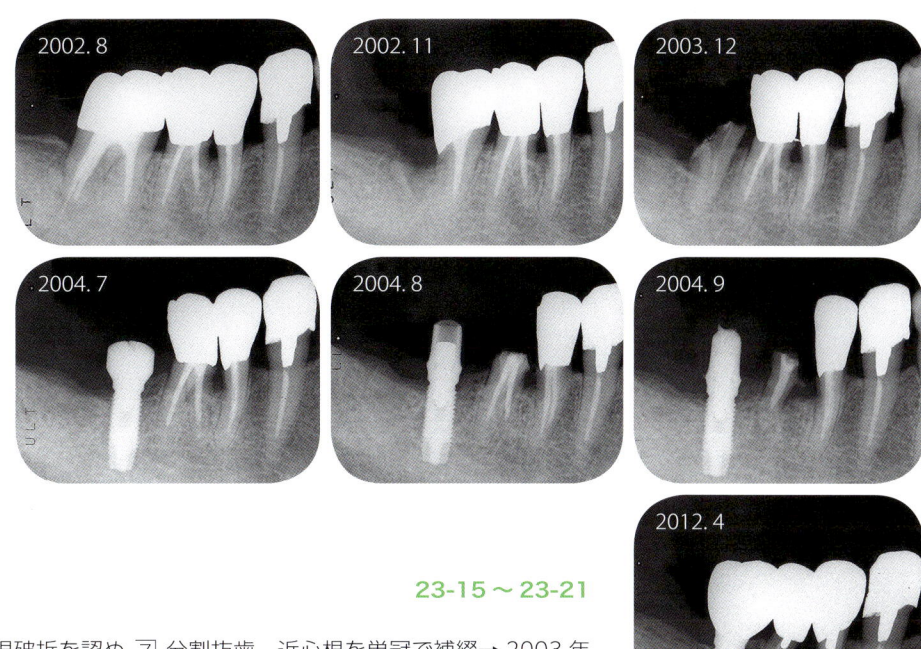

23-15 〜 23-21　下顎右側の経過．
　2002年8月：遠心根に歯根破折を認め 7| 分割抜歯．近心根を単冠で補綴→2003年12月：7| 近心根歯根破折にて抜歯→2004年4月：7| 部にインプラント埋入後，6| 遠心根歯冠破折．外科的挺出→2012年4月：経過良好

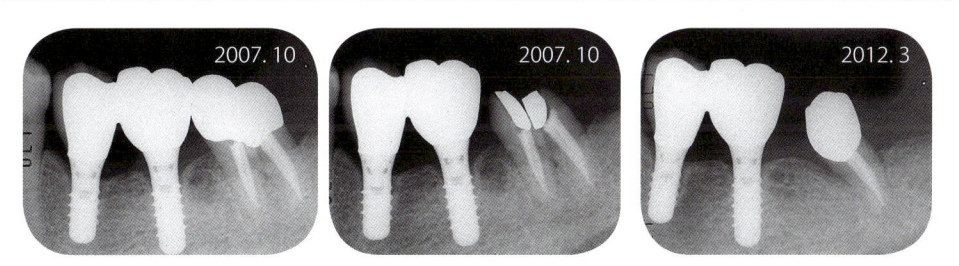

23-22 〜 23-24　下顎左側の経過．
　2007年（補綴後7年），|7 に根分岐部病変の急激な進行から歯根破折を発見，遠心根へミセクション

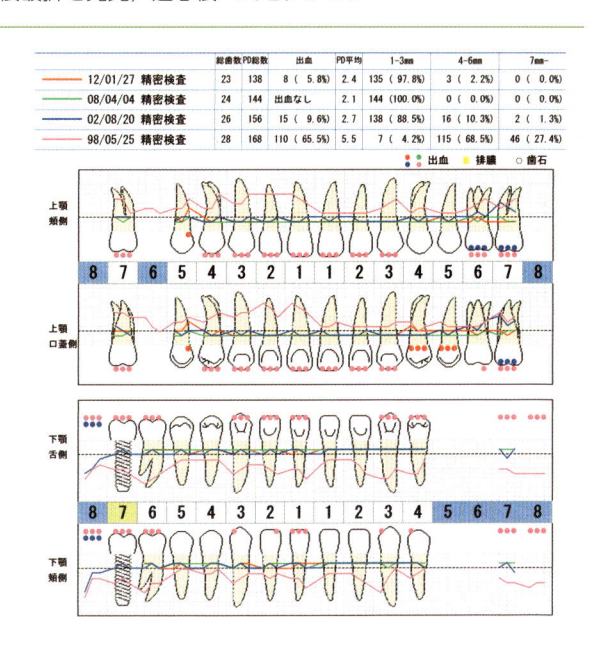

23-25　プロービングチャート上での変化

Chapter 3 歯周基本治療で"治す"

歯周基本治療をベースとした重度歯周病症例

根分岐部病変①

Case 24 2006年10月初診．37歳，男性

　全顎から歯肉出血，排膿もみられる．プラークコントロールは悪くないが歯肉縁下の歯石は多く，全顎的に6mm以上の歯周ポケット．X線所見としては水平性骨吸収が大半．左右臼歯部の咬合支持歯は安定しているが，前歯は叢生．
　患者本人のモチベーションは高く，アポイントにかかさず来院する．術者の技量が問われるケースと考えた．通法どおりブラッシングの徹底後にSRP，再評価へと進んだ．
　|2 は口蓋側に転位しており両隣在歯と重なっているため，プラークコントロール，SRPともに不可能で歯周治療に先立って抜歯した．大臼歯部の咬合は安定しているが，根分岐部病変があり，またインレーの脱離や骨隆起から力の関与も疑われた．

初診時

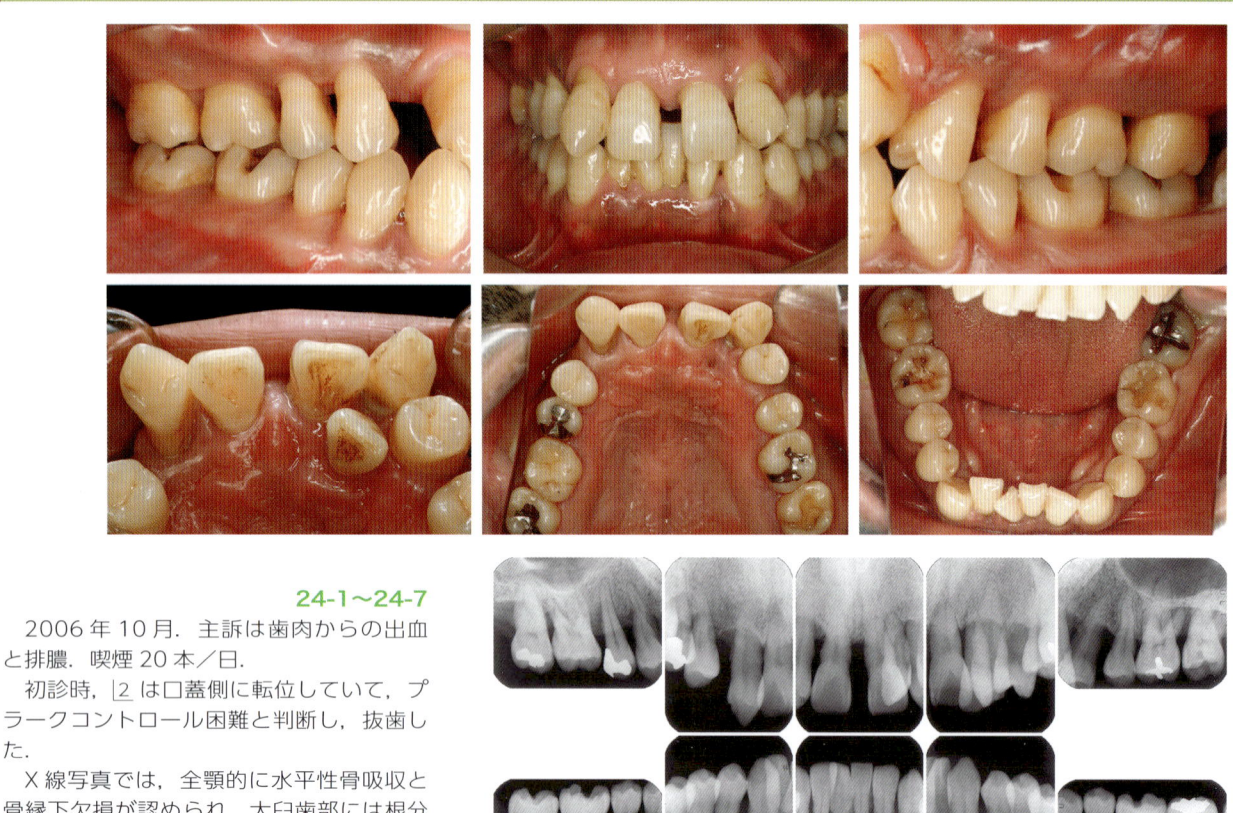

24-1〜24-7

　2006年10月．主訴は歯肉からの出血と排膿．喫煙20本／日．
　初診時，|2 は口蓋側に転位していて，プラークコントロール困難と判断し，抜歯した．
　X線写真では，全顎的に水平性骨吸収と骨縁下欠損が認められ，大臼歯部には根分岐部病変も存在．
　口腔内の状態から歯周病に力の関与を疑ったため，患者さんにクレンチングの自己観察を試みてもらったところ，日中，何かに夢中になると臼歯を合わせて力が入っていることに気づいたとのことだった．食事以外で長時間，歯に力がかかることの弊害，それによる現症の説明と，「唇閉じて歯は離す」自己暗示の指導を行い，その経過を観察した

歯周基本治療

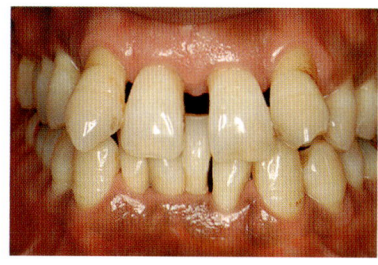

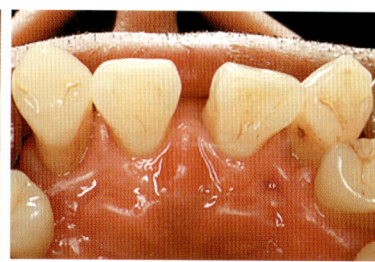

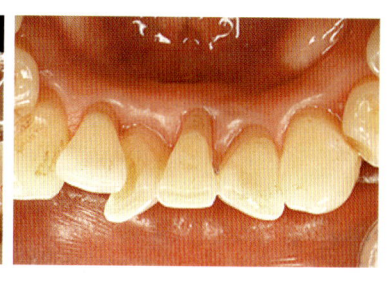

24-8〜24-10
2007年4月．初診から6カ月後，上下顎とも小臼歯部まではすべてPDが3mm以下に改善されたが，大臼歯の根分岐部含む数カ所に6mmの歯周ポケットが残った．明視下にて確実な廓清を目指すため，上下顎両側の臼歯部に対して歯周外科を行った

24-11〜24-18
歯周基本治療後も大臼歯部に深い歯周ポケットが残存したため，上下顎左右側臼歯部に歯周外科を行った

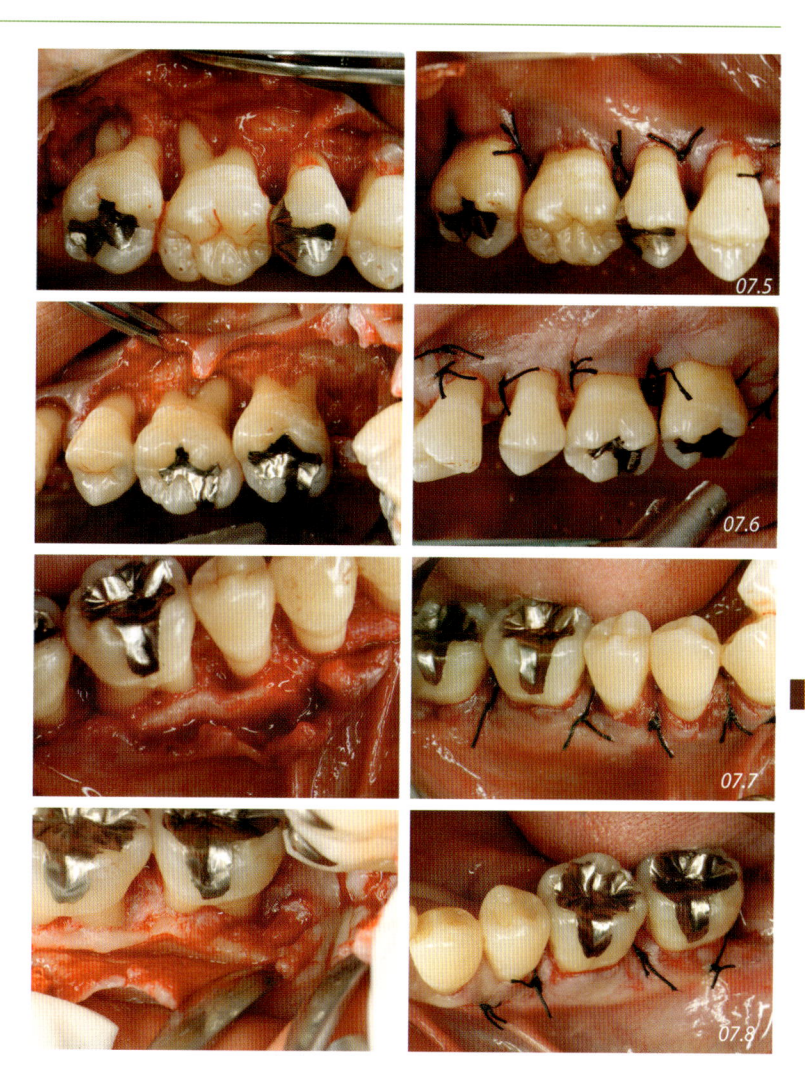

歯周基本治療で 治る！ 歯周基本治療で 治す！ | 137

補綴治療

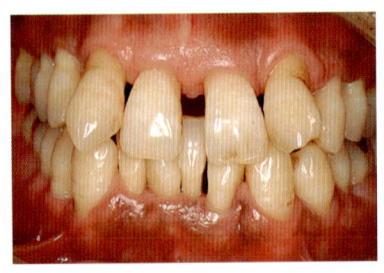

24-19〜24-22
2007年11月．歯周組織は安定したため矯正治療を開始することとした

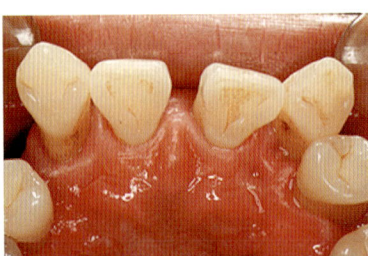

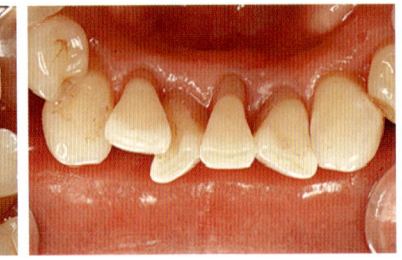

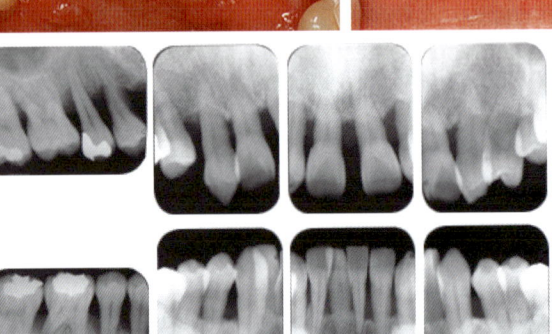

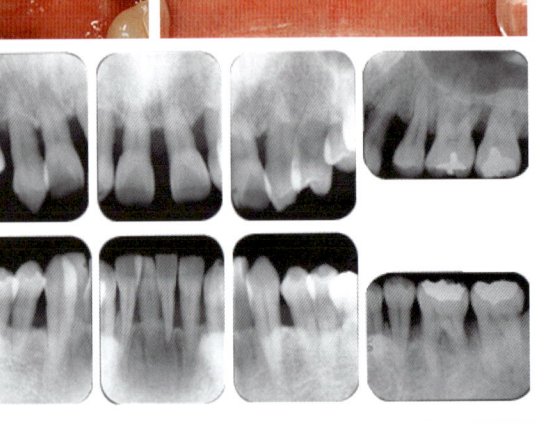

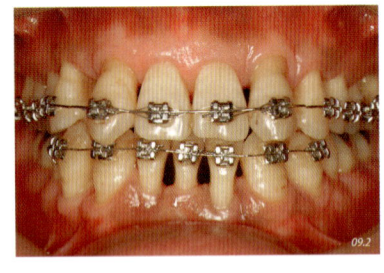

24-23〜24-26
2009年2月．審美性の回復とプラークコントロールを容易にするためMTMを行った（矯正治療は，寺田矯正歯科医院山田秀樹先生による）

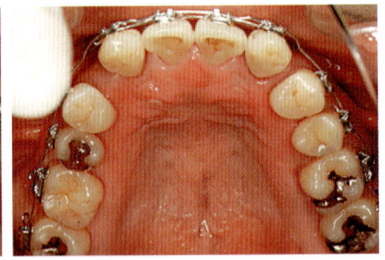

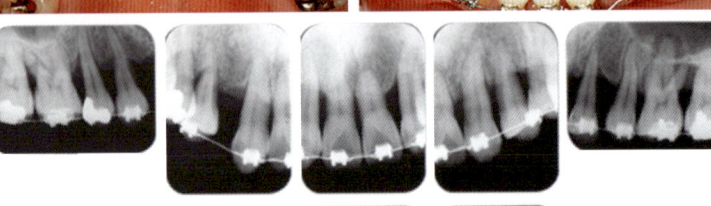

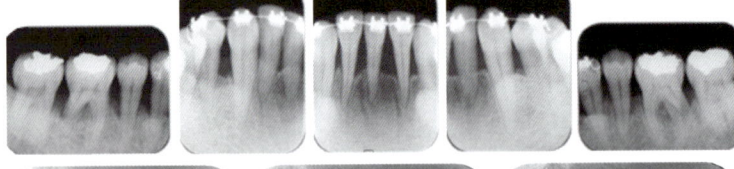

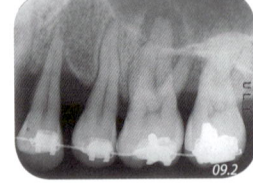

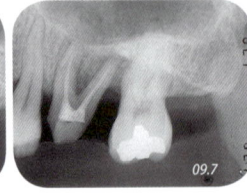

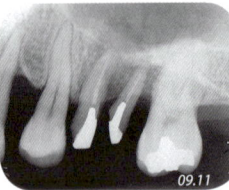

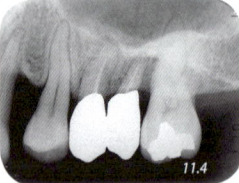

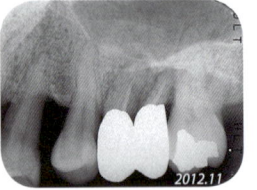

24-27〜24-31
MTM中に上顎左側臼歯部が急性発作．|6 口蓋根を抜根後，頬側2根を分割し，近遠心に自然移動させた．移動が安定した後に連結冠で補綴した

メインテナンス

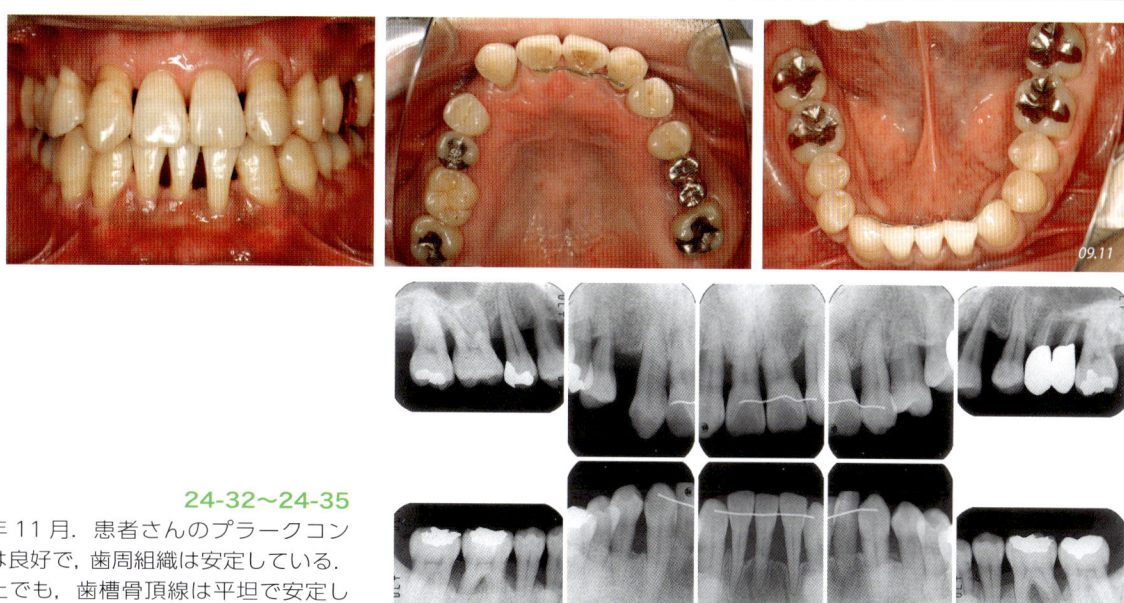

24-32～24-35
2009年11月．患者さんのプラークコントロールは良好で，歯周組織は安定している．X線写真上でも，歯槽骨頂線は平坦で安定している

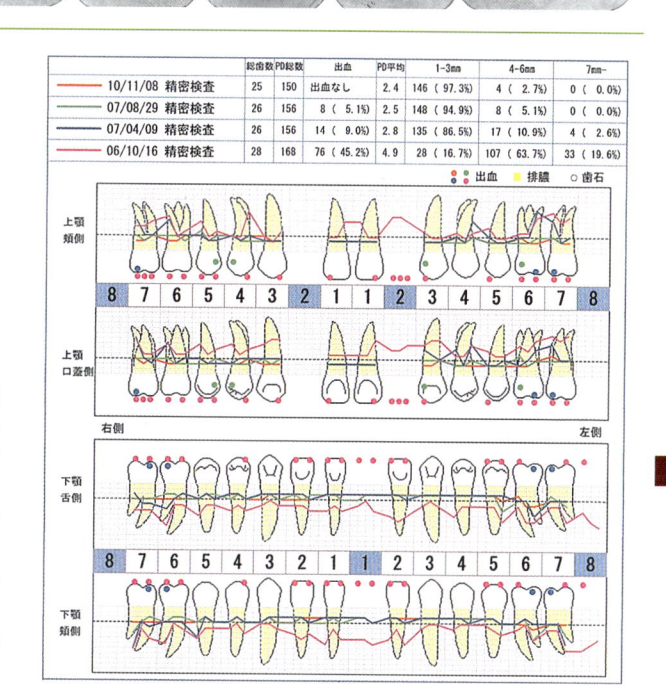

24-36
控えめな矯正治療に思えていたが良好な経過をたどっていることをみれば，アタッチメントロスの大きい歯列において妥当な処置だったといえるだろう．
　患者さん自身の希望で3カ月ごとのPMTCを継続している．根分岐部病変の急性発作を起こした後からは，「油断してプラークコントロールが疎かになれば再発する」と危機感を感じたという．それもあってか，プラークコントロールは以前にまして良好で完璧に近い．初診から4年6カ月が経過するが，歯周組織は安定している

■ 重度の歯周病と矯正治療

　審美性改善とメインテナンスを容易にする目的で，矯正治療を行った（矯正専門医の山田秀樹先生による）．下顎前歯は対合関係のために便宜抜歯してスリーインサイザルとした．全顎のなかでの次善の策である．犬歯の遠心にスペースを残したやや控えめな治療にみえるが，良好な術後経過から妥当な処置だったと評価している．

歯周基本治療をベースとした重度歯周病症例

根分岐部病変②

Case 25　1997年5月初診．34歳，男性

　プラークコントロール不良により全顎にわたりプラークと歯石の沈着がみられる．上顎の数歯欠損と水平性骨吸収を伴った中等度〜重度の歯周炎．主訴は6|の動揺，疼痛で，保存不可能と考え抜歯．

　30本/日程度の喫煙は，当院初診後カウンセリングにて歯周病と喫煙でのリスクを理解して禁煙に取り組み，成功した．初診時には根分岐部病変Ⅱ度であったうえ，7|7 は，歯周基本治療を進めるなか，幾度かの急性発作を起こし，頬側〜近心の through&through，Lindhe の分類Ⅲ度と悪化した．

　歯根の離開が大きくないことから，分割抜根を行っても清掃性が大きく向上はせず，そのメリットが失活後の歯根破折や二次カリエスのリスクを上回るとは思えないことから，歯髄の保存を優先してメインテナンスを継続することにした．

初診時

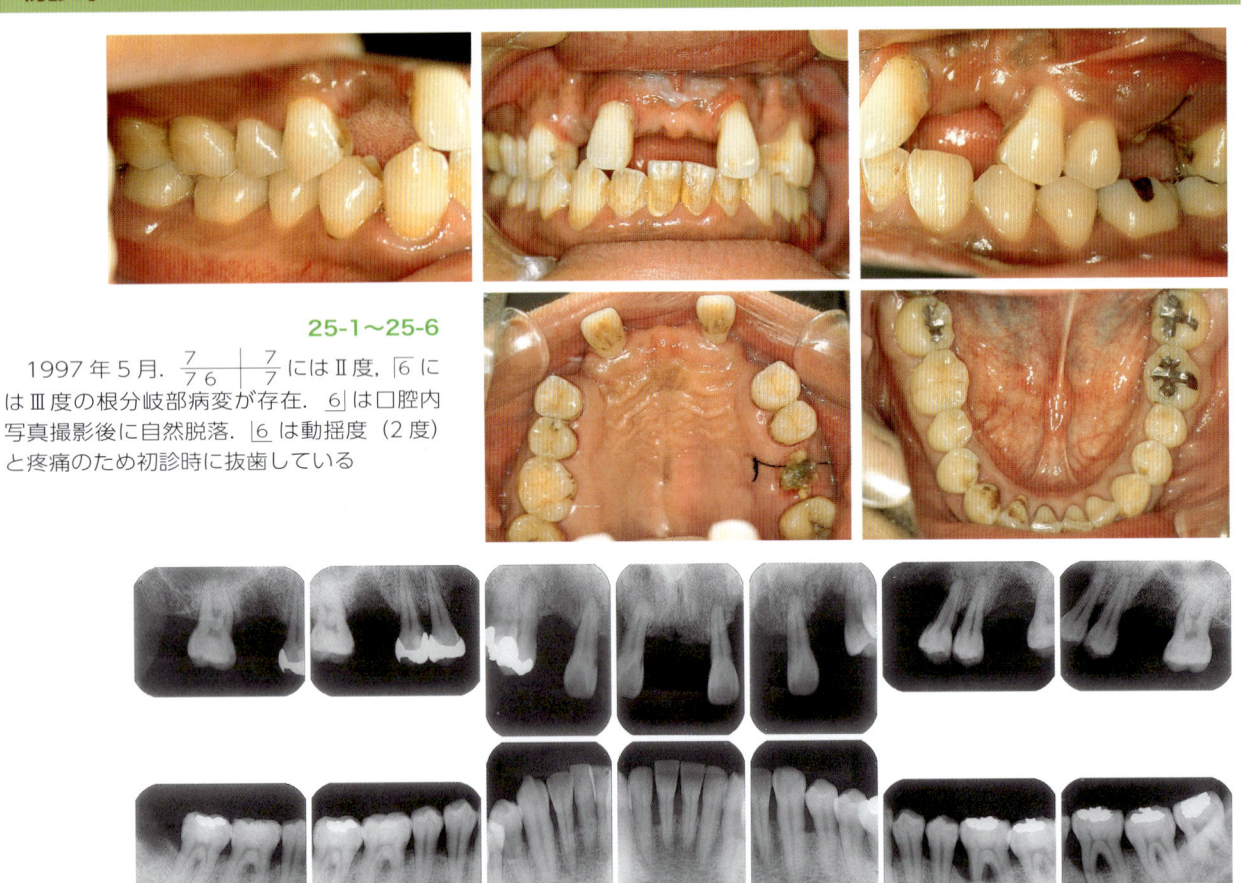

25-1〜25-6
1997年5月．7|7, 7|6 にはⅡ度，|6 にはⅢ度の根分岐部病変が存在．|6 は口腔内写真撮影後に自然脱落．|6 は動揺度（2度）と疼痛のため初診時に抜歯している

歯周基本治療→メインテナンス

25-7, 25-8
1997年11月．初診当時 7|7 に根分岐部の問題は小さかったがこのあと急性発作で根分岐部病変Ⅱ度となった

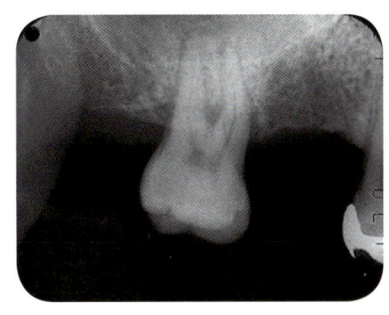

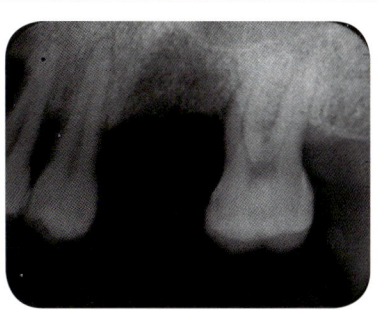

25-9
1997年5月→1998年3月のプロービングチャート

25-10〜25-13
2000年10月．メインテナンス中に急性発作を起こしたことから歯石の取り残しの存在を確認するために歯周外科を行った．それ以降は3〜4カ月ごとにファーケーションプローブと同型の超音波スケーラーでメインテナンスを続けた

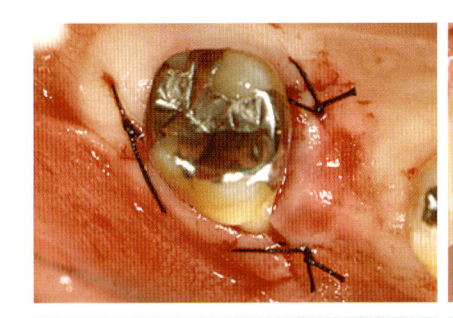

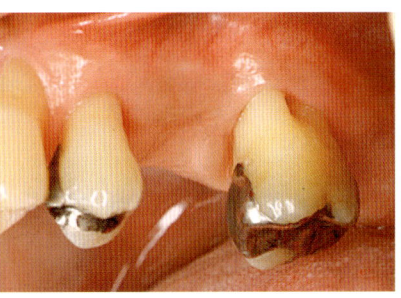

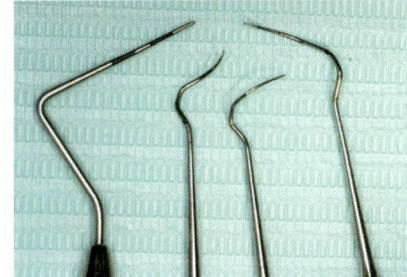

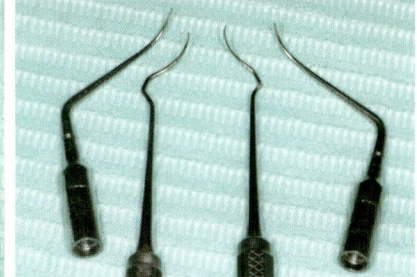

根分岐部病変の経過

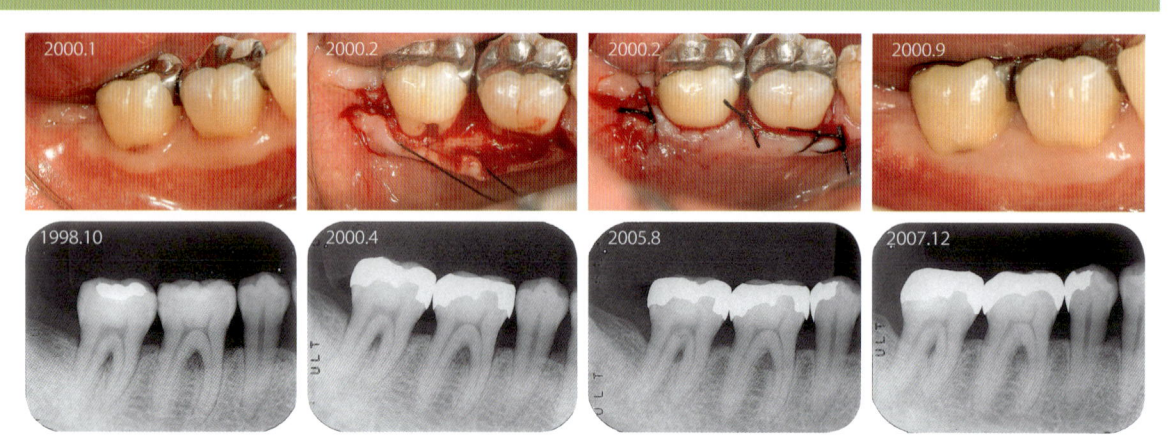

25-14〜25-21 7 6| は，明視下にて歯石の取り残しを確認したため，これを除去．その後はセルフケアとメインテナンスで安定した経過を辿っている

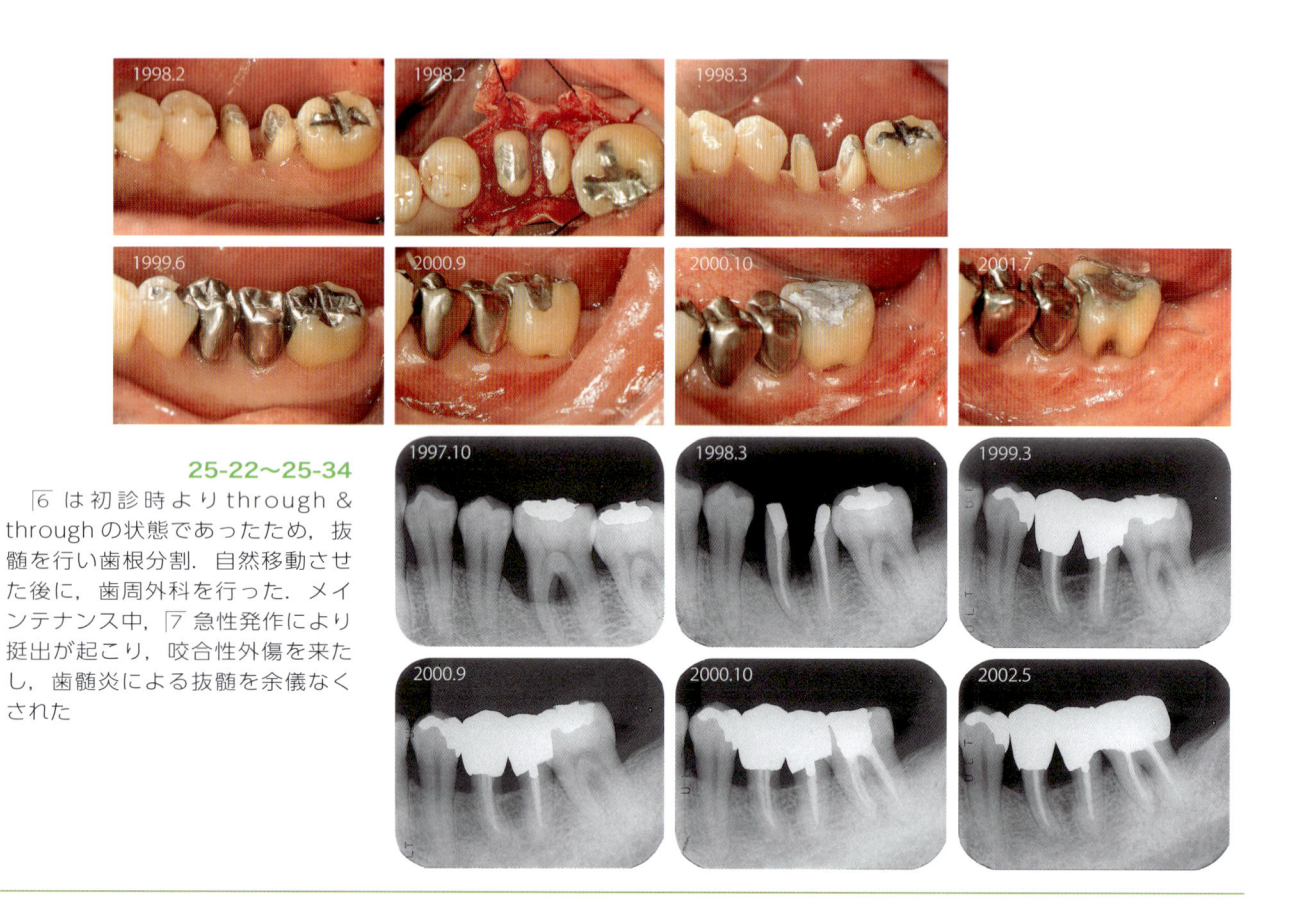

25-22〜25-34 |6 は初診時より through & through の状態であったため，抜髄を行い歯根分割．自然移動させた後に，歯周外科を行った．メインテナンス中，|7 急性発作により挺出が起こり，咬合性外傷を来たし，歯髄炎による抜髄を余儀なくされた

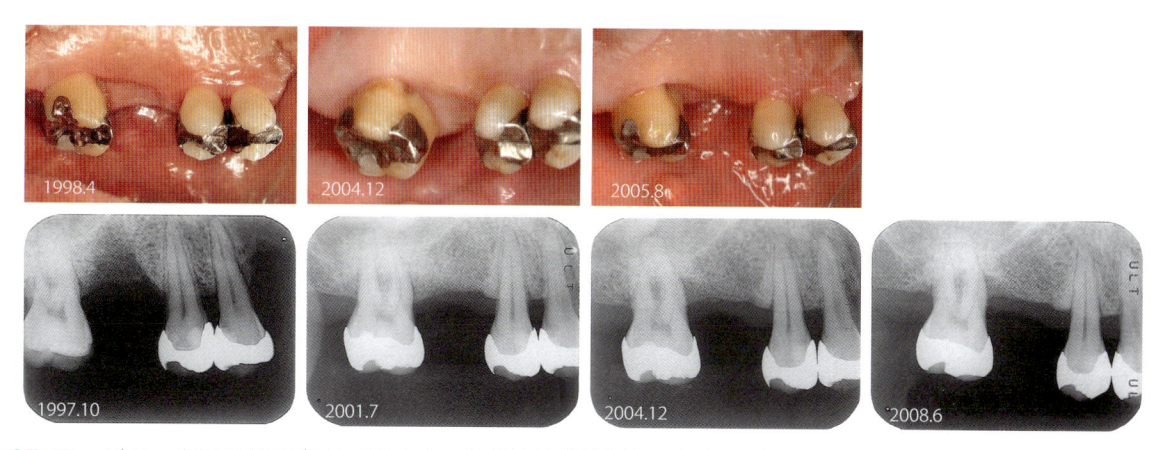

25-35〜25-41 7｜は，歯根の離開が不十分なため，抜根はせず保存的にメインテナンスを継続した．頬側からも近心からもⅡ度の根分岐部病変を抱えながら大過なく経過した

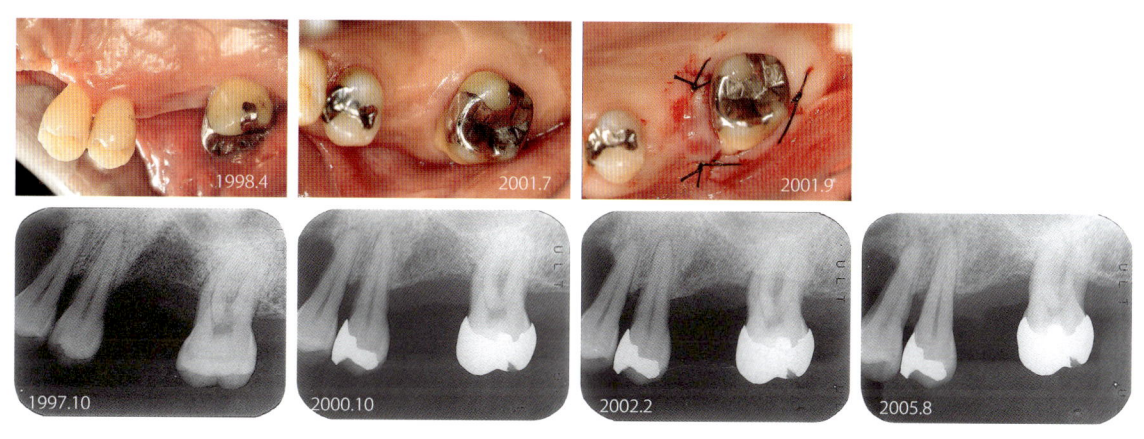

25-42〜25-48 ｜7 の歯周組織は，数年おきに不安定になり，小さなフラップを開けての原因除去で何とか維持

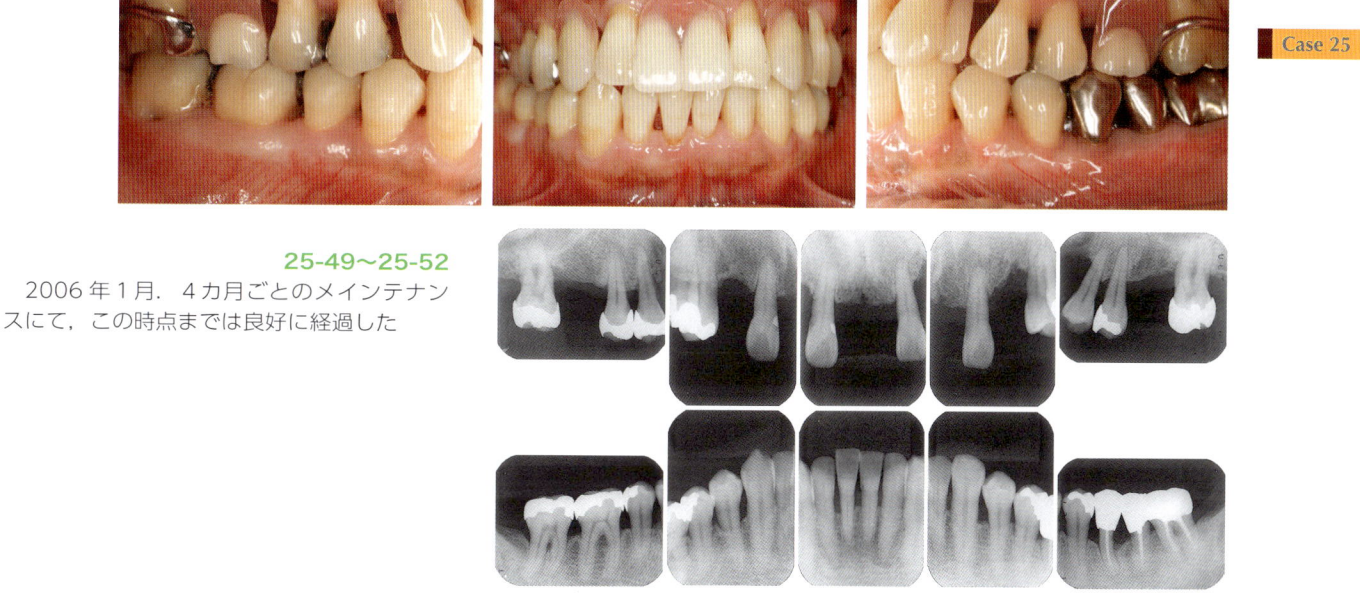

25-49〜25-52
2006年1月．4カ月ごとのメインテナンスにて，この時点までは良好に経過した

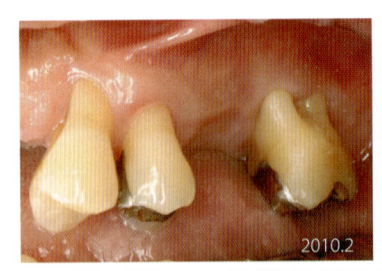

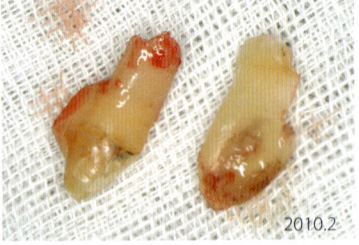

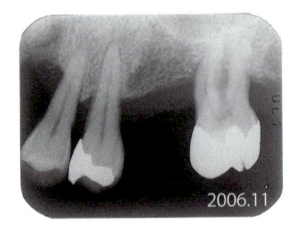

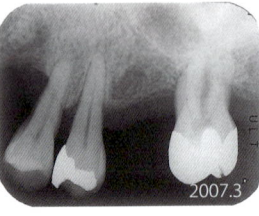

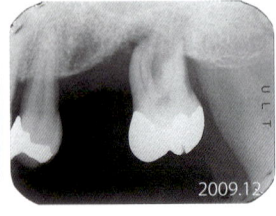

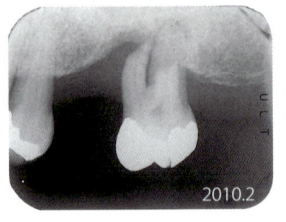

25-53〜25-58 2009年12月，⌞7 に歯周ポケット悪化の兆しがみられ，さらに2010年2月には急性炎症から骨欠損が根尖を越えて，抜根を余儀なくされた．メインテナンスが10年を過ぎ，モチベーションがやや中だるみとなった頃に，初診当初に存在したがコントロールしていた左側での咬み癖が再発してしまったことが重なり，急激な歯周組織破壊を起こしたものと思われる

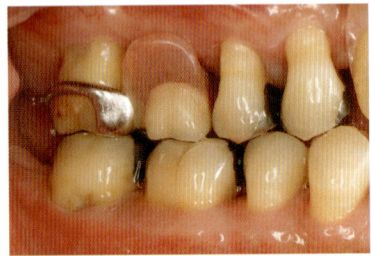

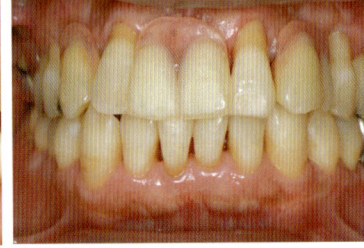

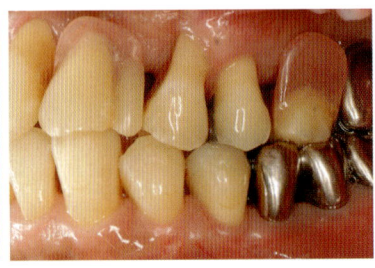

25-59〜25-62 2010年4月．⌞7 の抜髄，⌞7 の抜根以外は，根分岐部病変を抱えた大臼歯をすべて保存できている

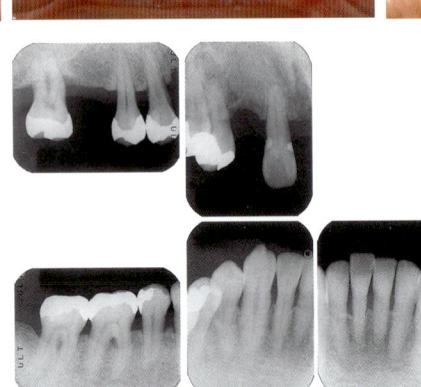

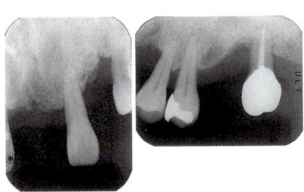

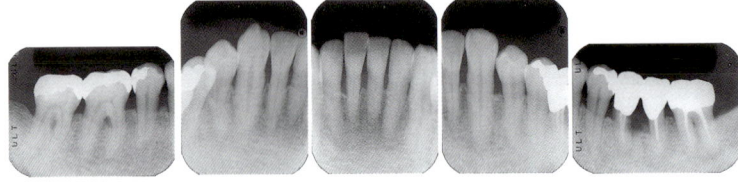

25-63, 25-64
2012年5月．口蓋根のみ残存でメインテナンス中

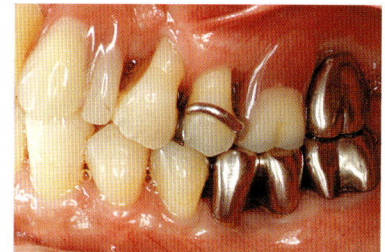

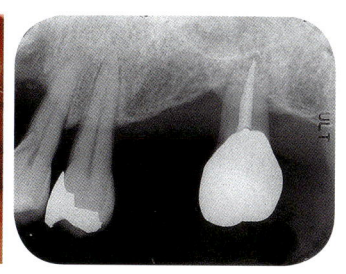

25-65
　左右側とも1999年〜2005年では骨レベルにはほとんど変化がなく経過していた．2006年〜2007年あたりから水平性骨欠損が少しずつ進行し始めた．2009年12月に近心頬側根周囲の骨が失われはじめ，初診から13年後の2010年2月には遠心根周囲にまで拡大したため抜根を決めた．

　メインテナンスも途切れず良好に経過してきたが，急激な悪化の原因は，この頃にセルフケアがやや中だるみとなってプラークが停滞したことに加え，仕事上のストレスからクレンチングを自覚しはじめたにもかかわらず，継続使用してきたナイトガードが破損を機に使用を中断されていたことだろうと考えられた．

　長期にわたり良好に経過した要因としては，生活歯である歯質の強さが，二次カリエスや歯根破折等の他のリスクを上回ったことといえるのではないだろうか．抜髄，抜根等の非可逆的処置は治療の早期にではなく経過をみながら決定しても遅くはない．初診から15年，単根となったものの2013年5月現在，メインテナンスは継続されている

■ 根分岐部病変の見極めと治療方針

　大臼歯は咬合力を担うことから，力の影響を取り去ることはできない．また特に上顎大臼歯では，部位や歯根の形態等から，元々プラークコントロールが困難であるうえ，たとえ抜根してもさらに形態が複雑になってしまい，メインテナンスが容易になるわけではないため予後不良といわれることが多い．

　しかし本症例にみるとおり，徹底したプラークコントロールとメインテナンスの継続によって，根分岐部病変を有する大臼歯であっても長期の保存は可能であることがわかる．スケーラーが到達しにくい根分岐部のメインテナンスにおいては，根面の滑沢化というより，そう多くはないプラークの再沈着をソフトに除去する意味から，超音波スケーラーでの対応が有効であった．

　根分岐部病変への対応においては，単根歯よりもさらにいっそうメインテナンスの意識と習慣づけが重要である．インプラントを適応するにしても，徹底したプラークコントロールにより良好な歯周環境を整えたうえでメインテナンスの継続が確認できていれば，より予知性は高いと考えられる．

Chapter 3 歯周基本治療で"治す"

歯周基本治療をベースとした重度歯周病症例

根分岐部病変③

Case 26　2001年3月初診．51歳，女性

　全顎にわたり著しい歯肉腫脹歯肉出血，またX線上で垂直水平両方の骨欠損を伴った重度歯周炎．6|の歯根周囲は深い歯周ポケットに囲まれた4壁性骨欠損．細いファーケーションプローブにてthrough&through，根分岐部病変Ⅲ度であるが，ルートトランクが長く歯根が短いうえ，歯根の離開が小さいため抜根しても清掃性が大きく向上するとは思われないことから，3根とも保存の方針とした．
　不適合であり咬合性外傷となっているクラウンを撤去し根管治療後，SRP，自然挺出を図った．

初診時

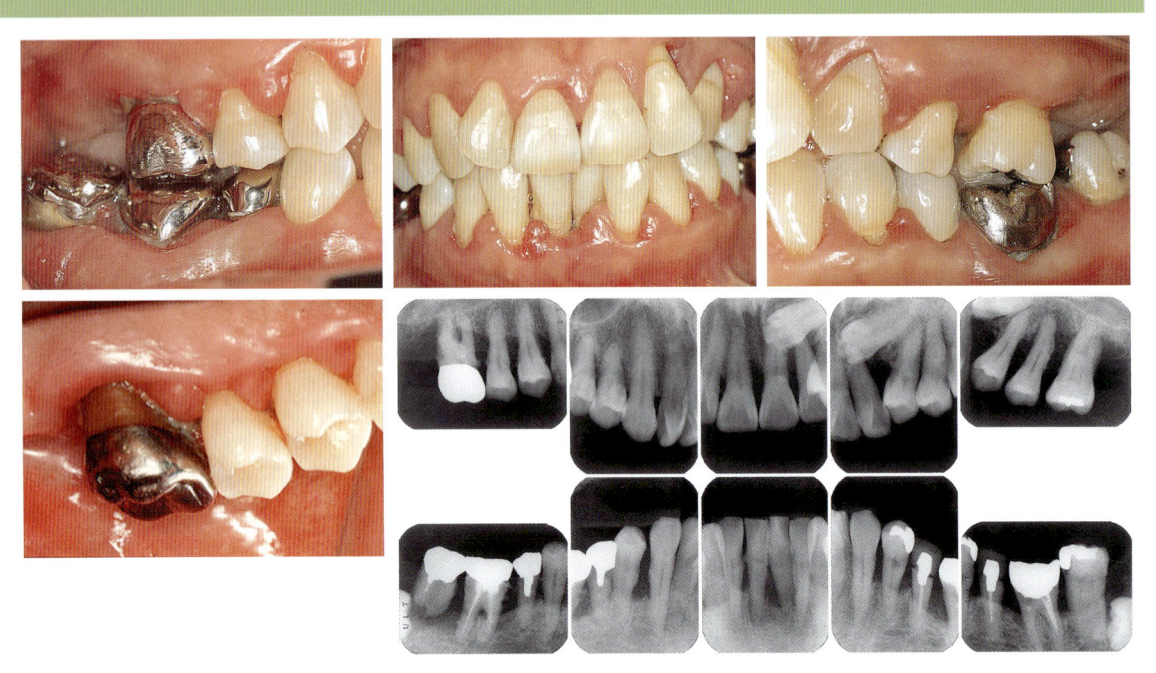

26-1～26-5　2001年3月．7|7 欠損のため 7|7 に対合歯はない．
7|は，6|と連結されているため移動できず，根尖まで骨吸収が認められた．
|7 は，遠心へ自然挺出することで炎症から逃れ，歯周ポケットの形成はない

歯周基本治療→補綴治療→メインテナンス

26-6, 26-7
2001年5月．SRP．自然挺出を図る

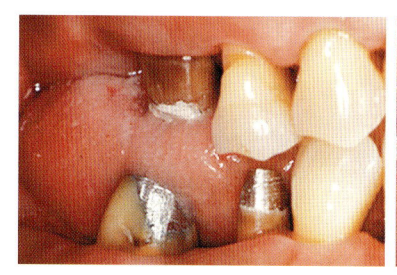

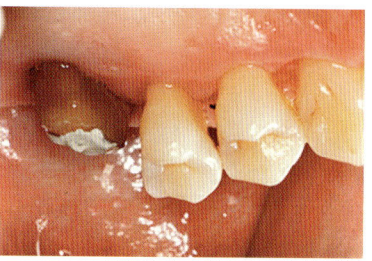

26-8
2001年10月．初診から7カ月後，歯周外科にて根面の廓清．頬側口蓋側とも皮質骨に囲まれた広い4壁性骨欠損を確認した．治癒を待ち再評価

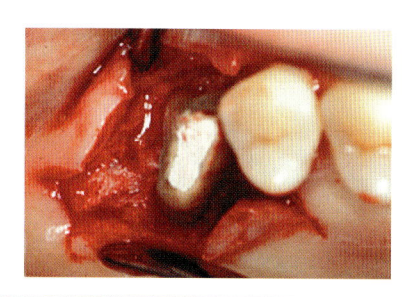

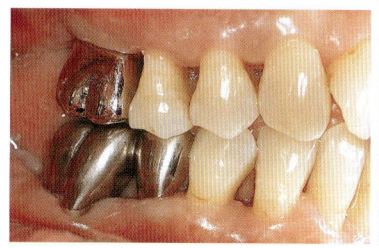

26-9〜26-12
2002年1月．最終補綴〜メインテナンスに移行

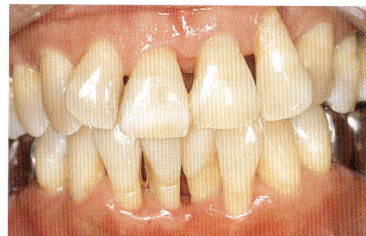

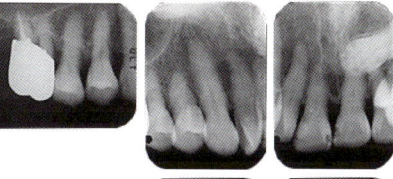

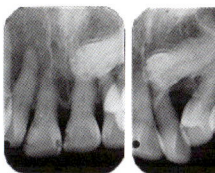

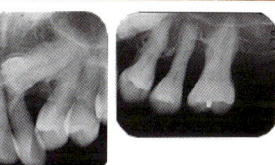

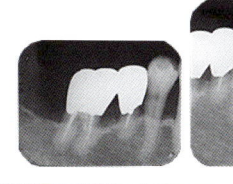

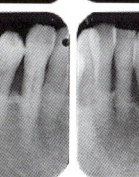

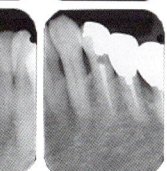

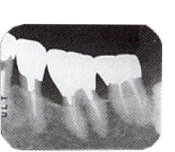

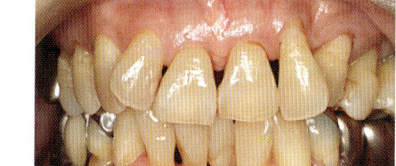

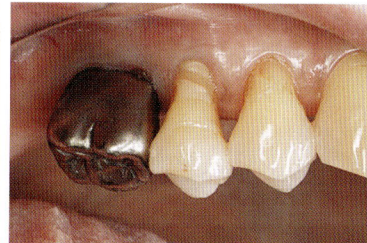

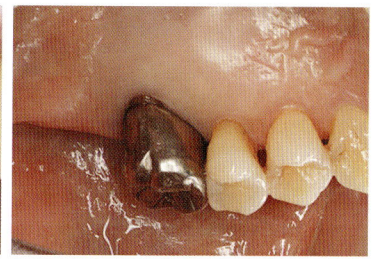

26-13〜26-15　2012年11月

X線写真での変化

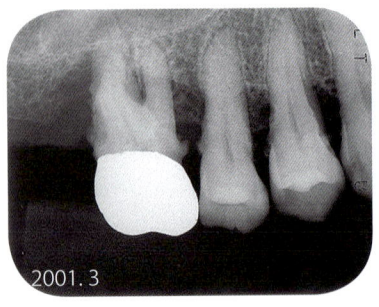

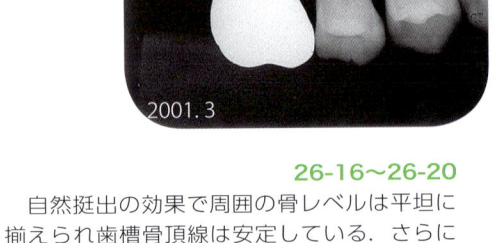

26-16〜26-20

自然挺出の効果で周囲の骨レベルは平坦に揃えられ歯槽骨頂線は安定している．さらには自然移動した 6| の歯根膜に連なって小臼歯部の骨レベルも回復し安定している．根分岐部の水平方向の歯周ポケットは依然存在するもののあまり大きな問題となってはいない

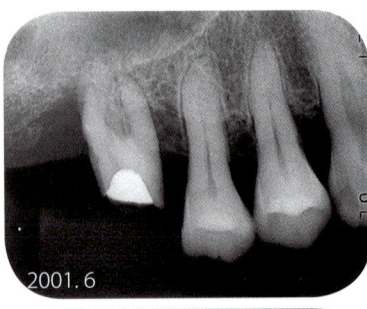

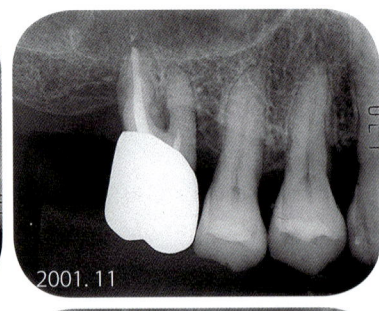

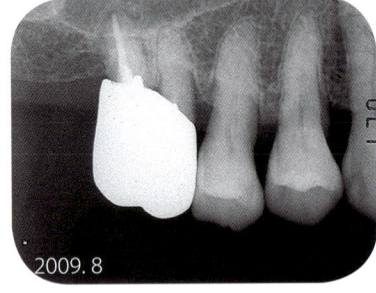

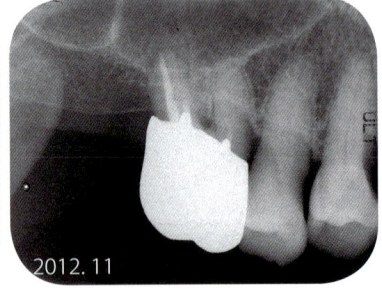

■ 上顎大臼歯3根保存という選択

　垂直方向の歯周ポケットに比較すれば，水平方向の歯周ポケットは残存しても炎症はコントロールしやすく，新たな炎症の再発にはつながりにくいといえるのではないだろうか．

　抜根のリスクと効果のバランスを考慮し，抜根してもその効果が疑わしい場合には確定的な処置である抜根はすぐには行わず，3根とも保存しメインテナンスの経過のなかで判断しても遅くはない．そしてそれが長期保存につながる可能性が高くなるといえる．

■ 上顎根分岐部病変の特徴

　上顎の大臼歯は3根が3方向に分岐していて分岐部が3つある複雑な形態であり，頬舌的に1方向である扁平な根を2つ並べたような比較的シンプルな形態の下顎大臼歯と異なる特徴をもつ．

　そのため，①歯根分割や抜根を行っても，また新たな分岐部が生じてしまう，②分割〜抜根後，保存した根は斜めに植立しており咬合力が根の長軸方向にはかかりにくい，③分割するために失活となれば，歯質が脆弱になり歯根破折のリスク，また解剖学的形態とは異なる少し複雑な形となった補綴物マージン付近の二次カリエスのリスクと，新たな2つのリスクが生じることになる，④分割した面が歯肉縁下となり，生物学的幅径を侵して炎症が常に停滞する可能性がある，といった懸念が生じることになる．

　抜根するのか，あるいはしないのかの選択はつまり，「清掃性」「歯質の強度」「咬合力を負担するための根の植立方向」の優先順位の選択といえるが，そのバランスが難しいことが上顎根分岐部病変の特徴である．

歯周基本治療をベースとした重度歯周病症例

根分岐部病変④

Case 27　1992年5月初診．41歳，男性

根分岐部病変の急性発作を起こし腫脹疼痛を主訴に来院．
消炎処置後，わずかな咬合調整とエナメルプロジェクションを整形，SRPで歯周組織は安定したため，それ以上の積極的処置は行わずメインテナンスに移行した．根分岐部病変Ⅰ～Ⅱ度を抱えたままながら大過なく経過し，20年間欠かさず良好なメインテナンスが継続されている．

初診時

27-1, 27-2
1992年5月．根分岐部病変の急性発作

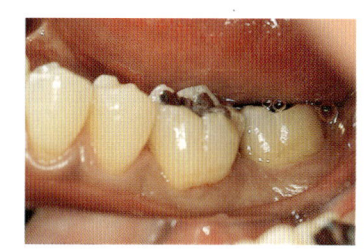

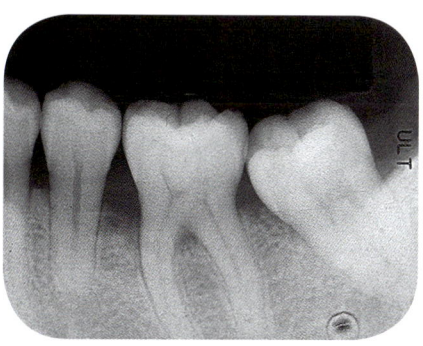

歯周基本治療→メインテナンス

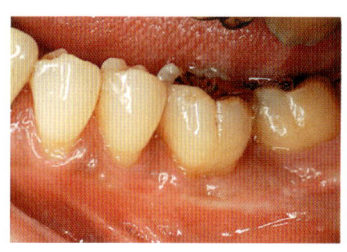

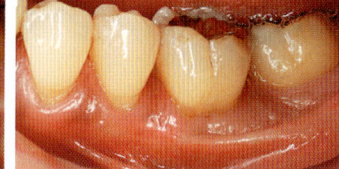

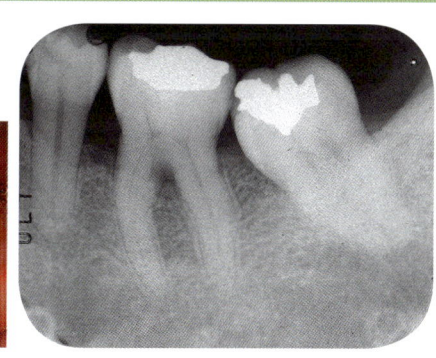

27-3, 27-4　1993年9月→2012年10月

27-5　2011年2月

■ 根分岐部病変における歯根分割の是非

根分岐部病変の治療にはアクセスを第一優先と考えて分割や抜根を選択されることが多いが，失活することで二次カリエスの発生や歯根破折等のリスクが新たに生じる．垂直方向の歯周ポケットがコントロールできれば少しの水平方向の歯周ポケットはコントロールが可能である．処置に対する効果が疑わしい場合，特に非可逆的な歯髄処置は経過をみるなかで確定しても遅くはない．

歯周基本治療をベースとした重度歯周病症例

根分岐部病変⑤

Case 28　1997年8月初診．42歳，男性

　プラークコントロールは不良で，浮腫性の歯肉．X線写真で認められる大きな歯石が多く沈着していた．全顎的には水平性骨吸収ながら $\overline{6|}$ にはⅡ度の根分岐部病変が認められる．
　$\overline{6|}$ に水平性の歯周ポケットも存在し，プラークコントロールのための器具のアクセスも困難ではあるものの，分割や抜根は行わず，SRPにて保存的に対応した．

初診時

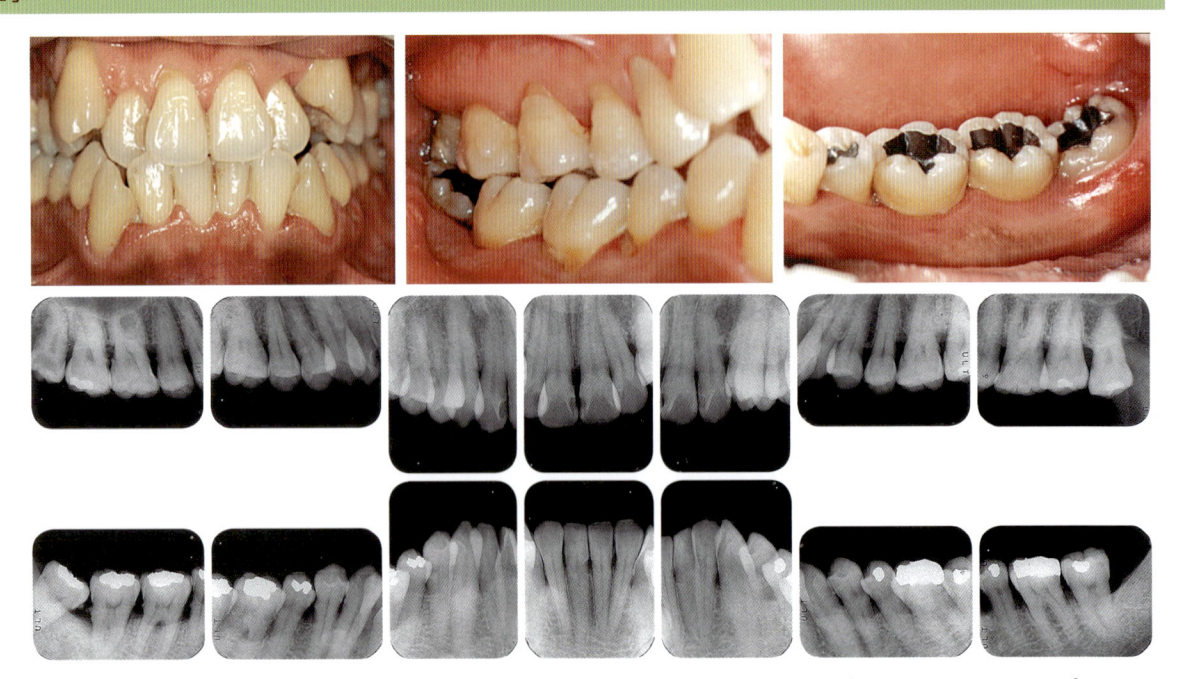

28-1〜28-4　1997年8月，全顎的に水平性骨吸収がみられる．歯列不正，智歯の存在が，もともとよくないプラークコントロールをより困難にしているらしい．$\overline{6|}$ の根分岐部病変に注目したい

歯周基本治療

28-5〜28-8
　歯列不整は全顎にわたるが，6⏌の辺縁隆線の不揃いは，根分岐部の炎症のために病的挺出していると考えられる．インレーを除去し頬側咬頭を削除して咬合負担を軽減した．
　患者本人はまじめな性格でブラッシングに積極的に取り組んでくれたうえ，歯周治療に対する歯周組織の反応は良好で炎症は比較的すみやかに消退した

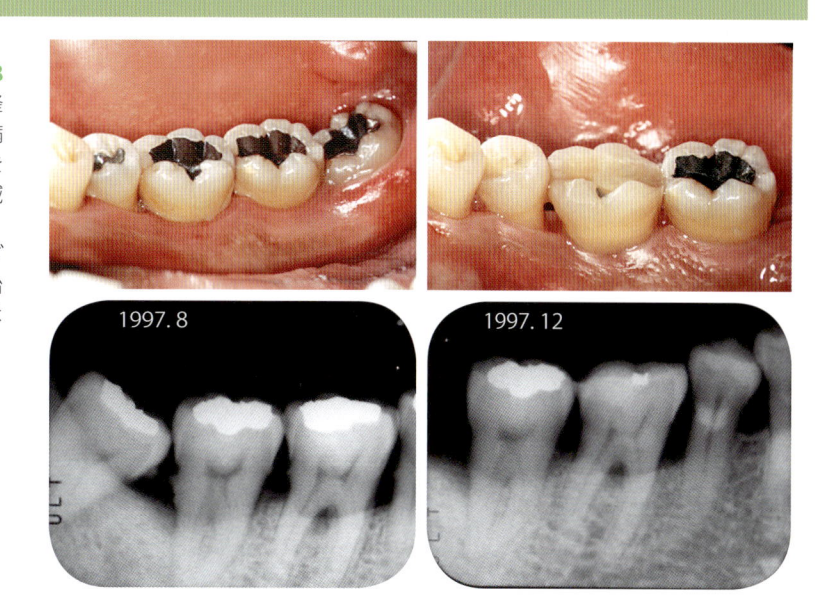

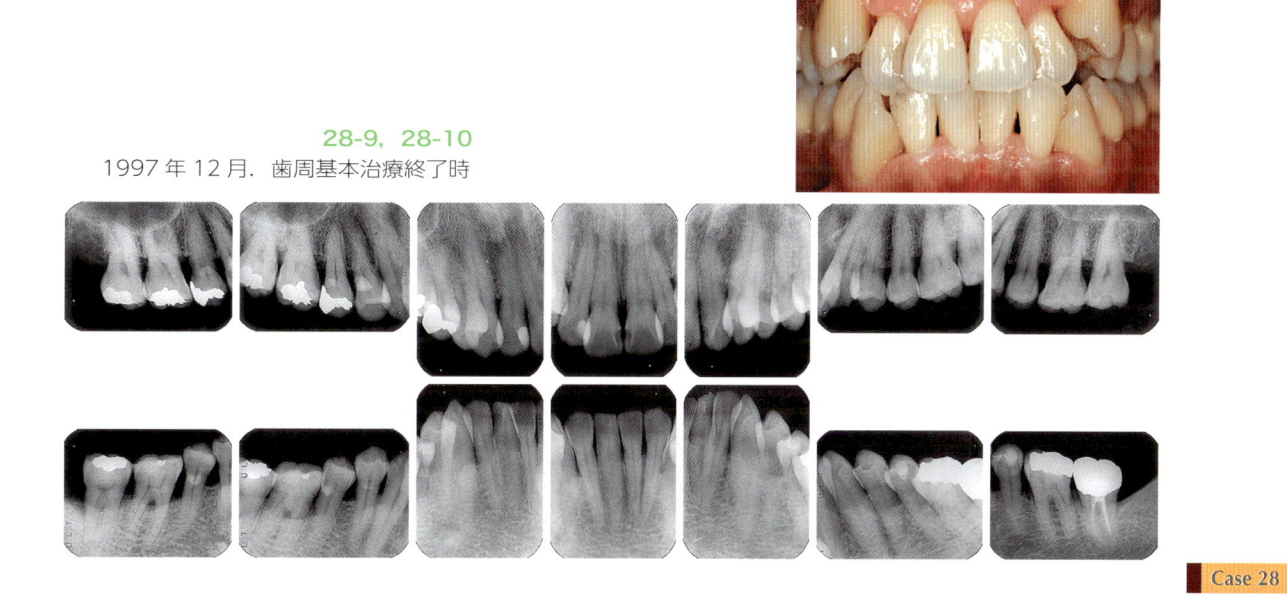

28-9, 28-10
1997年12月．歯周基本治療終了時

メインテナンス

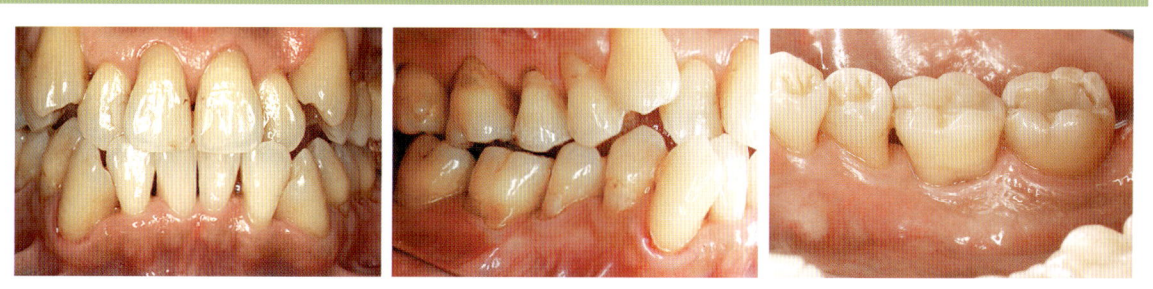

28-11〜28-13　2012年4月．メインテナンスリコールは6カ月ごとに継続され，初診から15年経過した

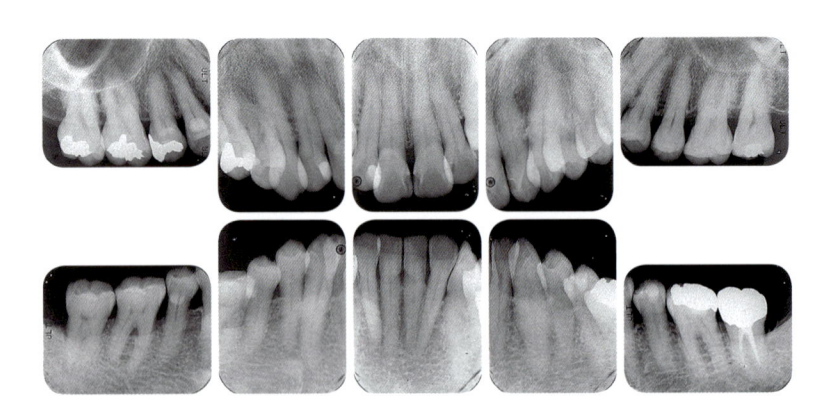

28-14　2012年4月

X線写真，プロービングチャートでの経過

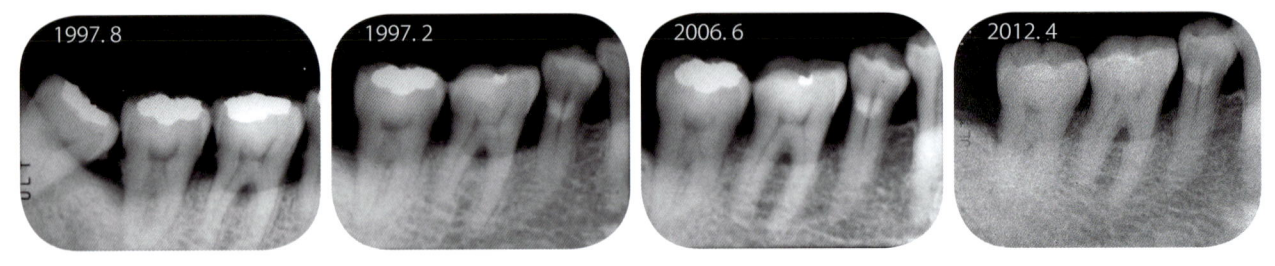

28-15〜28-18　X線透過像はそのままながら良好に経過している

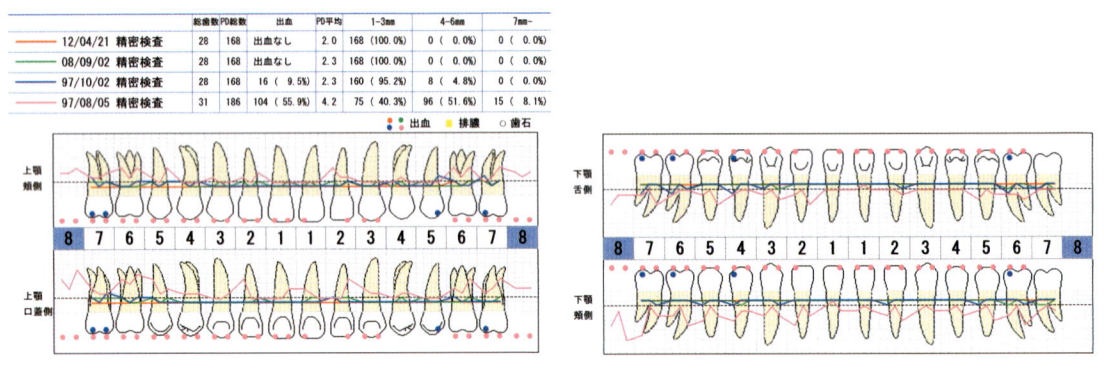

28-19　プロービングチャート上での変化

■ 臼歯部歯肉のクリーピング

　炎症による腫脹が消退したあと歯間乳頭部がクリーピングしてごく自然な形に変化している．臼歯部においても同様で，特に7|遠心は陥凹部が歯冠側にせり上がって安定したため，困難だったプラークコントロールが容易になった．ブリッジのポンティック間は別として，歯間ブラシ等の使用はこうした変化を妨げるものと考えられることから，注意が必要である．

歯周基本治療への期待

外科・補綴治療の前準備

Case 29　2001年1月初診．45歳，男性

　プラークコントロールが著しく悪く，前歯部のフレアアウトや挺出，全顎にわたり2～3度の動揺もある．$\frac{6\ 4\ |\ 2\ 3}{4\ \ \ |\ \ \ 7}$ は保存不可能と判断した．前歯を含む欠損部には，審美性の確保のために暫間補綴をいく度か改変しながらの歯周基本治療が必要となった．当初は全顎にわたる歯の著しい動揺でブラッシングが困難なことから，治療に対し不安や躊躇があったようだが，いまにも抜け落ちそうだった歯を抜歯してブラッシングが容易になったことと，残存歯はブラッシング次第で保存できるとの理解から，積極的にブラッシングに取り組んでくれるようになった．またSRPに対する組織の反応は良好で，順調な回復がみられた．残存歯は支台歯として使用することも可能となり，より積極的な治療介入に移行できると判断した．

　上顎は，歯周外科に続きMTMにてフレアアウトの改善を図る．すべて生活歯にて支台歯形成を行い，プロビジョナルレストレーションにて形態，顎位，前方・側方ガイドを模索し，⑤4③ および ②1①2③④⑤ のブリッジにて対応した．

　下顎は，右側はブリッジにて対応，左側は顎堤条件より自家歯牙移植を断念し，インプラントを埋入．右側は上下顎とも遊離端欠損となるが，歯周組織および咬合状態は安定しており，短縮歯列とした．

　2002年2月の最終補綴以降，4カ月に一度のメインテナンスを欠かさず継続できている．

初診時

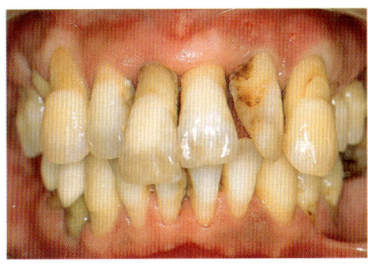

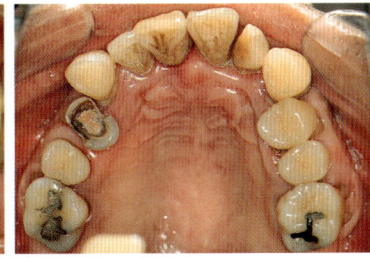

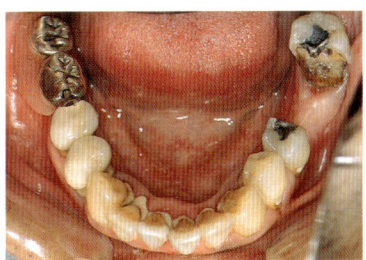

29-1～29-4
2001年1月．⑤ の動揺を主訴に，同部位の補綴治療を行った前医からの紹介で来院

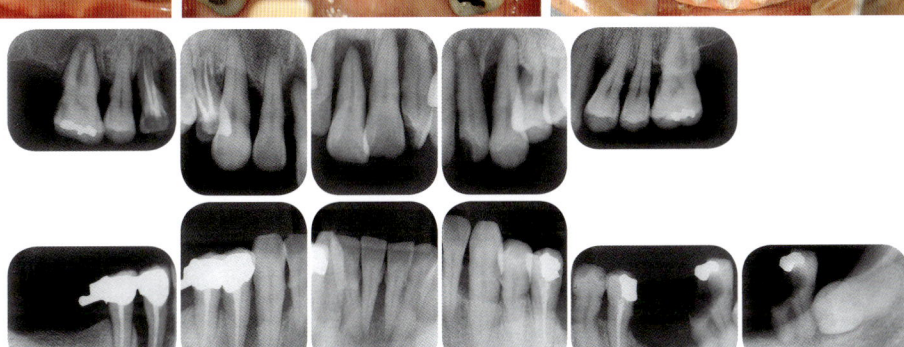

歯周基本治療→補綴治療

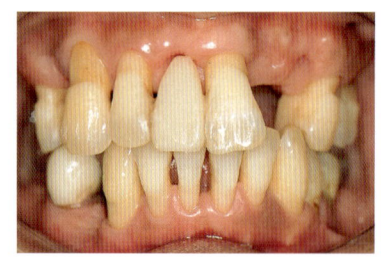

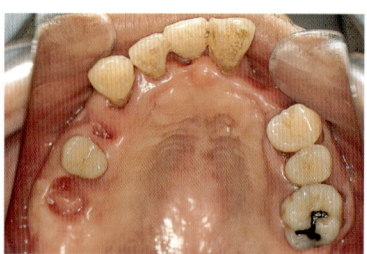

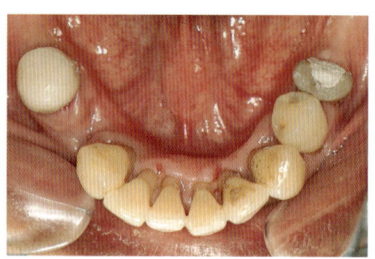

29-5 〜 29-7 2001年3月．歯周基本治療終了時．保存不可能な歯の抜歯後の状態

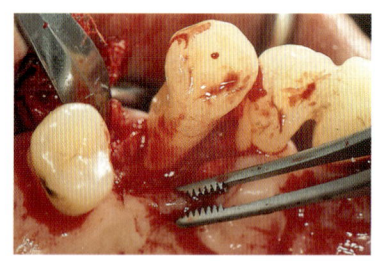

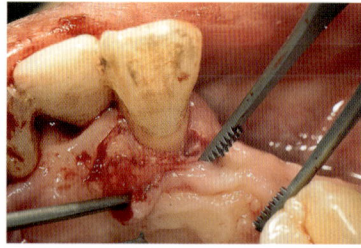

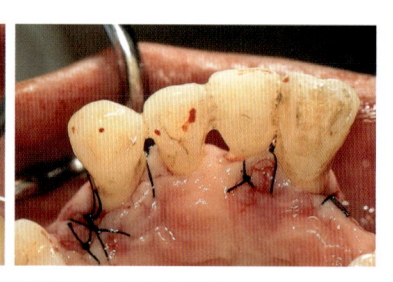

29-8 〜 29-11
2001年6月．上顎は歯周外科も併用し，根面の郭清を確認した

29-12 〜 29-15
2001年7月〜2001年10月．MTMにて，3|1 のフレアアウトを改善

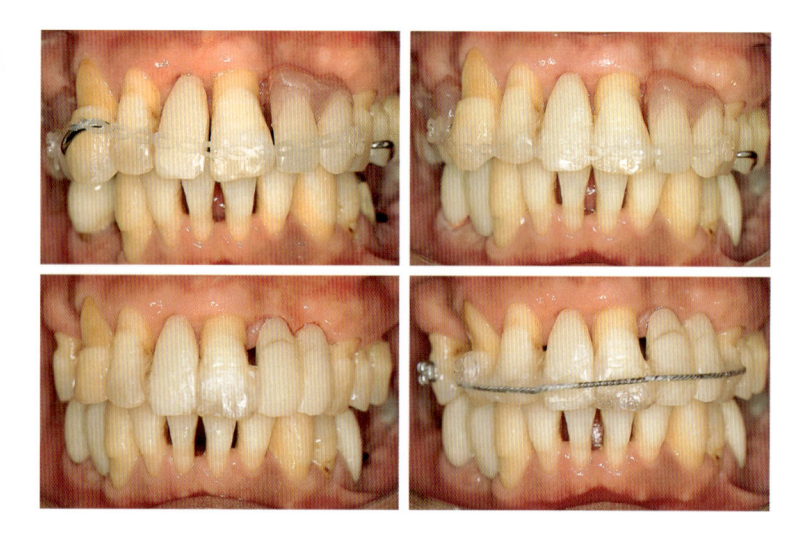

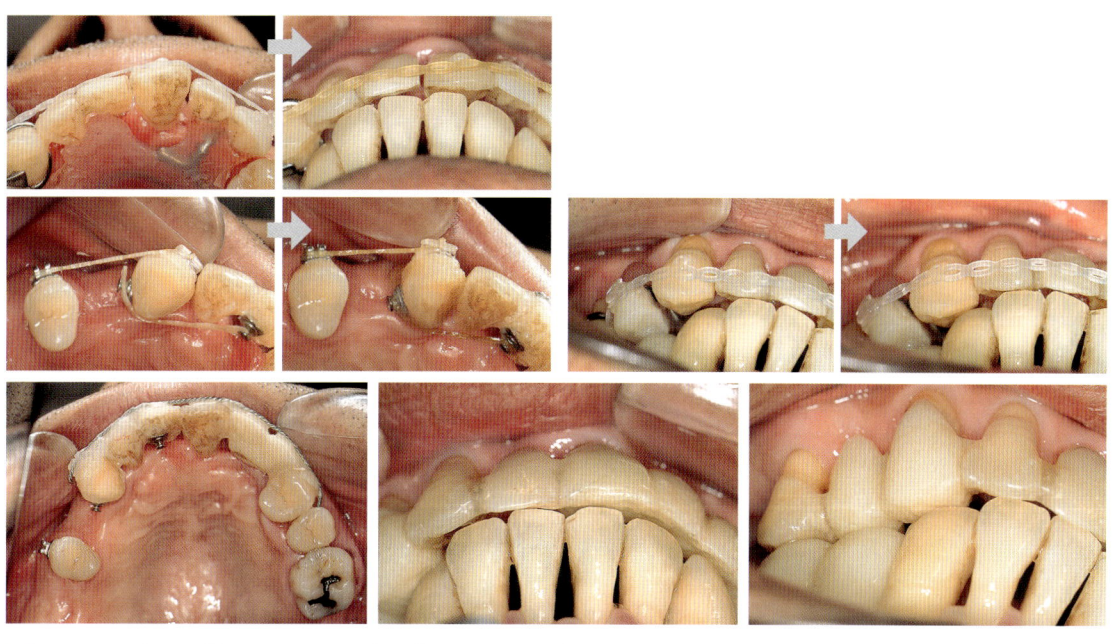

29-16～29-24 2001年12月．アンテリアガイダンスと犬歯誘導の付与を可能とした

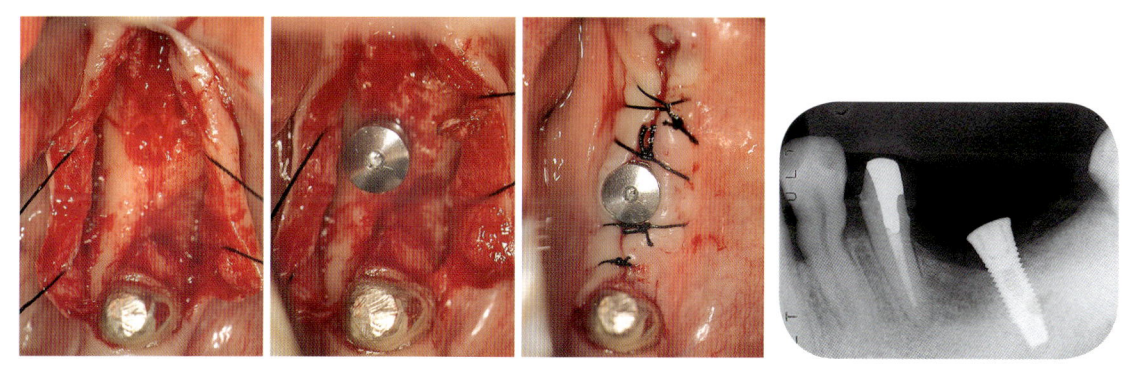

29-25～29-28 2001年6月．下顎左側は，顎堤条件から自家歯牙移植を断念し，インプラントを埋入

29-29, 29-30
2001年12月．付着歯肉不足および小帯付着異常のみられた5｜には遊離歯肉移植

29-31, 29-32
2002年1月．すべて生活歯で支台歯形成を行うことができた

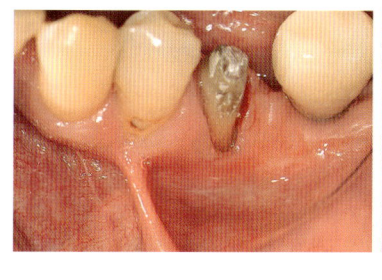

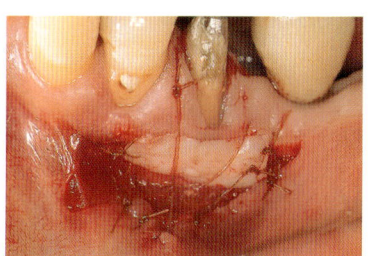

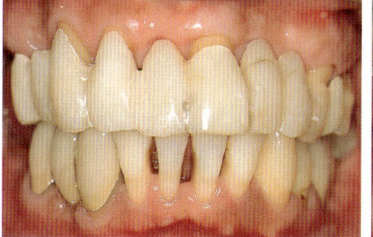

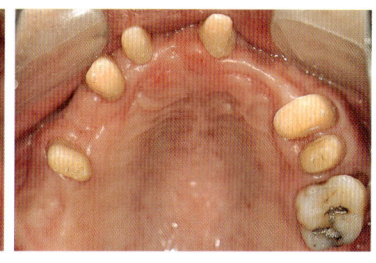

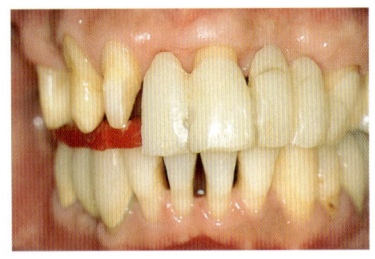

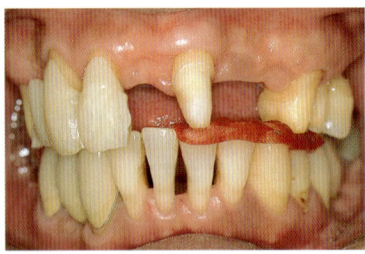

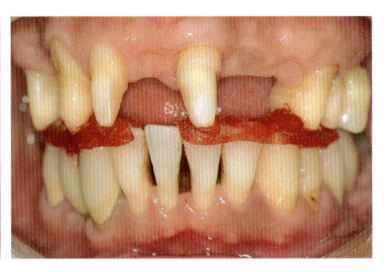

Chapter 3 歯周基本治療で"治す"

29-33 ～ 29-35 2002年1月．プロビジョナルレストレーションで安定が確認できた顎位にて咬合採得．片側ごとにプロビジョナルレストレーションを外し，パターンレジンにて採得し，再現性を確認している

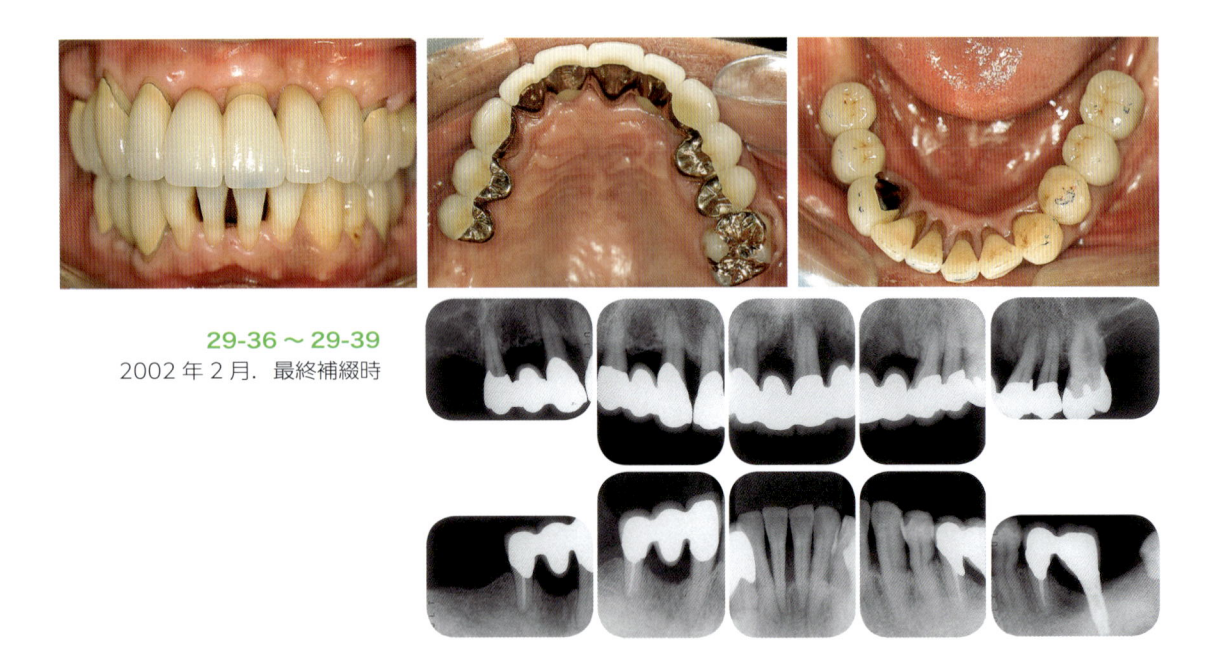

29-36 ～ 29-39
2002年2月．最終補綴時

29-40 ～ 29-43
2002年3月．側方面観および，側方運動時

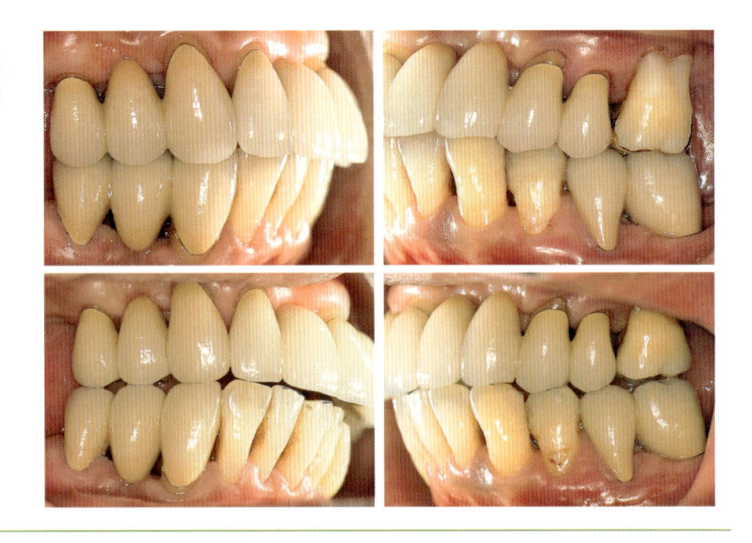

156 | 歯周基本治療で 治る！ 歯周基本治療で 治す！

メインテナンス

29-44, 29-45
2002年8月．就寝時にナイトガードを使用

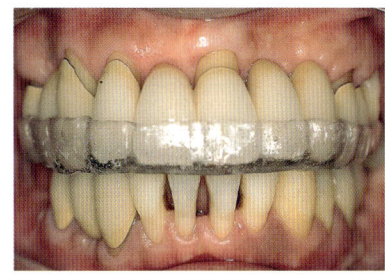

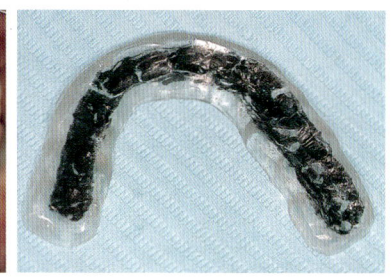

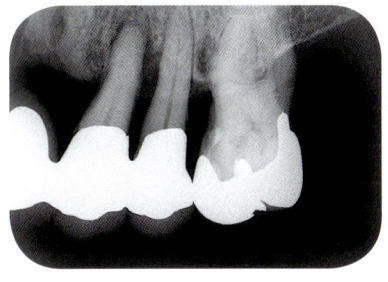

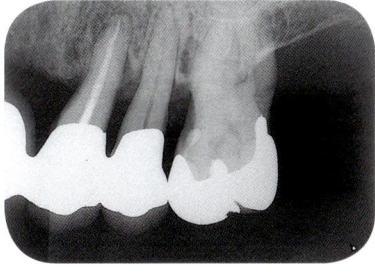

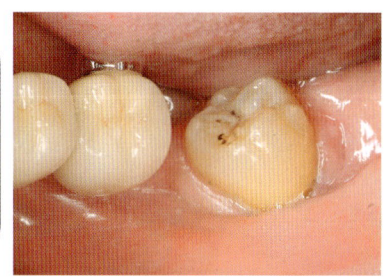

29-46, 29-47 2003年7月．4̲ に根尖性歯周炎を認め，根管治療を行った

29-48 2005年12月．埋伏していた 8̲ が萌出．将来何らかの形で使用する機会があるかもしれない

29-49, 29-50
2006年6月．インプラントと連結した 5̲ に二次カリエスを認めた．単冠にて処置した

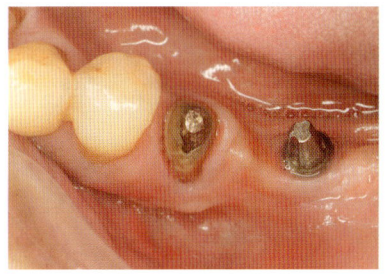

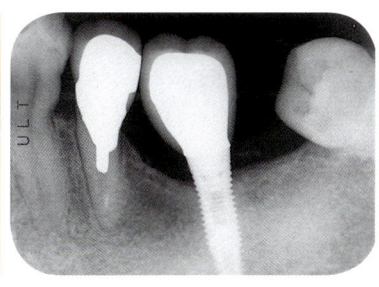

29-51〜29-54
　ややもすると自己流のオーバーブラッシングとなる傾向がある．2005年12月，1̲ 歯頸部に楔状欠損(WSD)を見つけたが，それが経年的に進行した．WSDはブラキシズム等「力」の関与も示唆されるが，今回は1歯に限局していること，アタッチメントロスの進行などの周囲組織の変化や補綴物の破損等，他の症状はみられないことから「磨き癖」によるものと診断し，歯ブラシの選択や歯ブラシを動かす方向等に修正を加えた．その結果，進行は停止したと思われたので，2010年4月に，欠損部にコンポジットレジンを用いて補修した

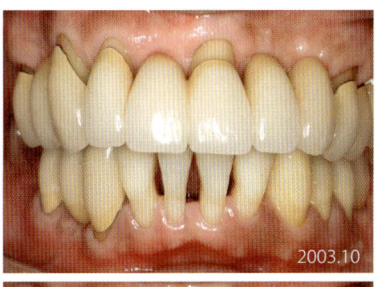

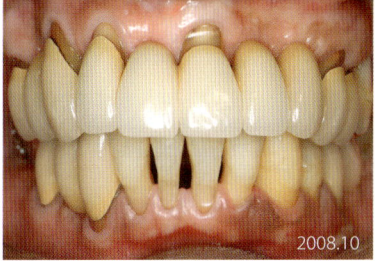

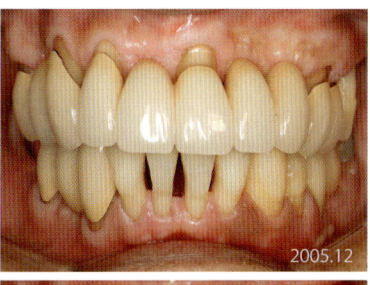

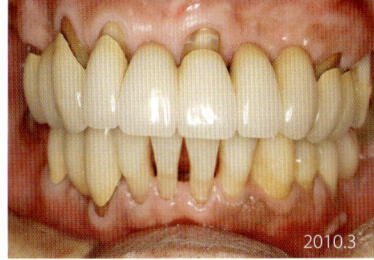

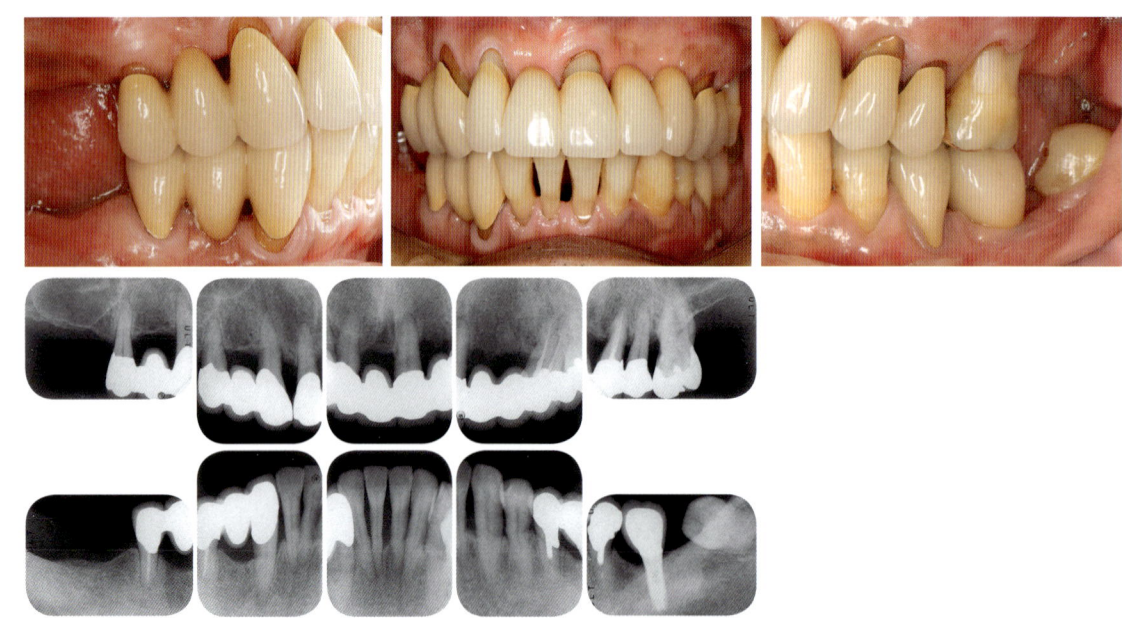

29-55～29-59 2010年6月．メインテナンスに入り8年．|1 の楔状欠損（2010年4月に充填済み）以外には大きな変化はなく，順調に経過している．

　歯髄処置が必要となった|4，インプラントと天然歯の連結部に生じた下顎左側のトラブルは早期に対処することで解決がなされ，それ以降は再発の兆しはない．また，歯髄を保存する目的で生活歯の補綴物のマージンはすべて縁上に設定したため，セメント質象牙質が露出しているが，|1 の楔状欠損を除いてはほとんど変化はみられない．それ以上に，遊離歯肉移植を行った|5 部は歯肉が厚く安定感がある．

　右側は大臼歯の支持がない短縮歯列であり，上顎は下顎に比べれば残存歯が少ないといったやや不利な条件ながら，大きなトラブルはなく，2013年5月現在，11年間メインテナンスが継続されている

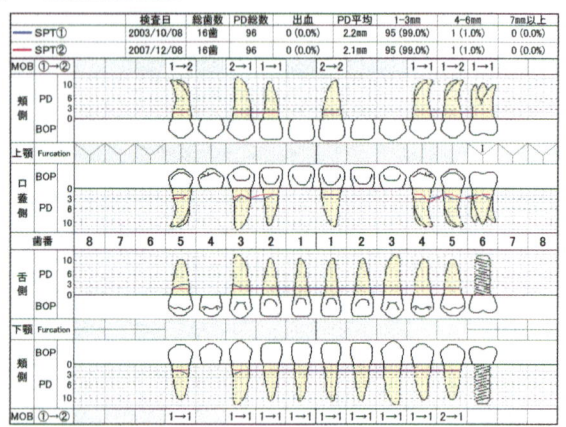

■歯周基本治療と歯周補綴の予後

　歯周補綴の予後に患者自身のセルフケアと術者によるメインテナンスが欠かせないことは周知である．欠損補綴を伴う歯周補綴における歯周基本治療の位置づけは，歯周初期治療としてのみならず患者の姿勢を推し量り，また強化する大事な時期である．

　今回の症例においては，ある程度の審美性も確保しつつ歯周基本治療を進めたことや，患者の意向や希望を生かして最終補綴の設計を決定したことで患者を引きつけ続けることができた．小さなトラブルは初期のうちに発見し対応することができて大事には至らず，大きな改修が必要となるような兆しはないことが，術後もモチベーションが持続してメインテナンスが継続していることに繋がっていると考える．

　歯周基本治療とメインテナンスのレベルが歯周補綴の予後を左右するといえるのではないだろうか．

歯周基本治療への期待

自家歯牙移植①

Case 30　2005年7月初診．41歳，女性

　歯肉出血，病的歯牙移動等を主訴に他の医療機関に通院し，2年6カ月にわたりスケーリング等の治療を続けていたが，出血・排膿が改善しないとの担当医からの紹介で当院を受診．患者自身のブラッシングは熱心だが，大きな歯石の取り残しが散見され，その一方でスケーラーによる歯根面の削り過ぎがみられる．下顎前歯は炎症のコントロールが不十分なまま接着にて固定されたことで，さらに悪化した模様．
　$\frac{5}{6\,2\,|2}$ は，根尖を越えた骨欠損と著しい動揺で保存不可能．前医に2年6カ月も通い続けたことからわかるとおり，患者自身のモチベーションは高く，問題は「ルートプレーニングの技術と評価」といえる．下顎前歯および $\underline{5|}$ は抜歯直後にレジン歯を接着して対応．残存歯には，14回のアポイントにて全顎のルートプレーニングを終えた．

初診時

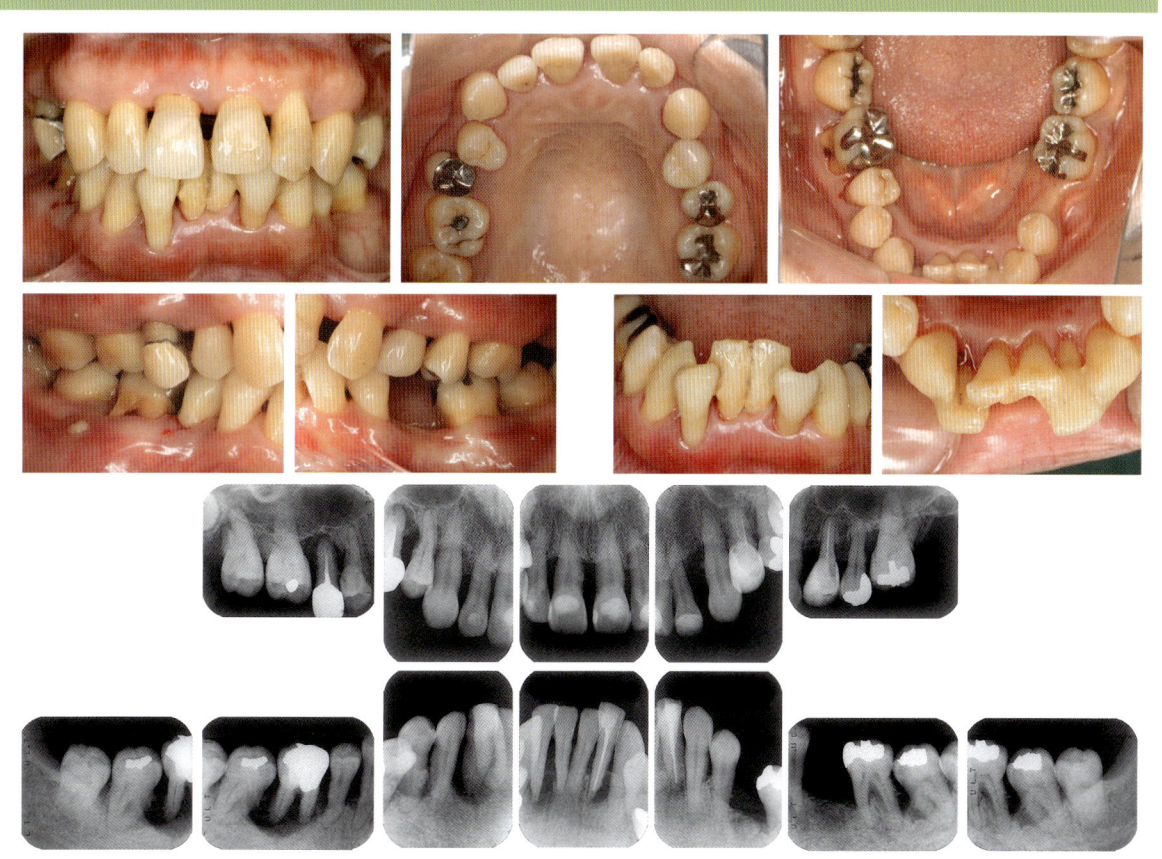

30-1〜30-8　2005年7月．出血，排膿が改善せず当院を紹介され来院

歯周基本治療

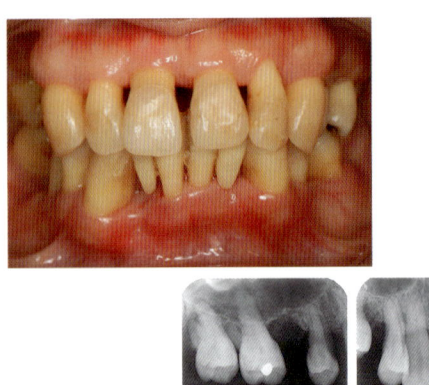

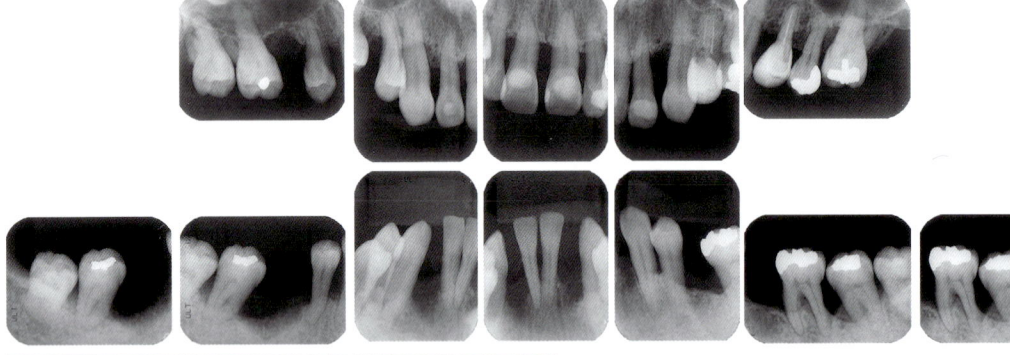

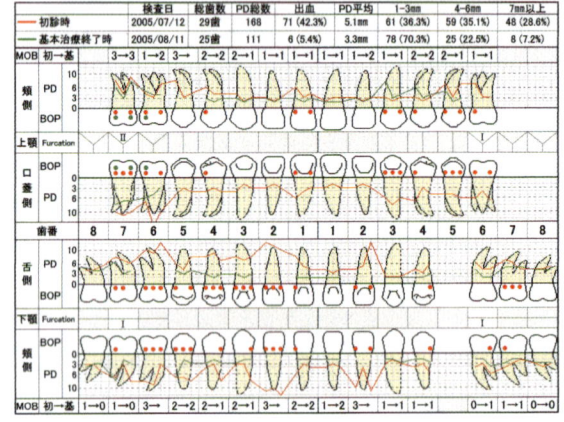

30-9 〜 30-11
2005年11月．再評価時

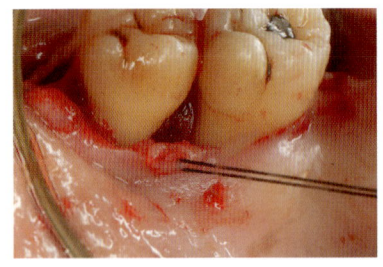

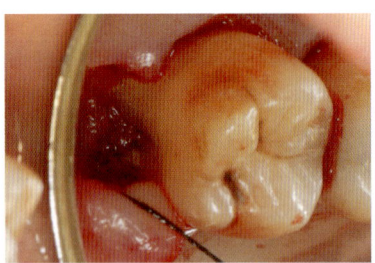

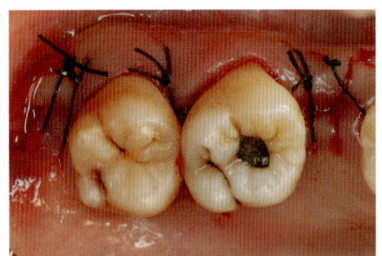

30-12 〜 30-14　2006年1月．アタッチメントロスが大きくアクセスが困難であった上顎右側臼歯部は歯周外科を行った

補綴治療

下顎左側臼歯部へはインプラントを埋入

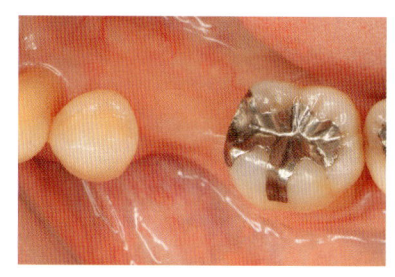

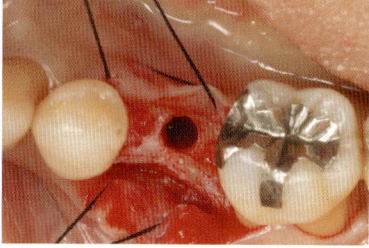

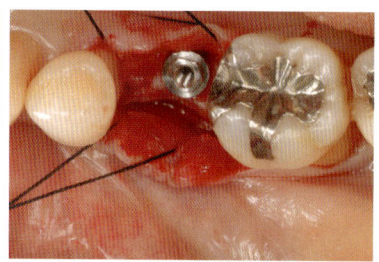

30-15〜30-18

2006年2月，5部にインプラントを埋入．6遠心にはオーバーインスツルメンテーションに加え，根面カリエスが認められる．この後，冷水痛がコントロールできず，メインテナンスのなかで根管治療が必要となった

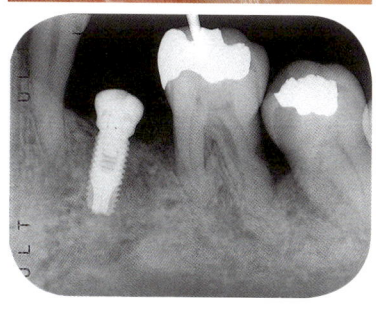

下顎右側臼歯部は自家歯牙移植にて対応

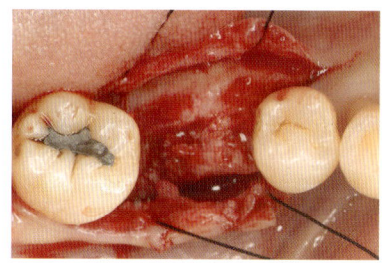

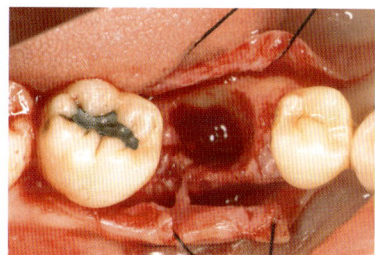

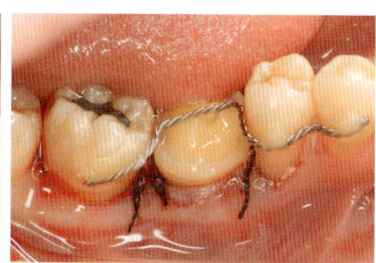

30-19〜30-22

2006年2月，6抜歯から7カ月後に，両隣在歯とのクリアランスも顎堤の幅も十分であるため，8の自家歯牙移植を行った．移植歯の埋入深度については，CEJの位置が両隣在歯と大きく異なることのない位置に決定して移植窩を形成した．歯肉弁を歯冠側に引き上げるようにして縫合し，再生のスペースを確保した

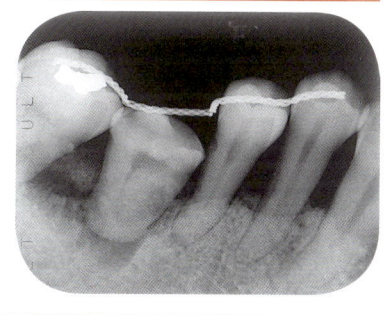

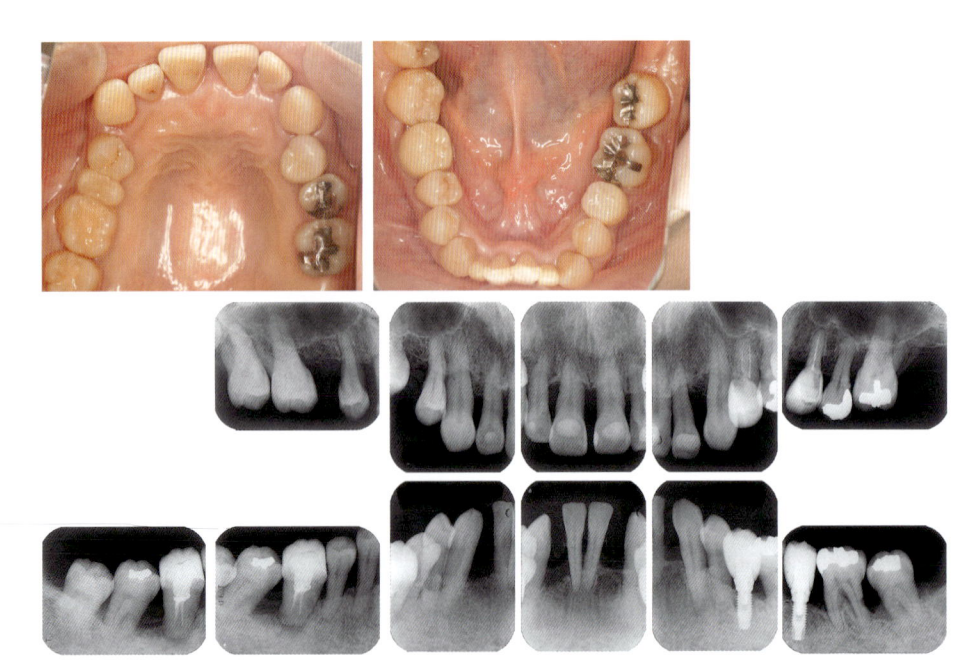

Chapter 3 歯周基本治療で"治す"

30-23〜30-25
2006年6月．補綴処置を終え，再評価．7┘遠心は埋伏智歯の存在によりメインテナンスに課題を残した

メインテナンス

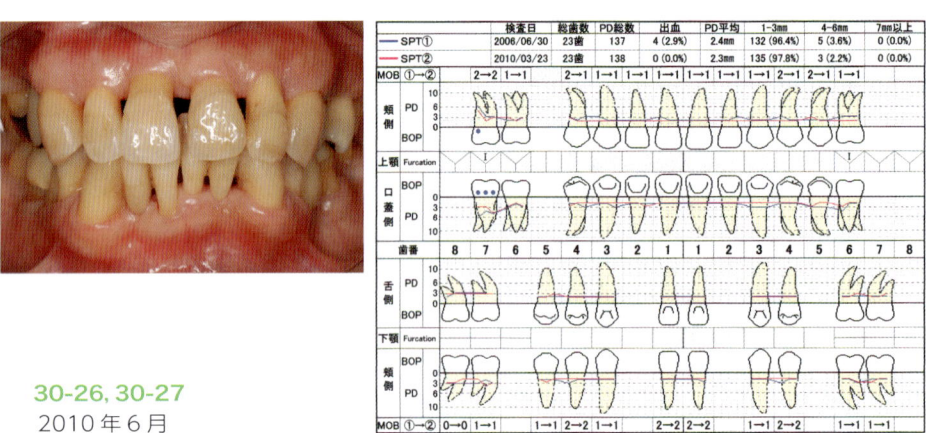

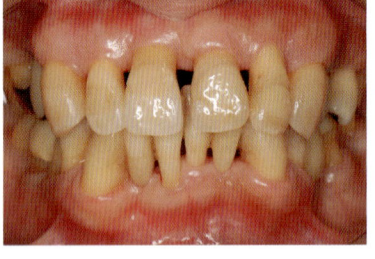

30-26, 30-27
2010年6月

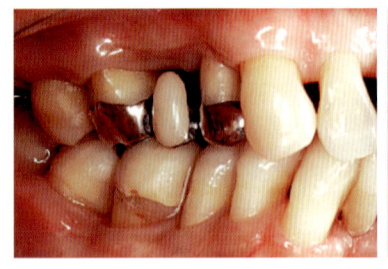

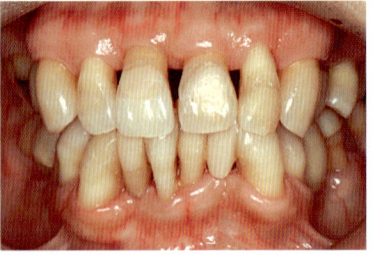

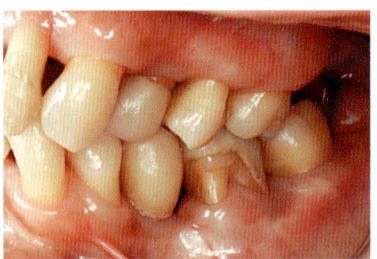

30-28〜30-30 2012年11月

X線写真での経過

インプラントを埋入した下顎左側臼歯部の経過

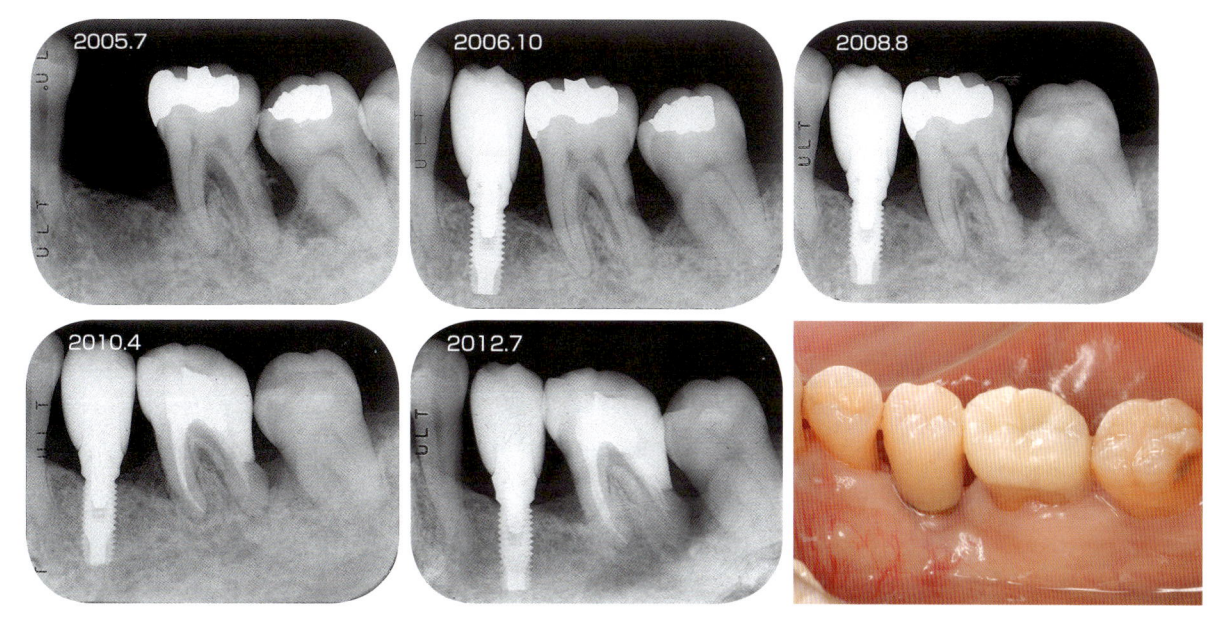

30-31 〜 30-36　インプラントを埋入した左側臼歯部の経過

自家歯牙移植にて対応した下顎右側臼歯部の経過

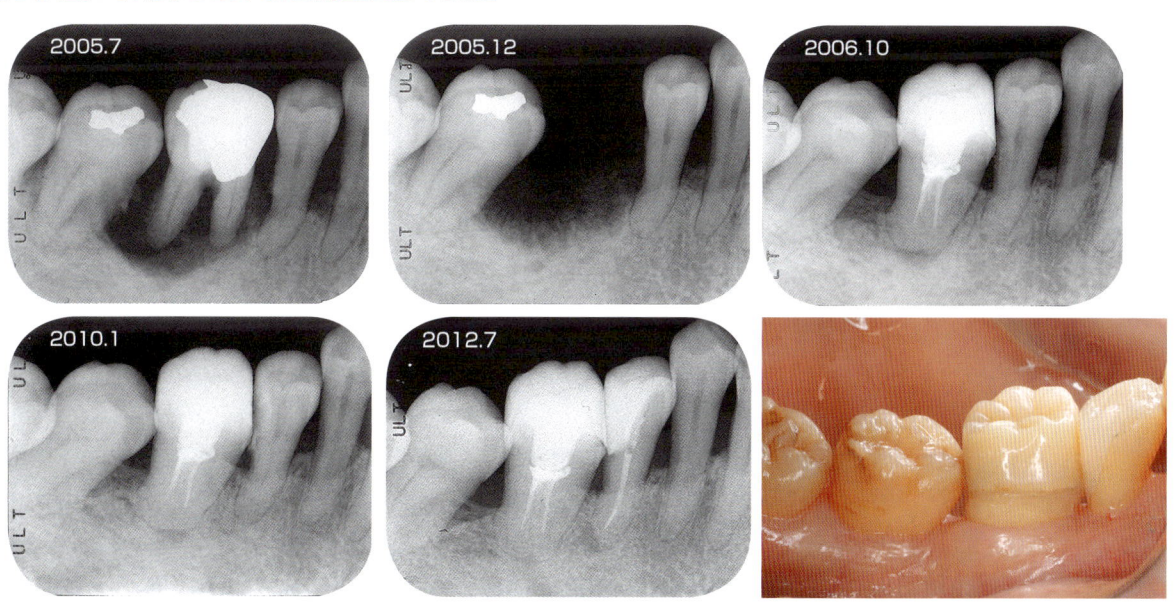

30-37 〜 30-42　右側臼歯部の経過

インプラント，自家歯牙移植の経過の比較

30-43〜30-47

⑤では，インプラントの両隣在歯の歯根膜の位置をつなぐ骨レベル（黄）は術後5年で変化はない

⑥では，抜歯後，その両隣在歯歯根膜をゆるやかにつなぐ骨レベル（紫）は，移植歯の歯根膜に向かい引き上げられ（赤），その範囲の骨が再生されて歯周環境が整えられた．他の治療法にはみられない「歯根膜による歯周組織再生」といえるのではないだろうか

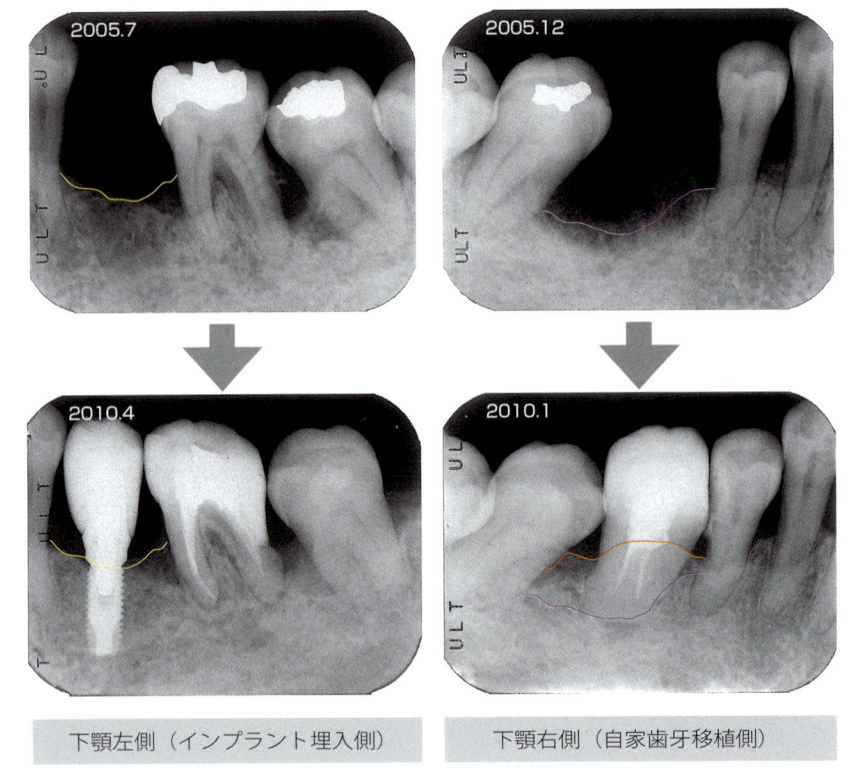

下顎左側（インプラント埋入側）　　下顎右側（自家歯牙移植側）

■ インプラントと自家歯牙移植の経過

　下顎左右側臼歯部の1歯欠損に対しては，インプラントと自家歯牙移植という異なる治療を選択することとなった．その経過のなかで，興味深い変化が観察された．

　1歯欠損にインプラントを適用する利点は，両隣在歯を削合することなく欠損を補綴することができること，フィクスチャーのサイズはある程度以上選択が可能であることだが，隣在歯の歯周環境にまで影響を及ぼすことはない．

　骨幅，両隣在歯とのクリアランスに適合するドナーが存在し，歯周疾患を伴う欠損部位に自家歯牙移植を適用して補綴を行った場合，移植歯の歯根膜の骨誘導能によって骨のボリュームが術前よりも増加し，アタッチメントロスを伴った両隣在歯の歯周環境の改善が期待できる．

　歯根膜があればこそのこの効果は，安易にインプラントに頼ることなく歯牙保存に努めることの大きな意義の一つといえる．

歯周基本治療への期待

自家歯牙移植②

Case 31　2010年6月初診．37歳，女性

6⏋の動揺を主訴に来院．

前歯部にあまり問題はないが，臼歯部に4〜10 mmの歯周ポケットが存在する，中等度の歯周病．

6⏋は抜歯となり，他は通法どおり，SRPを行う．

初診時

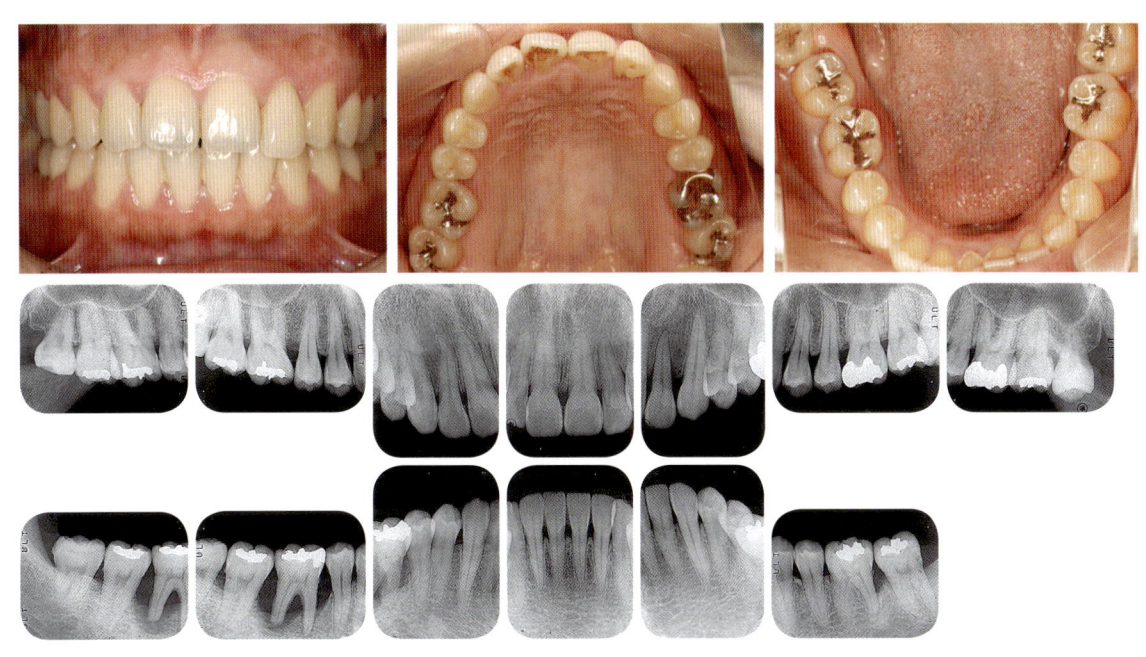

31-1〜31-4　2010年6月．前歯部にあまり問題はないが，臼歯部に4〜10 mmの歯周ポケットが存在する，中等度の歯周病．6⏋は抜歯となり，他は通法どおり，SRP

歯周基本治療→補綴治療

31-5, 31-6
歯周治療への反応はよく，すみやかに治癒したが，6┘部の欠損は，頬側の骨吸収が大きく，頬舌側に段差がある．┌8の移植を計画した

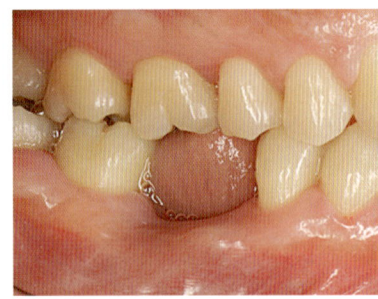

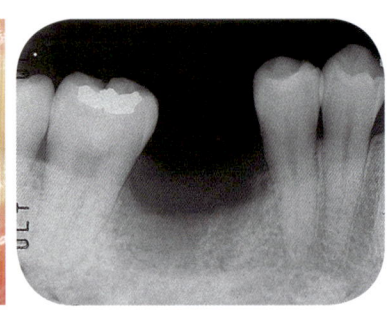

31-7 ～ 31-12
顎堤の幅が足りないため，若木骨折をさせて移植床を開大．
3カ月後に生着を確認してプロビジョナルレストレーションを経て最終補綴物を装着した

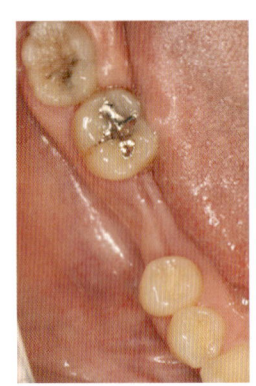

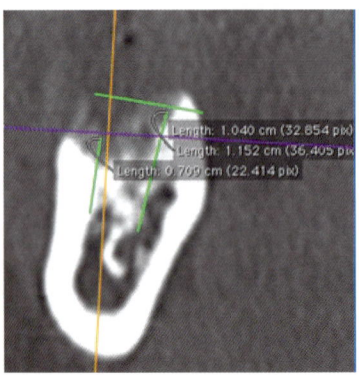

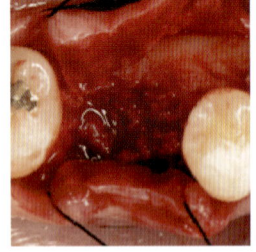

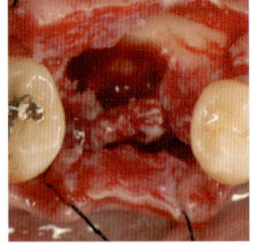

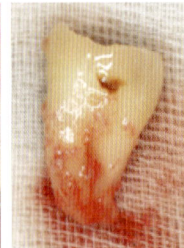

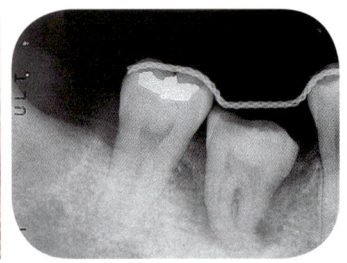

メインテナンス

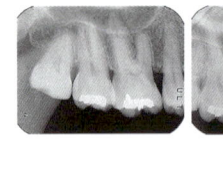

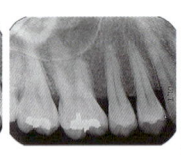

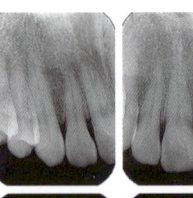

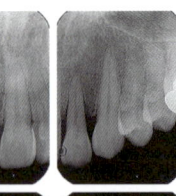

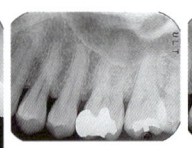

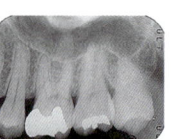

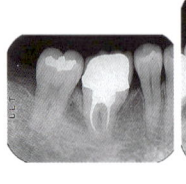

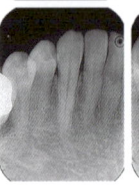

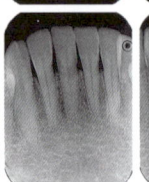

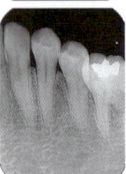

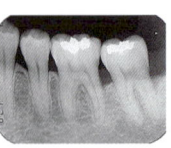

31-13
2011年6月

X線写真，プロービングチャートでの経過

31-14〜31-18
根尖を越えた骨吸収であったため，抜歯後には大きく骨レベルが低下したが，移植した智歯の歯根膜に誘導され，歯槽骨が垂直的にも再生されたことが確認できる

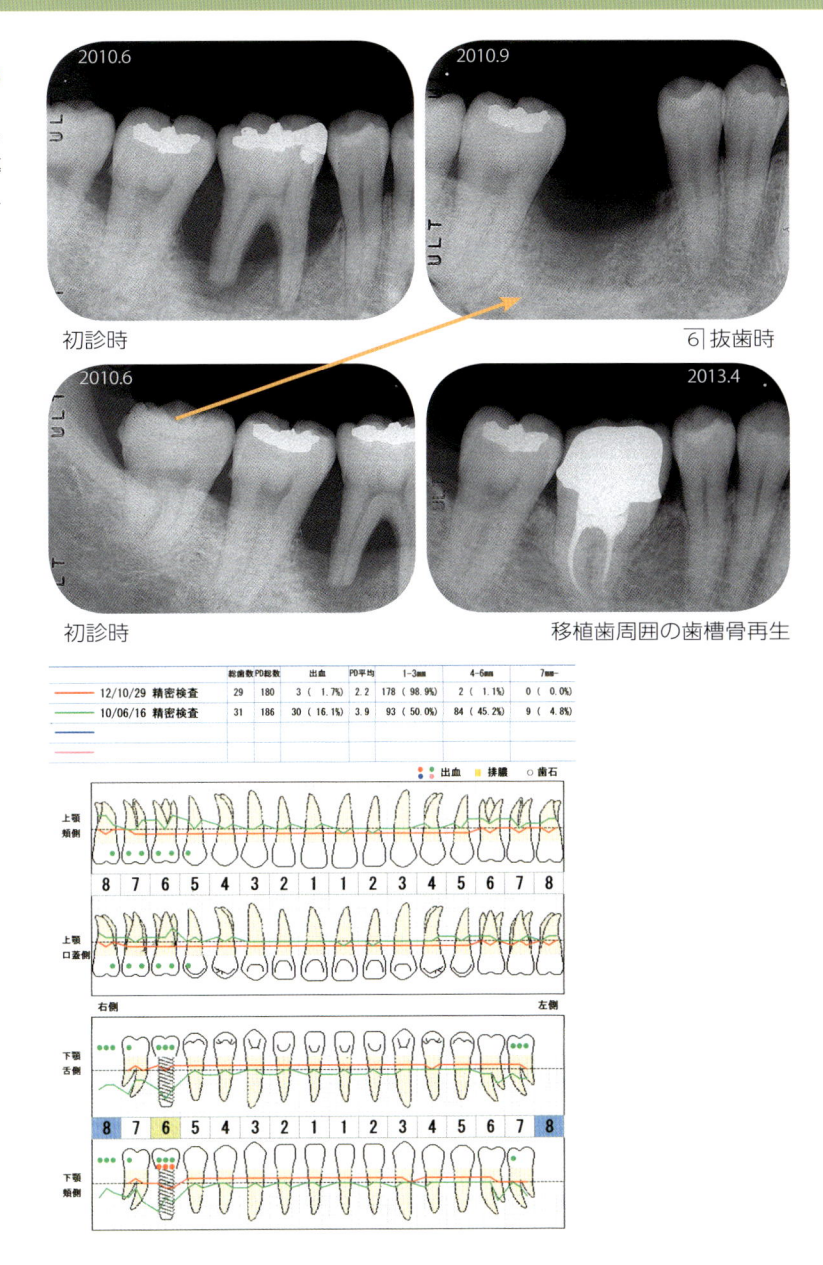

初診時　　　　　　　　　　　6| 抜歯時

初診時　　　　　　　　　　　移植歯周囲の歯槽骨再生

■歯根膜による歯槽骨の再生

6|部の経過からは，頬側に残った骨壁は移植歯の歯根膜について治癒し，その結果，上下的な付着も改善がみられている．

インプラントではあり得ない，歯根膜による歯周組織再生といえる．

歯周基本治療への期待

長い上皮性付着が結合組織性付着に変化?

Case 32　1993年8月初診．43歳，女性

　5|4遠心に垂直性骨欠損がみられ，プロービング値（PD）は6〜8mm．非外科的ルートプレーニングのみで対応した．咬合調整は行っていない．

　数ヵ月後，プロービング時の出血：BOP（−）となり，PDは3mm，X線写真上で歯槽骨頂線が明瞭になったことから，歯周組織の安定と考え，治療はいったん終了した．

　メインテナンスが途絶えていたが，初診から13年後の2006年に再来院した．プラークコントロールは良好に継続されており，炎症の所見はない．デンタルX線写真上では垂直性骨欠損はみられず，回復したかのようにみえる．歯間空隙に変化はなく歯牙移動はない．

初診時

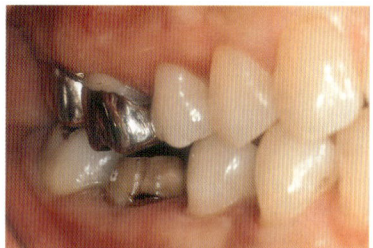

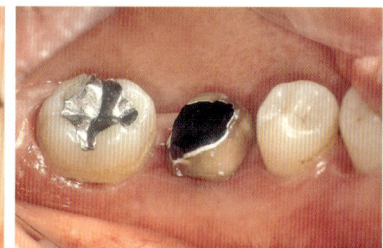

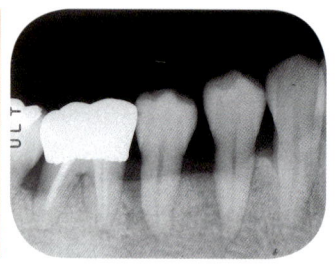

32-1〜32-3　1993年8月．5|4遠心の垂直性骨欠損

歯周基本治療

32-4
1994年8月．ルートプレーニング後．プロービング値は3mmとなり，歯槽骨頂線が明瞭になった．歯周組織が安定したと考え，いったん治療を終えた

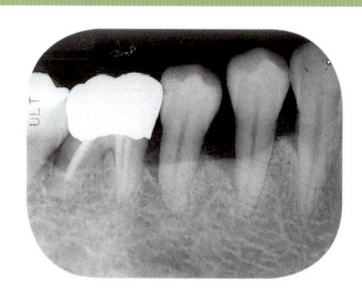

メインテナンス

32-5, 32-6
1994年3月．頬小帯切除の際に，患者の了解を得てリエントリーし，肉眼にて確認

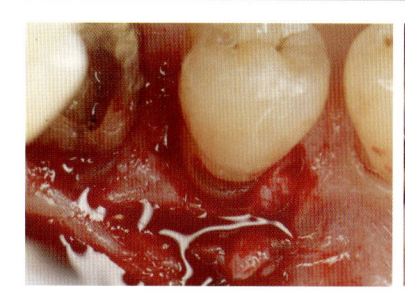

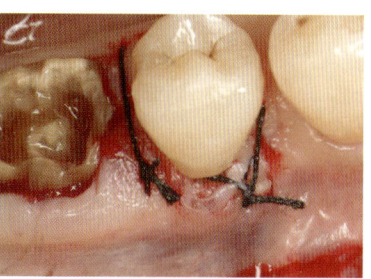

32-7, 32-8
2006年6月．初診から13年．垂直性骨欠損が回復したようにみえる

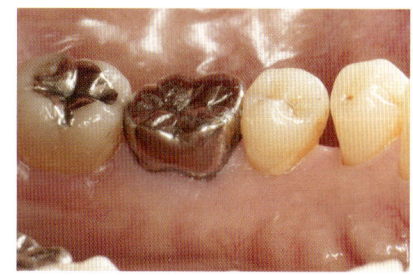

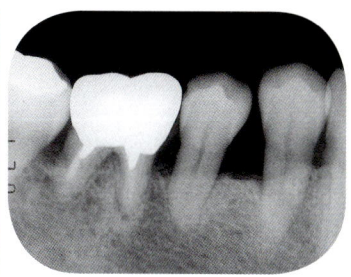

32-9, 32-10
2008年1月．フェストゥーンが増大しているが，歯周組織の評価としては安定しているといって差し支えないだろう．楔状欠損，皮質骨の増大，フェストゥーンと，力の関与が推察される

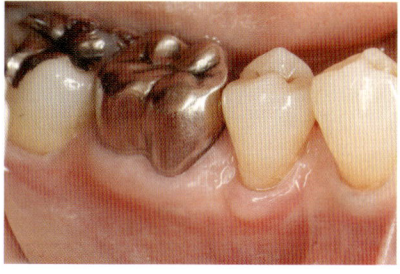

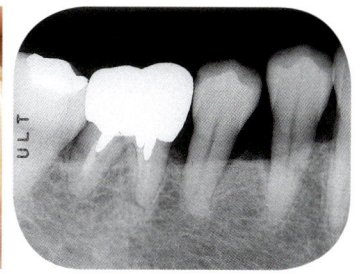

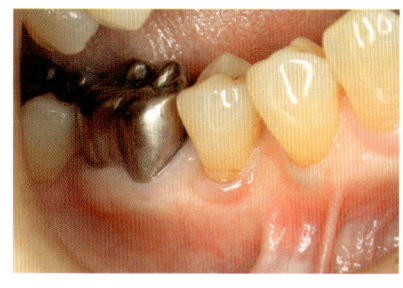

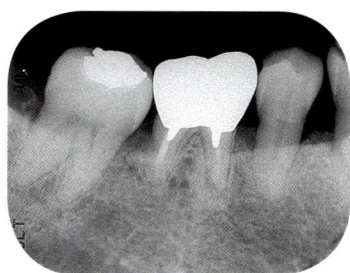

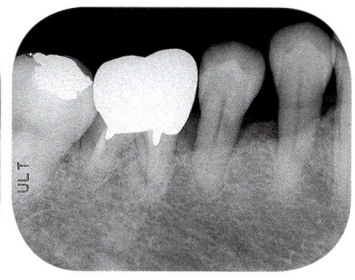

32-11～32-13 2012年11月

■ 長い上皮性付着が結合組織性付着に変化？

　初診時，X線写真上でみえた垂直性骨欠損像は，長期経過後なくなったようにみえる．遠心の組織学的な付着の様式は不明ながら，リエントリーで歯間の頬側の皮質骨が造成したことがわかった．2012年にかけてのX線不透過像の亢進は皮質骨の厚みが増したことを示す．クレンチングの影響で頬側の皮質骨が造成したことから遠心の骨欠損を修復するための「場」が生じ，上皮性付着が結合組織性付着へと変化した可能性がある．過大な力は歯周組織破壊につながるが，適度な範囲内なら修復に良い結果を及ぼすといえるかもしれない．

参考文献

- 下野正基．新編治癒の病理．医歯薬出版，2012．
- 下野正基，飯島国好編．治癒の病理 第2巻 歯周治療．医歯薬出版，1994．
- 下野正基，飯島国好編．治癒の病理 第3巻 歯の移植再植 歯根膜をいかす．医歯薬出版，1995．
- 下野正基，髙橋敬人，斉藤秋人，橋本貞充，杉澤幹雄，正岡孝康，衣松高志，山田 了，黒田昌彦．"長い上皮性付着"は本当に不安定な治癒像か？ 歯界展望．2007；110（3）：413-437．
- 下野正基，染谷成一郎，飯島国好．CEJの科学と臨床．日本歯科評論臨時増刊．ヒョーロン，1995．
- 下野正基，前田健康，溝口 到編．歯の移動の臨床バイオメカニクス．医歯薬出版，2006．
- 下野正基，山村武夫，二階宏昌訳．シュレーダー歯周組織．医歯薬出版，1989．
- 谷口威夫．私の歯周療法．医歯薬出版，1989．
- 谷口威夫．トータルから口をみる—患者さんが自ら治す歯科医療をめざして—．松風，1999．
- Lindhe J著，岡本 浩監訳．臨床歯周病学とインプラント（臨床編）．クインテッセンス出版，1999．
- Lindhe J著，岡本 浩監訳．臨床歯周病学とインプラント（基礎編）．クインテッセンス出版，1999．
- 千葉英史．歯周病治療から歯科臨床の基本を考える．歯界展望．1998；92（1）〜92（4）：153-164，401-414，617-630，617-630．
- 千葉英史．患者の個体差を考慮した歯周病治療．ザ・クインテッセンス．2001；20（7），20（8）：1353-1369，1589〜1600．
- 千葉英史．歯の動揺—その臨床的評価と対応．補綴臨床．1998；31（3）：319-332．
- 須貝昭弘，千葉英史．一次固定，二次固定をめぐって．日歯医師会誌．1997；49（11）：27-37．
- 山岸貴美恵編．デンタルハイジーン別冊/歯周治療はチームプレー．医歯薬出版，1987．
- 奥田克爾監修．オーラルヘルスと全身の健康．P&Gジャパン，2007．
- 石原和幸．歯周病原細菌はどこから来てどこへ行くのか①—根は短し磨けよ乙女．デンタルハイジーン．2008；28（4）：309-313．
- 北川原 健．歯苦歯苦—こうして治した歯周病．医歯薬出版，2010．
- 北川原 健編．デンタルハイジーン別冊/歯肉縁下のプラークコントロール．医歯薬出版，2002．
- 北川原 健，柳沢育子，貝瀬律子，水本 薫，黒岩雪子，筒木めぐみ，氏原明美，片桐志保，金子聰美，久保田美佳．歯が動く．デンタルハイジーン．2001；21（9）：789-803．
- 0の会．第14回新人合宿記録集．1991．
- 加藤 熈，押見 一，池田雅彦編著．日本歯科評論臨時増刊/ブラキシズムの基礎と臨床—原因，診断，対応．ヒョーロン，1997．
- 池田雅彦．"力"の顎口腔系への影響．日本歯科評論．1997；（657）：165-180．
- 池田雅彦．治りやすい歯周病，治りにくい歯周病．ヒョーロン，2011．
- 月星光博，岡 賢二．歯周治療の科学と臨床．クインテッセンス出版，1992．
- Dawson PE，丸山剛郎訳．オクルージョンの臨床．医歯薬出版，1993．
- 吉江弘正，宮田 隆編．歯周病診断のストラテジー．医歯薬出版，1999．
- Cherles McNeill監修，井川雅子ほか著．TMDを知る—最新顎関節症治療の実際—．クイン

テッセンス出版，1997．
- アーノルド・リチャード・テン・ケイト著，川崎堅三訳．Ten Cate 口腔組織学 第4版．医歯薬出版，1997．
- 下地　勲．歯根膜による再生治療．医歯薬出版，2010．
- 井出吉信，上松博子．ルートプレーニングのために知っておきたい解剖学．デンタルハイジーン別冊/これでマスタープロービング．医歯薬出版，2000．20-28．
- 井出吉信，上松博子．ルートプレーニングのために知っておきたい解剖学．日歯医師会誌．2001；54（4）：15-24．
- David L.Cochran, Jan L.Wennstrom, Eiji Funakoshi, Lars Heijl 著，船越栄次翻訳．エムドゲインを用いた再生療法の基礎と臨床．クインテッセンス出版，2005．
- 鈴木佑司，丸森英史編集．X線写真は語る―歯科臨床長期経過160症例―．医歯薬出版，2000．
- CHブルックス，エミール・クーエ著，河野　徹訳．自己暗示．法政大学出版局，1992．
- 金子　至編．デンタルハイジーン別冊/歯周治療へのチームアプローチ．医歯薬出版，1995．
- 黒田昌彦，宮地建夫，北川原　健編．歯界展望別冊/長くかかわる歯科医療の実践―患者さんのための「かかりつけ歯科医」―．医歯薬出版，2004．
- 伊藤公一，内山　茂，品田和美編著．デンタルハイジーン別冊/歯周治療におけるメインテナンス．医歯薬出版，2007．
- 伊藤公一監修．ワンランクアップ PMTC．クインテッセンス出版，2001．
- Wolf HF, Edith M, Rateitschak KH 著，日本臨床歯周病学会訳．ラタイチャーク カラーアトラス歯周病学 第3版．永末書店，2008．
- 臨床歯科を語る会事後抄録2006（分科会 前歯部歯冠補綴の経過と隣接面形態）．
- 臨床歯科を語る会事後抄録2004（分科会 続・連結/固定をめぐって）．
- 臨床歯科を語る会事後抄録2000（歯頸部の予知性と術後経過）．
- 臨床歯科を語る会事後抄録1997，1998，1999（歯周病と骨梁像1～3）．
- 臨床歯科を語る会事後抄録1995（歯の移動動揺固定）．
- 特定非営利活動法人日本歯周病学会．糖尿病患者に対する歯周治療ガイドライン．2008．
- 特定非営利活動法人日本歯周病学会．歯周病の検査診断治療計画の指針．2008．
- 特定非営利活動法人日本歯周病学会編．歯周病専門用語集―Glossary of PeriodontalTerm．医歯薬出版，2006．
- 馬場一美．睡眠時ブラキシズム―為害作用と合理的対応―．静岡県保険医協会講演会資料．
- 仲村裕之．歯周治療における力のコントロールの重要性．GC友の会学術講演会講演資料．2011．
- 大住祐子．歯科衛生士のためのステップアップ―初診からメインテナンスまで．クインテッセンス出版，2002．
- 山本浩正．Dr.Hiro の実践 歯周治療！ インスツルメンテーション マスターブック．クインテッセンス出版，2012．
- 新田　浩，茂木美保，落合真理子．各種シャープニング機器 徹底比較 あなたに合った方法をみつけよう！．歯科衛生士．2012；36（9）：24-30．
- 石原美樹．Q&Aで悩み解消！ 図解SRPテクニック．クインテッセンス出版，2010．
- 江澤庸博．Dr.EZAWA のルートプレーニングのエキスパートになろう！．医歯薬出版，2011．
- 山岸貴美恵．ダメージのないルートプレーニング．歯科衛生士．2008；32（2）：24-33．

索引

あ
アタッチメントロス　8,23,38,50,51,52,53,83,86,112,164
アップライト　38
アンテリアガイダンス　121
アンテリアガイドテーブル　121
インプラント　164,167
エクストルージョン　38
オーバーブラッシング　15,53
オリエンテーション　26,27

か
カウンセリング　26,33,34,140
カッティングエッジ　65,70
カントゥア（オーバー——）　16,116,117
規格撮影　29
急性炎症　11,43,92
キュレット　59,63,65,68,72,73,74,75,77,78,79
矯正的移動　38
楔状骨欠損　51,52
クリーピング　15,16,53,55,56,57,87,112,113,114,115,116,117,152
クレンチング　31,48,49,91,115,126,129,169
結合組織性付着　23,40,38,168,169
咬合性外傷　17,31,46,47,48,52,86,100,115,118,122,126,129,133,136,146
咬合調整　10,86,91,116,149
骨縁下欠損　38
骨吸収（水平性——）　136,146
骨欠損（垂直性——）　42,99,122,133,146,169
固定（暫間——）　45,46
根分岐部病変　20,100,133,136,140,145,146,149,150
根面カリエス　20,51

さ
再評価　26
歯冠歯根比　46,47,102,133
歯間離開　30,86
自家歯牙移植　23,153,159,164,165
自己暗示　48,49,133
自己観察　48,49,133
歯根破折　20,140,148,149
歯根分割　20,148,149
歯根膜　38,164,167
歯周外科　54,93,95
歯周組織検査　26,28
歯周補綴　158
歯周ポケット　38,50,58,61,74,75,78,83,102,126,129,146,148,149,156,165
自然移動　8,9,12,38,46,47,83,84,85,86,97,99,100,103,108

自然挺出　38,146
歯肉退縮　15,50,51,52,53,54,112,113,114,115
シャープニング　59,65,68
シャンク　66,69
スケーリング&ルートプレーニング（SRP）　26,36,65,82,97,118,136,146,149,150,153,165
ストローク　75,76,79
生物学的幅径　38,148
正中離開　82
線維性の歯肉　30,83
象牙質知覚過敏　51

た
ターンオーバー（組織の——／付着上皮の——）　40,41
動揺　45,46,102,103

な
ナイトガード　31,49,126,129
長い上皮性付着　23,38,40,168,169
二次性咬合性外傷　12, 47

は
ハンドル　73
フェストゥーン　55,115
浮腫性の歯肉　30,35,50,103,150
ブラキシズム　31,48,49,52,129
ブラックトライアングル　16,87
ブラッシング（——指導）　33,35,51,53,54,55,56,86,91,97,114,136,153
プラークコントロール　17,32,48,78,103,118,129,136,140,145,148,152,153,156
フレアウト　153
フレミタス　31,118,121
ブレード　66,69,70,73,74,76
プロービング（——値）　28,29,36,61,78,83,168
ヘミセクション　126
偏心投影　43
ポジショニング　77

ま
メインテナンス　26,40,55,57,79,82,83,84,85,86,87,88,89,90,95,98,101,102,107,110,113,114,115,124,126,127,131,133,134,139,140,141,145,147,149,153,157,158,162,166,169
モチベーション　27,32,33,35,41,96,103,136,158,159

ら
ルートプレーニング　34,36,37,48,51,58,59,60,62,63,64,72,73,75,76,78,93,96,97,108,129,159,168
レスト　77
連結固定　12,85,133

MTM　43,85,102,153
OHI　26,34

あとがきにかえて

　1990年，初診当時49歳の女性Mさん．多量の歯石と発赤した歯肉，病的歯牙移動，動揺，著しい歯槽骨吸収，歯肉退縮と歯根露出，欠損歯列etc．術者は当時30歳．情熱だけはあっても，知識も技術も経験も浅い若手歯科医師にはかなり荷が重い症例でした．

　何からどう手をつけていいのやら皆目見当がつかず，具体的な治療プランは思い浮かばないまま，ブラッシング指導とスケーリングをスタッフに"指示"だけして5カ月後，気づいてみたら歯周組織は見違えるように変化をしていました．MTM，歯周外科等を経て補綴処置を終えましたが，その出来映えといえば，歯周基本治療後の劇的な変化に及ぶものではありませんでした．

　メインテナンスに移行した頃，同じく歯周病の治療中であったご主人の口腔内に私が見つけた腫瘍が扁平上皮癌であることがわかりました．下顎骨片側切除の手術も効なく，ご主人は数カ月後に亡くなりました．悲しみにくれるMさんの来院は途絶えました．そして数年後，再来院されたときには，プラークコントロールはすっかり元に戻り，歯周炎も齲蝕もすべて元の木阿弥…．それでも気を取り直し，再治療を受け入れてくださいました．再び歯肉の健康を取り戻したMさん，今度は年に2回のメインテナンスが継続されるようになりました．

　現在，初診から23年経過．年に2回の定期検診は続き，小さな改修治療はあっても歯周組織の健康は維持されています．

　この症例を通して，歯周基本治療の威力や意義を知り，またその後数多くの症例を経験してきましたが，質の高い歯周基本治療が行えれば，大半の症例に対処できると確信するに至ったのです．

　歯科医師となってもうすぐ30年になろうとしています．当初は歯科臨床の右も左もわからない漠然とした不安から逃れたくて，その後は自分の臨床レベルを高めたい一心で，症例の口腔内写真を眺め観察してきました．また，スタディグループ活動での討論を通じて，県内外の数々の先輩，後輩から多くを学んできました．はたして，それがどこまで患者さんのためになってきたかはわかりませんが，それがすでに私の生活の一部でありライフワークともなっています．

　これまでずっと，こんな自己中心的な私につきあってくれた患者さん，歴代スタッフ，そして数々の犠牲となってきたであろう私の家族に深く感謝するものです．

2013年5月

牧野　明

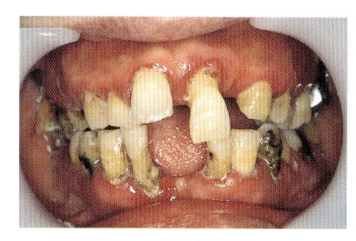

1990年9月．初診時

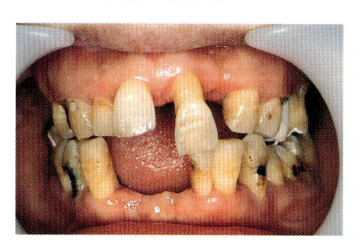

1991年2月

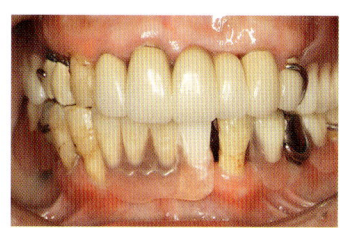

2013年5月

【著者略歴】
牧野　明
　　1959 年　富山県生まれ
　　1984 年　東京歯科大学卒業
　　1987 年　富山県高岡市・まきの歯科医院開業

スタディグループ 富山劔の会（主宰）
特定非営利活動法人日本歯周病学会（専門医，指導医）
特定非営利活動法人日本臨床歯周病学会（認定医，指導医，歯周インプラント指導医）
臨床歯科を語る会

歯周基本治療で治る！ 歯周基本治療で治す！

ISBN978-4-263-46113-6

2013 年 6 月 15 日　第 1 版第 1 刷発行
2022 年 10 月 10 日　第 1 版第 4 刷発行

著　者　牧野　　明
発行者　白石　泰夫

発行所　医歯薬出版株式会社
〒113-8612　東京都文京区本駒込 1-7-10
TEL.(03)5395-7634（編集）・7630（販売）
FAX.(03)5395-7639（編集）・7633（販売）
https://www.ishiyaku.co.jp/
郵便振替番号 00190-5-13816

乱丁，落丁の際はお取り替えいたします　　印刷・三報社印刷／製本・愛千製本所
Ⓒ Ishiyaku Publishers, Inc., 2013. Printed in Japan

本書の複製権・翻訳権・翻案権・上映権・譲渡権・貸与権・公衆送信権（送信可能化権を含む）・口述権は，医歯薬出版（株）が保有します．

本書を無断で複製する行為（コピー，スキャン，デジタルデータ化など）は，「私的使用のための複製」などの著作権法上の限られた例外を除き禁じられています．また私的使用に該当する場合であっても，請負業者等の第三者に依頼し上記の行為を行うことは違法となります．

JCOPY < 出版者著作権管理機構 委託出版物 >
本書をコピーやスキャン等により複製される場合は，そのつど事前に出版者著作権管理機構（電話03-5244-5088,FAX 03-5244-5089,e-mail:info@jcopy.or.jp）の許諾を得てください．